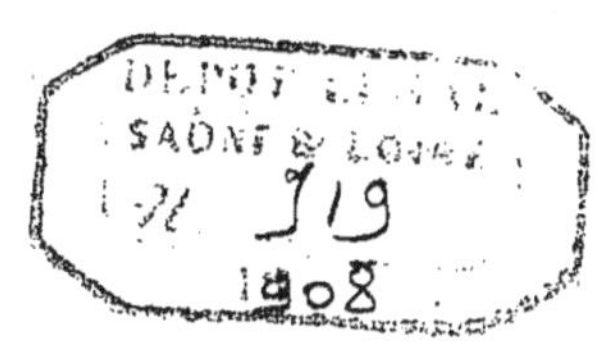

# RÉTRÉCISSEMENTS

## DU

# Larynx et de la Trachée

## CONSÉCUTIFS AU

## TUBAGE ET A LA TRACHÉOTOMIE

PAR

## RABOT, SARGNON & BARLATIER

DE LYON

A. MALOINE, Éditeur

PARIS
23-25, RUE DE L'ÉCOLE DE MÉDECINE.

LYON
6, RUE DE LA CHARITÉ.

1908

# RÉTRÉCISSEMENTS

## DU

# LARYNX ET DE LA TRACHÉE

### CONSÉCUTIFS AU

## TUBAGE ET A LA TRACHÉOTOMIE

MACON, PROTAT FRÈRES, IMPRIMEURS.

# RÉTRÉCISSEMENTS

## DU

# Larynx et de la Trachée

## CONSÉCUTIFS AU

# TUBAGE ET A LA TRACHÉOTOMIE

PAR

## RABOT, SARGNON & BARLATIER

DE LYON

**A. MALOINE, ÉDITEUR**

PARIS                    LYON

23-25, RUE DE L'ÉCOLE DE MÉDECINE.    6, RUE DE LA CHARITÉ.

1908

COLLECTION C. CHAUVEAU

# OUVRAGES DÉJA PARUS

**L'Hygiène de l'oreille**, par le professeur Haug, de Munich, traduction et annotations, par C. Chauveau et M. Menier.

**L'Hygiène du nez, de la gorge et du larynx à l'état de santé et de maladie**, par le professeur H. Neumayer, de Munich, traduction et annotations par C. Chauveau et M. Menier.

**Origine naso-pharyngée de la tuberculose pulmonaire humaine**, par M. Boulay et F. Heckel, de Paris.

**Sur la symptomatologie et le traitement de l'aphonie spasmodique et d'autres troubles phonateurs d'origine spasmodique**, par H. Gutzmann, docent à l'Université de Berlin, traduction par M. Menier.

**Thérapeutique des maladies de l'oreille**, par Hammerschlag, docent à l'Université de Vienne, traduction et annotations par C. Chauveau et M. Menier.

**Sur les suppurations du labyrinthe consécutives aux lésions purulentes de l'oreille moyenne (pyo-labyrinthites)**, par le professeur G. Gradenigo, de Turin, traduction par M. Menifr.

**De la paralysie du moteur oculaire externe au cours des otites**, par J. Baratoux, de Paris.

**Éducation et rééducation d'après la physiologie expérimentale**, par René Myrial, de Paris.

**Hystéro-traumatisme de l'oreille**, par le professeur De Stella, de Gand.

**Diagnostic et traitement des tumeurs malignes du sinus maxillaire**, par L. Jacques, de Nancy et H. Gaudier, de Lille.

**Thérapeutique des maladies de la bouche, du pharynx et du larynx**, par A. Heindl, de Vienne, traduction et annotations par C. Chauveau et M. Menier.

# PRÉFACE

C'est une tâche bien douce pour moi de présenter au corps médical ce travail posthume de mon ancien collègue et ami Rabot. MM. Sargnon et Barlatier, ses élèves, ont eu la pieuse pensée de résumer les idées de leur maître sur cette question si intéressante des rétrécissements consécutifs au tubage et à la trachéotomie. Je suis heureux de reconnaître que, grâce à leur compétence spéciale, ils ont accompli à merveille leur mission.

Rabot avait eu l'occasion d'observer dans le cours de sa pratique une dizaine de ces cas malheureux de sténose cicatricielle où l'enfant est pour ainsi dire condamné à porter indéfiniment une canule. Aussi, dans ces dernières années, fut-il ravi d'entrevoir la possibilité de guérir ces petits malades par de nouvelles méthodes. Secondé par l'intelligente et active collaboration de M. Sargnon, aidé par M. Barlatier, il put traiter avec succès deux petits malades qu'il présenta dans nos Sociétés savantes. La mort est venue le frapper soudain au moment où il allait continuer la publication de ses recherches sur ce sujet.

Sans vouloir refaire ici l'éloge de mon infortuné collègue, je tiens à rappeler que Rabot dirigea ou, pour mieux dire, créa le service des diphtéritiques à l'Hospice de la Charité. C'est là qu'il a passé seize années de sa vie, donnant sans compter son temps, sa science et même sa santé. Il vivait dans cette atmosphère de maladies contagieuses avec une insouciance et une désinvolture remarquables. Rien n'égalait son dévouement ; non content de passer ses matinées dans son service, il y revenait fréquemment dans la soirée et souvent y passait la nuit pour intervenir lui-même dans les cas urgents. Tout cela il le faisait par conscience, par amour du devoir, sans forfanterie. Il savait que chez nous le travail porte en lui-même sa récompense. Cela suffisait à son bonheur.

Rabot fut un savant, mais aussi un modeste. Son esprit était largement ouvert aux découvertes nouvelles ; avec son élève le D$^r$ Ferroud, il fut le premier à Lyon à cultiver le Lœffler, le premier aussi à introduire le tubage dans son service de diphtérie. Doué d'un jugement profond et d'une droiture irréprochable, il donnait à ses critiques une forme incisive et humoristique qui lui était propre et qui charmait ses auditeurs.

Sa vie fut toute de labeur et de sacrifice, et ce fut une grande consolation pour les siens de voir, le jour des funérailles, une foule d'humbles mères de famille venir déposer leur témoignage de reconnaissance sur la tombe de celui qui avait si généreusement arraché leur enfant à la mort.

J. GAREL.

# RÉTRÉCISSEMENTS

DU

# LARYNX ET DE LA TRACHÉE

CONSÉCUTIFS AU

## TUBAGE ET A LA TRACHÉOTOMIE

PAR

**RABOT, SARGNON & BARLATIER**

DE LYON

En présence d'une sténose aiguë du larynx, comme on a l'occasion d'en observer chez l'enfant et quelquefois chez l'adulte, une indication se pose avec une extrême urgence : parer aux accidents asphyxiques immédiats en rétablissant la perméabilité des voies respiratoires. L'intubation et la trachéotomie remplissent ce but.

L'intervention suffit à ramener le calme chez le malade et généralement au bout de quelques jours on peut le débarrasser définitivement de son tube ou de sa canule.

On a pu cependant, depuis le moment où l'intubation est entrée dans la pratique, observer un certain nombre de cas malheureux, qui se passent habituellement ainsi : lorsqu'on essaie de détuber l'enfant, apparaissent des accès de suffocation, qui, par leur intensité croissante, obligent à une nouvelle intubation. A partir de ce moment chaque tentative de suppression du tube est infructueuse. On se trouve en présence d'une double alternative : laisser en place dans le larynx un tube, qui peut être expulsé à l'occasion d'efforts de toux, ou trachéotomiser le malade.

Dans le premier cas, c'est l'abandonner à la merci d'accidents asphyxiques immédiats qui sont un danger continuel ou nécessitent une surveillance médicale constante. Aussi fait-on habituellement la trachéotomie qui a l'avantage de moins exposer la vie de l'enfant.

Mais, à partir du moment où le malade est trachéotomisé, des difficultés du même ordre apparaissent quand on veut enlever la canule ; l'asphyxie est immédiate. Petit à petit le larynx devient moins perméable à l'air et le rétrécissement se constitue de plus en plus serré. Le malade est condamné à porter en permanence sa canule jusqu'au jour où un traitement, souvent long et qui nécessite une grande patience de la part de l'opérateur et du malade, aura réussi à l'en débarrasser.

La connaissance des sténoses laryngées consécutives au tubage et à la trachéotomie est de date en partie récente. De nombreux auteurs surtout français, allemands et italiens ont contribué à leur étude et d'importants travaux ont permis d'acquérir quelques données précises au point de vue prophylactique et curatif. Nous n'avons pas l'intention de donner un historique complet de la question. Nous voulons indiquer de façon rapide comment elle a évolué en citant quelques-uns des auteurs qui ont le plus contribué à la faire progresser. Nous retrouverons ces mêmes auteurs et un certain nombre d'autres, lorsque nous aborderons en détail les différents points de la question.

La trachéotomie est entrée dans la pratique au début du XIX<sup>e</sup> siècle avec Bretonneau et Trousseau. Pendant une longue période, elle a été la seule méthode de traitement des sténoses aiguës laryngées. Elle est d'abord acceptée sans réserves et on ne songe pas à incriminer ses accidents tardifs. Dès 1860 en France, Gigon, Paris, Bouvier, Joly ; à l'étranger Burow, Hueter, signalent la production de tissus anormaux dans le larynx : polypes, granulations, tissu cicatriciel.

En 1879 Petel (de Rouen) consacre sa thèse à l'étude des polypes après trachéotomie. D'autres auteurs rapportent des observations semblables ou étudient avec plus de détails cette question. Elle est abordée dans la thèse de Malfilatre au point de vue du traitement opératoire (Paris, 1885). Nous rappellerons la thèse de l'un de nous où les sténoses consécutives à la trachéotomie et aussi au tubage sont longuement étudiées.

Le tubage fait son apparition en 1858 avec Bouchut, mais avant même qu'il soit entré complètement dans la pratique, on signale les difficultés du détubage. Trousseau, qui défend la trachéotomie, connaît les ulcérations laryngées qui succèdent à l'intubation et les obtient en expérimentant sur le chien. O' Dwyer à plusieurs reprises modifie son instrumentation en vue de les éviter. Northrupp, d'Astros (de Marseille), etc., les signalent et l'un de nous attire également l'attention vers ces mêmes ulcérations du tubage. Elles sont étudiées par Bokay, 1895, puis dans la thèse de Hugues (Lyon, 1895) et dans la thèse de Baudrand (Paris, 1897). Bayeux et Variot insistent sur leur siège cricoïdien.

En 1892, Galatti rapporte un cas de rétrécissement laryngien, puis Baer la même année ; Magdelaine, Wiederhofer, en 1894, Killian, en 1895 ; Galatti en 1896 ; Boulay, 1897, au congrès de Moscou ; O. Dwyer, Bokaï, Egidi, Massei rapportent des cas personnels de sténoses cicatricielles du larynx.

Avec la période moderne (depuis 1894 environ) la question a peu changé d'aspect. Le sérum a fait son apparition et rend de grands services dans le traitement de la laryngite diphtéritique. Cette méthode de traitement, qui en quelques jours le plus habituellement fait tomber les fausses membranes laryngées, favorise encore l'intubation qui devient le traitement de choix des sténoses aiguës passagères. La trachéotomie est réservée aux cas où le tubage n'a pu être pratiqué ou a entraîné des accidents. Les sténoses laryngées s'observent encore. Avec une égale fréquence on voit grandir le nombre des tubards et des canulards. On s'attache à prévenir et à traiter ces complications.

Parmi les nombreux travaux consacrés à cette question nous citerons plus particulièrement les travaux de Schrœtter : *Krankreiten der Luftröhre*, 1896 ; de Bokaï : *Ueber das Intubations trauma*, Leipsig, 1901 ; de Galatti, *Das Intubations geschwüre und seine Folgen*, Vienne, 1902 ; de Hagenbach Burckhardt, *Arch. für Kinder Heilk.*, 1901 ; de Von Ritter, *Arch. fur Kinder Heilk.*, 1901 ; de Pieniazek, *Verengerungen der Luftwege*, 1901.

Nous signalerons en France : L'article de Boulay, *Journal des Praticiens*, 1901 ; le traité d'intubation de Bonain, 1902 ; le rapport de Collinet à la *Société d'oto-rhino-laryngol. française*, 5 mai 1902 ; la thèse d'Eymeoud, Paris, 1904, où sont rapportées les observations de Deguy et de Boulay. A l'étranger, nous citerons Rogers, The treatment of chronic obstruction in the larynx and trachea (*American journal of the medical sciences*, novembre 1905) ; don Ramon Castaneda, *Boletin de laryngologia, otologia y rinologia*, janvier et février 1902.

Entre autres articles tout récents, nous signalerons Girolamo Coppetti, *Gaz. degli osped.*, 1906 ; le travail très documenté de Zuppinger, *Zur Kentniss des intub. trauma*, 1906 ; l'article de Ferreri, dans les *Archives de laryngologie* ; le livre d'Egidi (tubage et trachéotomie, 1906) ; le travail de Killian : *Verhandlungen Vereins süddeutsch. laryngologen*, 1906.

On se met donc à étudier cette question, ces dernières années surtout. Cette étude est de la plus grande utilité, car il y va de l'avenir de certains malades qui, abandonnés à leur malheureux sort, sont condamnés à porter indéfiniment une canule laryngée. Actuellement il existe assez de documents, les travaux antérieurs sont assez nombreux pour qu'une étude d'ensemble soit possible. Le moment nous paraît proche où on pourra prévenir peut-être en partie ces graves complications ; dès maintenant on peut utilement les traiter avec des méthodes suffisamment précisées comme manuel opératoire et indications.

## Étiologie

Nous voulons consacrer ce travail uniquement à l'étude des sténoses consécutives au tubage et à la trachéotomie. Nous laisserons volontairement de côté les affections laryngées primitivement sténosantes : syphilis laryngée, certains cas fort rares de tuberculose, le sclérome. Ici le tubage et la trachéotomie interviennent tardivement, l'un comme méthode de traitement, l'autre comme intervention d'urgence destinée à remédier aux accidents respiratoires. Ils n'entrent pas en cause dans la production de la sténose, due aux progrès de l'affection causale. Ces affections nous intéressent donc moins directement. Nous ne les passons pas cependant sous silence, car elles relèvent souvent des méthodes de traitement, que nous verrons appliquer aux sténoses consécutives au tubage et à la trachéotomie. Il ne faudrait pas croire qu'en disant sténoses consécutives au tubage et à la trachéotomie, nous voulions indiquer que ces deux interventions soient les seules en cause dans la production du rétrécissement. Raisonner de la sorte serait méconnaître toute la part qui revient à l'affection causale. Qu'il s'agisse de laryngite diphtéritique ou non, la maladie primitive intervient en altérant les parois laryngées. Ces altérations aident à la production du rétrécissement qui se constitue à l'occasion du tubage. Il y a là deux causes différentes qui agissent parallèlement, prenant l'une et l'autre un rôle important dans la pathogénie de cette complication. C'est pourquoi nous diviserons ce chapitre d'étiologie en deux parties consacrées :

1° L'une à l'affection causale ;

2° L'autre à l'intervention : Tubage ; trachéotomie.


### I. — Affection causale

A. — Larynx

a) *La diphtérie* est entre toutes l'affection le plus souvent en cause. Il suffit de jeter un coup d'œil sur la littérature médicale pour voir que c'est à son occasion qu'ont été observées et traitées la plupart des sténoses laryngées.

Il nous suffira d'en indiquer la raison principale. La diphtérie laryngée est fréquente. Dans ses formes graves, elle est essentiellement *nécrosante* (Galatti, Egidi) ; elle s'accompagne d'un œdème intense et d'ulcération de la muqueuse. Elle frappe enfin plus particulièrement le jeune enfant, et, si le larynx de l'adulte a une solidité et un calibre qui le mettent habituellement à l'abri des sténoses tardives, le larynx de l'enfant, de plus faible calibre et de moindre résistance, se laisse plus facilement rétrécir.

Peut-on observer des rétrécissements laryngés, survenus spontanément au cours de la diphtérie sans intervention ?

Nous en avons retrouvé plusieurs cas qui ont été rapportés ; Collinet (*loco citato*) les signale. Nous ne discuterons pas leur existence, très logique et très réelle, étant donné la tendance nécrosante de la diphtérie. Mais ces ulcérations aboutissent-elles spontanément à la production d'une sténose? C'est pour nous exceptionnel, car de pareils cas sont aussi ceux où les accidents respiratoires ont été les plus pressants et ont nécessité une intubation ou une trachéotomie. « Entre la laryngite et la sténose, « l'intermédiaire est l'intervention », dit Collinet.

*b*) Il s'en faut cependant beaucoup que sténose tardive veuille dire diphtérie. Dans un certain nombre de cas, celle-ci n'est pas en cause. Pour nous limiter aux cas qu'il nous a été donné d'observer, nous dirons : l'un de nous, au cours de *onze* années de pratique de l'intubation, a observé huit cas de sténose cicatricielle du larynx et a noté que, dans la moitié des cas, il s'agissait de *laryngite non diphtéritique*.

Les quatre cas qu'il nous a été donné de traiter étaient deux non diphtéritiques consécutifs l'un à la rougeole, l'autre à un croup streptococcique ; les deux autres diphtéritiques (deux ont été publiés dans le *Lyon médical*, 1906 ; le troisième et le quatrième sont inédits).

Dans les chiffres fournis par les auteurs, nous avons trouvé une confirmation de notre statistique. Boulay, *Journal des praticiens*, 1901, rapporte neuf cas identiques aux nôtres et qui comprennent :

3 cas où le diagnostic bactériologique est resté douteux.

2 — où manifestement il ne s'agissait pas de croup.

4 — diphtéritiques.

Dans un certain nombre d'observations, il n'est pas fait mention d'un diagnostic bactériologique. Ainsi, dans le travail de Bokay, il est rapporté huit observations de rétrécissements laryngés. Cinq fois seulement il est fait mention de diagnostic bactériologique. Il s'agissait de diphtérie.

Parmi les laryngites non diphtéritiques, nous signalerons comme tenant une place importante les *laryngites primitives de l'enfant* et particulièrement les *laryngites sous-glottiques*, et, celles qui sont *secondaires aux maladies infectieuses*.

*La laryngite sous-glottique aiguë* prédispose à la sténose par son œdème inflammatoire intense et ses ulcérations, et surtout par la localisation de ses lésions à l'anneau cricoïdien. La région sous-glottique du larynx qui répond à l'anneau cricoïdien est la zone dangereuse. C'est la partie étroite et inextensible du canal aérien; par sa riche innervation, elle est le point de départ des spasmes glottiques intenses et fréquents. Sa riche vascularisation et l'existence d'un tissu sous-muqueux lâche, en font une région susceptible de s'œdématier et de s'ulcérer. (Masse, *Gazette hebdom. de méd. de Bordeaux*, 1894 ; Boulay).

Cette partie du larynx a une pathologie un peu spéciale où prédominent les accidents de sténose (Eymeoud).

Les *laryngites secondaires à une maladie infectieuse* sont remarquables par leur fréquence et leur gravité. Nous plaçons au premier rang les laryngites graves de la *rougeole* bien plus souvent observées que celles de la scarlatine, de la variole et de la varicelle. Elles occupent une grande place dans la pathologie du larynx de l'enfant. Un des malades que nous avons traités : Petrus P., doit son rétrécissement à une laryngite rubéolique.

Ici, comme nous l'avons fait pour la diphtérie, nous ne pensons pas qu'on ne puisse observer des rétrécissements spontanés, mais ils sont exceptionnels. La cause occasionnelle est l'intubation.

c) Les complications laryngées de la *fièvre typhoïde* s'observent également chez l'enfant et chez l'adulte. Leur pronostic immédiat est très grave, mais on a pu voir le laryngotyphus évoluer vers la guérison en créant la sténose : Franck, Thèse, 1865 ; Lüning, *Arch. für Clin. Chirurgic.*, 1884 ; Navratil, Société hongroise de laryngol., 15 novembre 1894, et Société hongroise de laryngol., 28 novembre 1901 ; J.-B. Lœckardt, *New-York médic.*, 30 juin 1900 ; Waggett, *Union de laryng. de Londres*, 1er juin 1900 ; Moure, Traité, 1904, etc.

Un assez grand nombre de cas de sténoses consécutives à la fièvre typhoïde sont signalés. Ceci n'est pas pour nous surprendre si nous songeons à la gravité des lésions laryngées : abcès, chondrites, périchondrites qui désorganisent le larynx ; en somme le laryngotyphus quand il guérit, est essentiellement sténosant même sans intervention.

*d*) Une égale place doit être accordée à un certain nombre de maladies spécifiques à localisation laryngée.

La *syphilis laryngée* est bien connue. C'est une maladie *essentiellement sténosante* et à siège ordinairement *sous-glottique*. De nombreux travaux récents (Massei, *Affections parasyphilitiques*) et des recherches lyonnaises (Thèse de Revol, inspirée par Garel) ont contribué à la faire mieux connaître. Elle prend une place importante dans les accidents qui nous occupent. Mais syphilis laryngée, tuberculose, sclérome, lèpre, lupus, malgré leur tendance à faire du tissu de cicatrice, nous intéressent moins directement que les affections précédentes. Ce sont des affections primitivement sténosantes ; nous les signalons donc, sans y insister longuement. Elles restent au second plan dans cette question où nous voulons surtout étudier les laryngosténoses consécutives au tubage et à la trachéotomie.

Jusqu'à un certain point, il en est de même de toutes les *lésions traumatiques du larynx*, plaies accidentelles ou opératoires.

Les *fractures*, les *brûlures* et les *corps étrangers du larynx* se classent aussi dans cette même catégorie et nous aurons l'occasion de les retrouver au chapitre du traitement. La sténose laryngée, qui peut en être la conséquence, se rapporte bien plus à l'affection causale qu'au tubage ou à la trachéotomie, qui n'apparaissent que comme un moyen de traitement des accidents respiratoires.

### B. — Lésions trachéales.

Les affections de la trachée susceptibles d'évoluer vers la sténose sont moins nombreuses que les affections laryngées, mais elles sont du même ordre.

La trachée a un calibre assez considérable et uniforme, elle est élastique. Son squelette cartilagineux est moins complet et la distension de ses parois est plus facile. Dès lors la trachée se défend mieux contre ces affections sténosantes dues à des altérations de ses parois. Il y a lieu, à ce point de vue, de les diviser anatomiquement et d'étudier séparément les lésions trachéales hautes et les lésions trachéales basses ou trachéo-bronchiques.

Les affections trachéales hautes ressemblent absolument aux affections laryngées, et les unes et les autres peuvent être étudiées sous le même chapitre des lésions laryngo-trachéales. Les mêmes causes inflammatoires s'y retrouvent et nous nous contenterons de rappeler les lésions muqueuses ou plus profondes des parties supérieures de la trachée, dues à la diphtérie ou à toute autre inflammation. Les plaies, les contusions, les corps étrangers jouent aussi leur rôle dans ces trachéites. Il en est de même aussi des abcès de voisinage (abcès péritrachéal de Massei), des ganglions suppurés ou non, qui agissent par compression de la trachée qu'elles peuvent sténoser soit en la comprimant, soit en altérant ses parois.

La possibilité de rétrécissements spontanés doit être admise, comme pour les affections laryngées, mais ici encore le tubage et la trachéotomie peuvent intervenir, car l'extrémité inférieure du tube comme le bec de la canule peuvent occasionner l'ulcération d'où dépendra plus tard le sténose.

Devons-nous faire une place aux rétrécissements trachéaux bas placés ou trachéobronchiques ? Ici le tube pas plus que la trachéotomie n'interviennent. Il s'agit habituellement d'affection primitive des parois : tuberculose rarement, syphilis presque toujours, sclérome assez souvent dans le centre de l'Europe.

Chez de tels malades, la trachéotomie peut être et a été souvent pratiquée. On peut même dire qu'elle est le premier pas fait dans le traitement. On sait que Pieniazek a créé, grâce à la trachéotomie, une méthode de dilatation par des sondes en caoutchouc de ces rétrécissements trachéaux bas situés ou trachéobronchiques même. C'est pour cette raison que nous mentionnons ici ces cas, nous les retrouverons d'ailleurs avec plus de détails au chapitre du traitement.

## II. — Tubage et Trachéotomie

Il nous paraît donc acquis qu'un certain nombre d'affections laryngées aiguës peuvent d'elles-mêmes évoluer vers la chronicité et aboutir à une sténose laryngée sans qu'aucune intervention n'ait été faite. Nous signalons à ce sujet les cas de Donaldson (Assoc. laryng. améric., Washington, 18 et 19 septembre 1889 : Sténose sous-glottique consécutive à une laryngite à frigore) ; — de Neumann (Société d'Oto-laryngologie hongroise, 25 oct. 1894 : Sténose sous-glottique infundibuliforme chez un enfant de 12 ans qui fut secondairement trachéotomisé) ; les cas sont rapportés dans le travail de Boulay, *Journal des praticiens*, 1901. Ils prouvent d'une façon indiscutable la réalité de ces rétrécissements survenus spontanément et dus à une ulcération inflammatoire, intense du larynx. Mais ce n'est pas habituel. On a dû le plus habituellement, chez de pareils malades, recourir à une intervention, et, dans les accidents de sténose consécutive, si une part revient à l'affection causale, une part aussi est attribuable à l'intervention.

### A. — LE TUBAGE.

Le tubage crée la sténose à l'occasion des ulcérations qu'il occasionne ou qu'il entretient sur une muqueuse malade.

Nous n'avons pas l'intention de reprendre toutes les discussions qui ont pris naissance à propos des ulcérations du tubage. Depuis Bouchut, le créateur de la méthode, et Trousseau, qui s'appuyait sur ces ulcérations pour condamner l'intubation, tous les auteurs les ont signalées.

Bokaï les évalue à 5 0/0 des cas.

Variot les avait observées dans plus du 1/3 des malades intubés.

Sevestre estime qu'elles sont bien plus rares et Marfan partage son avis.

Mais tous, de façon générale, estiment que si on abandonne le chapitre des laryngites diphtériques, pour étudier plus particulièrement les laryngites des fièvres éruptives et en particulier la laryngite rubéolique, le nombre des ulcérations du tubage augmente dans de fortes proportions.

Toutes les ulcérations n'ont pas la même gravité et ne créent pas invariablement la sténose. Il y en a de superficielles : simples exulcérations, *1er degré de Bokaï*. Elles peuvent être l'origine d'une lésion ulcéreuse, qui s'étendra en profondeur si les conditions de résistance de la muqueuse sont diminuées. Le plus ordinairement elles guérissent, sans laisser de tissu de cicatrice.

Il existe des ulcérations profondes avec tendance nécrotique. C'est le *décubitus, deuxième degré de Bokaï*, dont le pronostic est plus grave.

Le contact du tube peut altérer le larynx de deux façons :

1° Par les manœuvres d'introduction du tube ;

2° Par le séjour du tube ou *décubitus*.

I. — *Les lésions dues à l'introduction du tube*. — Celle-ci ont été maintes fois étudiées. Elles sont bien connues. Elles sont différentes par leur étendue et leur pronostic. Les éraillures de la muqueuse laryngée sont banales ; elles s'observent avec l'opérateur le plus expérimenté, surtout à l'occasion des tubages difficiles, mais elles guérissent bien et ne paraissent pas aptes à créer la sténose. Les déchirures plus profondes ont tous les degrés et peuvent aller jusqu'à la fausse route.

Nous ne nous arrêterons pas à étudier les premières, qui offrent peu d'intérêt. Seules les secondes méritent de nous retenir.

Un travail récent de Zuppinger (déjà cité) signale comme plus particulièrement fréquentes les déchirures de l'épiglotte, des replis glosso-épiglottiques et aryténo-épiglottiques, les déchirures des cordes vocales, et les fausses routes.

Un certain nombre d'auteurs ont vu se produire des fausses routes : Galatti, 1894, trois cas ; Bokaï, Variot, un ; Robin, cinq ; Zuppinger, deux cas personnels.

Variot et Bayeux, 1898, ont cherché à obtenir ces mêmes lésions sur le cadavre d'un enfant de 2 ans. Trente tentatives de tubage et dix tubages complets faits par une personne non expérimentée ont occasionné :

1° La perforation des cordes vocales supérieures et inférieures ;

2° La déchirure des ventricules de Morgagni ;

3° Une fausse route intercricothyroïdienne (le tube était venu faire saillie sous la peau).

Les lésions du vestibule laryngé, s'expliquent facilement de la façon suivante. L'opérateur inexpérimenté reconnaît mal l'orifice supérieur du larynx, ou bien ne relève pas l'épiglotte. Il essaie par une manœuvre de force de faire pénétrer le tube qu'il oriente mal et obtient ainsi la fausse route.

La déchirure des cordes vocales et la pénétration dans le ventricule de Morgagni (Corradi) sont dues à l'inhabilité de l'opérateur, qui ne maintient pas le tube exactement sur le plan médian. Toute inclinaison latérale du tube expose à effondrer le ventricule de Morgagni.

La fausse route au niveau de la région cricoïdienne ou sous-cricoïdienne peut être la conséquence d'une disposition anatomique. Les recherches de Bauer (*Jahrbuch fur Kinderheilk.*, 1897) ont montré que l'axe du larynx de l'enfant faisait un angle dont le sommet antérieur répond à la partie supérieure du cartilage cricoïde. Cet angle s'atténue, puis disparaît à l'âge de 7 ans ; il en résulte qu'une sonde introduite par l'orifice glottique rencontre au niveau de cet angle une résistance et qu'un instrument métallique peut pénétrer par effraction.

C'est là le mécanisme de la fausse route intercrico-thyroïdienne (Zuppinger, Bokaï), ou de la fracture du cricoïde, une fois observée par Massei, 1892.

L'opérateur peut être tenté de relever un peu brusquement le manche de l'introducteur et le tube arrêté au niveau du bord supérieur de l'anneau cricoïdien peut à ce moment pénétrer par effraction.

Tous ces accidents ont une grosse gravité, l'asphyxie s'accroît, une trachéotomie d'urgence s'impose. Mais plus tard la guérison, si elle est obtenue, s'accompagne d'une rétraction considérable du larynx. La sténose cicatricielle en est la conséquence. On est en droit, en pareil cas, d'incriminer non pas l'instrumentation mais l'opérateur. C'est là le cas de rappeler les conditions dans lesquelles doit se faire un tubage et qui permettent de se mettre à l'abri de ces accidents; Zuppinger insiste sur ces conditions.

On devra s'assurer le concours d'un aide exercé, dont le rôle *très important* consistera à maintenir l'enfant dans une bonne position, la tête suffisamment fléchie et complètement immobile.

On ne commencera pas l'intubation avant d'avoir nettement reconnu l'orifice laryngé et d'avoir relevé l'épiglotte, chose assez difficile chez l'enfant très jeune.

On maintiendra toujours le manche de l'introducteur dans le plan médian. On se méfiera d'une tendance qu'on a au début de relever l'extrémité du porte-tube.

On s'abstiendra de toute manœuvre de force, que n'excuse pas un tubage difficile.

L'intubation ne sera confiée qu'à une personne expérimentée. Il serait bon, qu'à l'hôpital, la même personne fît tous les tubages, mais seulement après avoir fait un nombre d'essais suffisants sur le cadavre (Zuppinger).

Avec de pareilles précautions, on éviterait les fausses routes et on n'aurait plus à compter avec cette cause de rétrécissement tardif.

Quant à l'instrumentation, le tubage est habituellement pratiqué avec le tube fermé (O. Dwyer). Il est fait par certains avec le tube ouvert (Ferroud, Egidi, etc.). Ce dernier paraît plus dangereux pour la muqueuse laryngée. A l'hôpital, tout au moins, où l'intubation est une intervention d'urgence, quelquefois faite par un opérateur qui n'en a pas l'expérience suffisante, il semble qu'on ait plus à redouter le tube ouvert; en effet, mal dirigé, il peut couper comme à l'emporte-pièce, occasionnant ainsi de vraies pertes de substances. Les conditions, il est vrai, sont tout autres, s'il s'agit d'un opérateur expérimenté absolument sûr de lui-même.

Nous croyons donc pouvoir conclure sur ce point en disant qu'ici l'opérateur est responsable de la lésion plus que l'instrument.

Terminons enfin le chapitre des traumatismes de l'intubation en signalant les défectuosités que les tubes peuvent présenter et présentent à la longue. Il est de toute nécessité pour l'opérateur de choisir des tubes qui s'adaptent bien au mandrin qui leur est destiné.

Pour peu que le tube ait été utilisé plusieurs fois, il arrive que son extrémité s'est modifiée. Les bords en sont devenus irréguliers. Au lieu d'être lisses et arrondis, ils présentent des saillies, des irrégularités qui jouent le rôle de corps étrangers vulnérants pour la muqueuse du larynx. L'extrémité du mandrin peut ne pas affleurer de façon suffisante l'extrémité inférieure du tube. Avec de tels instruments, l'opérateur le plus expérimenté s'expose à des déboires.

Doit-il être question maintenant de traumatismes de l'extubation ? Telle qu'elle est pratiquée à l'aide de l'extracteur, l'extubation peut présenter des difficultés aussi grandes que l'intubation. Mais la muqueuse laryngée n'a pas habituellement à souffrir de l'extubation, sauf le cas où le tube s'est altéré après un long séjour. Mais il est un autre mode d'extubation, préconisée par Bayeux qui n'a eu qu'à s'en féliciter dans de *nombreux cas*; l'*énucléation* du tube, par des manœuvres externes, ne paraît pas à tous les auteurs toujours complètement inoffensive. Des ulcérations du deuxième et troisième anneau trachéal peuvent en être la conséquence; elles paraissent bénignes, puisque Bayeux n'a observé aucun accident consécutif, mais elles pourraient peut-être devenir moins inoffensives, quand le procédé d'extubation sera confié à des personnes inexpérimentées.

II. — *Le décubitus*. — Il faut réserver le nom de décubitus aux lésions produites par le contact et le séjour du tube.

Nous devons faire une classe distincte pour les lésions de décubitus et séparer leur étude de celle des lésions dues à l'introduction du tube.

Ces dernières peuvent siéger sur toute la hauteur du larynx, principalement à la face antérieure et au niveau du vestibule laryngé et des cordes.

Le décubitus, au contraire, a un siège de prédilection, l'*anneau cricoïdien*. On peut même dire que c'est en ce point uniquement que cette lésion s'observe. La raison en est entièrement anatomique. La région cricoïdienne est la partie la plus étroite du larynx ainsi que l'ont démontré de nombreuses recherches anatomiques, entre autres les expériences de calibrage de Bayeux (*Presse médicale*, 1897). A ce niveau, le squelette cartilagineux est complet, donc inextensible. La sous-muqueuse, riche en productions lymphoïdes, est constituée par un tissu cellulaire lâche, très vascularisé, susceptible de s'œdématier et de s'ulcérer par pression du tube contre l'anneau cricoïdien.

Tout est donc réalisé sur ce point pour amener l'ulcération nécrotique. C'est alors le séjour et la pression du tube qui interviennent et non les manœuvres d'introduction.

Variot, en faisant sur le cadavre les recherches auxquelles nous avons déjà fait allusion, a pu, sur le larynx d'un enfant de douze ans, faire à plusieurs reprises l'intubation. Il a réalisé les lésions dont nous avons précédemment parlé. La muqueuse de la région cricoïdienne seule est restée saine, et cela même dans un autre cas où il s'agissait d'un enfant mort de diphtérie laryngée grave.

Les ulcérations de décubitus se distinguent encore par leur gravité. Alors que les ulcérations banales ont toutes chances, si elles ne sont pas profondes, de guérir sans gros accidents tardifs, les lésions de décubitus prennent une autre gravité ; ce sont elles qui conduisent aux sténoses consécutives.

Plusieurs causes interviennent dans le décubitus.

1. *L'Age*. — Le décubitus est le privilège de l'*enfant jeune*. On trouve dans le travail de Bokaï une statistique parfaitement démonstrative que nous reproduisons ci-dessous. Les vingt-un cas observés par cet auteur se répartissent de la façon suivante :

| | |
|---|---|
| Au-dessous de 1 an..................... | 1 cas |
| De 1 an à 2 ans........................ | 6 — |
| De 2 — à 3 —......................... | 3 — |
| De 3 — à 4 —......................... | 3 — |
| De 4 — à 5 —......................... | 5 — |
| De 5 — à 6 —......................... | 3 — |

C'est donc au cours de la deuxième année surtout, puis, avec un peu moins de fréquence, dans la troisième, quatrième et cinquième année que V. Bokaï a observé le décubitus.

Il ne cite, par contre, qu'un seul cas au cours de la première année. Est-ce à dire qu'à cet âge le décubitus ne soit pas à redouter ? Loin de là. Il semble au contraire que dans le tout jeune âge l'intubation soit tout particulièrement à surveiller. Trousseau défend cette opinion et conclut en rejetant de façon formelle l'intubation dans le cours de la première année.

*L'adulte* supporte par contre et de façon remarquable le contact prolongé du tube. Le décubitus n'est pas signalé chez lui et si sur l'adulte on peut noter des ulcérations laryngées, elles relèvent le plus souvent de l'affection causale et non du séjour du tube, qui, dans certains cas, a duré même plusieurs mois.

2. *La maladie causale*. — A côté de l'âge, il est important de signaler l'état de la muqueuse laryngée, c'est-à-dire sa résistance. Nul doute, en effet, que si le décubitus est dû au séjour du tube qui joue le rôle de corps étranger, il ne soit pour une grosse part, favorisé par l'état de la muqueuse laryngée.

C'est pourquoi, de même qu'il ne s'observe pas chez l'adulte, de même on ne le voit pas au cours des affections laryngées chroniques. Il *est l'apanage des affections aiguës*. Certaines d'entre elles le réalisent avec un maximum de fréquence en raison directe, semble-t-il, de l'atteinte qu'elles portent à la muqueuse. C'est ici l'occasion de montrer qu'elle est tout particulièrement vulnérable dans la *diphtérie secondaire à la rougeole*, dans la scarlatine. C'est un fait d'observation clinique trop connu et sur lequel tous les auteurs ont insisté longuement, qu'au cours des complications laryngées des fièvres éruptives, le tubage est tout particulièrement dangereux. Sans doute, il ne convient pas de le rejeter de façon absolue dans ces cas, mais il faut l'utiliser avec prudence en ayant l'attention attirée constamment vers les inconvénients qui peuvent en résulter. Dans la diphtérie pure, habituellement le tubage est bien supporté, et proportionnellement au nombre de malades qui sont soumis à l'intubation, les ulcérations de décubitus sont assez rares.

Bokaï les évalue à 14.3 °/₀ des cas : Baginski sur 370 intubations a relevé seulement 20 fois des ulcérations cricoïdiennes ; Zuppinger les évalue à 7 °/₀ des cas.

Il nous semblait donc intéressant de signaler que le décubitus est un accident relativement rare du tubage. L'un de nous, au cours de nombreuses autopsies qu'il a eu l'occasion de pratiquer, l'a rarement noté et cela même chez des malades qui avaient eu à supporter plusieurs intubations et chez qui le tube était resté un temps relativement long.

En 1902 déjà, Galatti dans un mémoire très détaillé, attribue aux *fausses membranes* laryngées un rôle protecteur contre les contacts du tube. Pareille opinion ne lui est pas personnelle, et avait déjà été défendue par Baginski. Elle est reprise tout récemment par Zuppinger qui conclut que l'absence des fausses membranes prédispose au décubitus.

Cet auteur remarque que ces dernières années surtout, on insiste sur la fréquence des ulcérations de pression, dont la proportion paraît s'être accrue. Peut-on, comme il le fait, rapprocher pareille constatation de l'introduction dans la pratique de la sérothérapie. Les heureux effets du sérum antidiphtérique sur la chute des fausses membranes sont admis trop universellement pour qu'on puisse songer à les discuter; mais, parce qu'elle amène plus rapidement la chute des fausses membranes, la sérothérapie a-t-elle rendu plus fréquentes les ulcérations de décubitus? Nous ne croyons pas qu'on puisse songer à incriminer sérieusement le sérum. Celui-ci n'a pu avoir qu'un effet. Il a permis, s'adressant à tous les cas indistinctement, de limiter l'intervention aux cas les plus graves. L'intubation est devenue moins souvent nécessaire proportionnellement au nombre des malades. De plus en plus elle est réservée aux cas rendus graves par les lésions laryngées. Rien n'empêche d'admettre, fait qui ne nous paraît pas entièrement démontré d'ailleurs, que dans ces conditions les ulcérations de décubitus soient plus fréquemment signalées qu'elles ne l'étaient auparavant.

Ce que nous venons de dire, concernant l'importance des lésions laryngées, pourrait être utilement appuyé sur des *considérations bactériologiques*. Depuis longtemps de nombreux auteurs se sont attachés à signaler que les ulcérations laryngées graves s'observaient surtout dans les cas d'infections microbiennes associées.

Hugues (Thèse de Lyon, 1895) compare l'ulcération à une gangrène locale de la muqueuse laryngée ; celle-ci s'observe surtout dans les cas où l'examen bactériologique a démontré l'association des streptocoques ou staphylocoques aux bacilles de Lœffler.

Baudrand (Thèse de Paris, 1895) met au second plan l'importance de ces associations microbiennes. Galatti (*loco citato*) leur attribue une grosse importance, surtout au streptocoque.

Eyméoud défend la même opinion. Des recherches bactériologiques pratiquées par Deguy lui ont permis de constater dans les tissus avoisinant l'ulcération « un magma putrilagineux entièrement formé de microbes ». Il a reconnu la prédominance de leptothrix et de cocci. Nous croyons, pour avoir constaté souvent la gravité des infections streptococciques, au rôle important joué par le streptocoque dans la production des ulcérations.

3. *L'intubation elle-même.* — En attribuant autant d'importance à l'âge du malade et à l'état souvent lamentable de la muqueuse laryngée, n'oublions pas la vraie cause des lésions de décubitus, c'est-à-dire l'intubation elle-même.

L'intubation crée le décubitus pour plusieurs raisons.

*a) La durée.* — Il suffit de parcourir les observations qui ont été publiées pour voir qu'habituellement le tube est resté en place pendant un temps relativement long, 10, 12, 15 jours souvent. Ceci n'est pas absolu ; nous avons retrouvé des cas où l'ulcération a été signalée un temps très court après le début du tubage : un cas de Baudrand, ulcération sous-glottique après 12 heures d'intubation. Par contre, il nous paraît inutile de rapporter tous les cas où chez l'enfant le tube a pu rester en place un mois, deux mois, trois mois même (cas de Knight cité par Boulay) sans entraîner d'accidents.

Il n'est donc pas indifférent de laisser le tube longtemps en place. Au delà d'un certain temps, si l'enfant n'a pas rejeté son tube, on doit l'enlever. La majorité des auteurs considère *au maximum* le cinquième ou le sixième jour comme le moment le plus propice à l'extubation.

*b) Le nombre des intubations.* — Si le temps de séjour intervient, il faut aussi tenir compte du nombre des intubations faites dans ce même temps. Chaque nouvelle intubation ajoute de nouvelles lésions, qu'il serait de toute nécessité d'éviter. Pour ne citer que les cas que nous avons eu l'occasion de traiter, il s'est toujours agi de malades chez qui 3, 4, 5 intubations ont été faites avant la trachéotomie. Il en est de même des observations semblables que nous avons retrouvées. Aussi l'un de nous adoptait-il la conduite suivante qui paraît prudente ; la trachéotomie s'impose toutes les fois que dans un temps très court le tube est rejeté plus de deux fois.

*c) Le tube.* — Le tube lui aussi a son importance.

Et d'abord, son *volume*. On connaît la nécessité d'adapter le volume du tube au calibre du larynx ; un tube trop volumineux occasionne des ulcérations par excès de pression sur la muqueuse : un tube de très faible calibre peut agir de même en permettant les frottements exagérés.

La graduation d'O' Dwyer a servi jusqu'à maintenant de règle à la construction de toute une série de tubes appropriés à chaque âge. Mais est-elle à l'abri de toute critique ? L'âge de l'enfant n'est pas une indication suffisante pour qu'on puisse en déduire le calibre de son larynx. Il y a des variations individuelles. Bayeux fait subir une correction à la graduation d'O' Dwyer. Variot et Glover estiment qu'il serait préférable de se baser sur la taille de l'enfant.

Il nous paraît intéressant de signaler que dans le choix du tube il y a un élément d'appréciation personnelle. Nous ne voyons pas d'inconvénient à  admettre l'opinion émise par Zuppinger, la nécessité de tubes intermédiaires aux séries classiques, à l'aide desquels le passage serait moins  brusque d'une série à une autre ; d'ailleurs O.Dwyer, dans sa série récente de tubes en ébonite, en utilise sept au lieu de six, ainsi gradués : 1, 2, 3, 4-5, 6-7, 8-9, 10-12.

*La forme* du tube n'est également pas indifférente. Le renflement qu'il présente constitue son moyen de fixité. Placé trop haut, il est  en contact direct avec l'anneau cricoïdien ; le tube est stable, mais l'ulcération de pression est  plus facile. A ce point de vue, le tube d'O.Dwyer n'est pas à l'abri de toute critique pour certains auteurs. Son renflement est environ au  niveau de la partie inférieure de la région cricoïdienne ; peut-être en le reportant plus bas diminuerait-on les chances d'ulcération en augmentant la fixité. L'un de nous, dans un but de stabilité plus grande, emploie *chez l'adulte* des tubes à renflement plus bas placé. L'avenir dira si une  semblable modification rendra des services chez l'enfant ; en tout cas il est bien évident qu'un tube trop  renflé peut faciliter l'ulcération de pression.

*La longueur du tube* nous paraît  moins importante. Cependant Egidi déclare qu'avec les tubes courts de Bayeux les lésions siègent au niveau du cartilage cricoïde, c'est-à-dire dans la zone dangereuse, et avec les tubes longs surtout au niveau de la trachée.

La *nature* du tube est importante à signaler. Le tube métallique d'O.Dwyer le plus habituellement employé, sauf depuis quelque temps, est lourd ; son poids le rend plus stable, mais ne le rend-il pas également plus vulnérable pour le larynx ?

Un certain  nombre d'auteurs sont partis de cette idée pour modifier leur instrumentation. Tsakiris fit construire des tubes en aluminium remarquables par leur légéreté, mais de ce  fait plus facilement rejetés.

Lefferts, 1890, et Massei, 1892, ont adopté l'un et l'autre le tube en caoutchouc durci. Bokaï emploie définitivement le  tube en ébonite et a été  suivi dans cette voie par  un certain nombre d'auteurs.

Bonain ( *Traité de l'intubation*, 1902) voit de grands avantages à l'emploi du tube en ébonite, qu'il considère comme moins dangereux et dont l'emploi, dit-il, réduirait à de faibles proportions les lésions de décubitus.

Zuppinger partage cette opinion. Instruit, dit-il, par une

longue expérience, il a définitivement remplacé dans sa pratique le tube métallique d'O. Dwyer par le tube en ébonite.

Nous signalerons en dernier lieu une modification de même ordre apportée au tube par Louis Fisher, de New-York (Congrès international de Madrid, 28 avril 1903). Dans le but d'éviter des sténoses tardives, cet auteur conseille le tube métallique revêtu d'une couche de gélatine ; O. Dwyer avait déjà utilisé le tube de gélatine aluné pour les tubards.

Une grosse part de vérité réside incontestablement dans toutes ces appréciations. Seule la modification conseillée par Fisher nous paraît difficilement réalisable. La plus grande légèreté du tube en ébonite, sa conservation presque parfaite au contact de la muqueuse laryngée, sans qu'il s'incruste comme fait le tube métallique après un certain temps de séjour, sont des avantages très appréciables et que tous les auteurs qui l'ont utilisé mettent bien en relief. Bonain déclare que le tube en ébonite glisse aussi facilement au contact du larynx ; mais, et c'est là un de ses gros inconvénients, il est très difficilement stérilisable, *extemporanement*. Il n'est pas en effet inutile d'insister sur la nécessité de ne pratiquer le tubage qu'avec des instruments parfaitement aseptiques. Rappelons néanmoins que s'il n'est pas possible de le flamber, une ébullition rapide suffit pour stériliser le tube en ébonite et dans l'immense majorité des cas on a le temps de le faire bouillir.

L'ulcération laryngée se rattache en effet au processus septique ; la présence des infections secondaires : streptocoques, leptothrix, constatés dans les cas d'ulcérations démontre, nous semble-t-il, de façon absolue, la nécessité de ne pas apporter par l'instrumentation une cause nouvelle d'infection.

Un tube trop léger a d'autre part l'inconvénient de ne pas être stable. Les mouvements respiratoires le déplacent ; un effort de toux le rejette plus facilement ; à ce point de vue, Bonain, entre autres, considère que le tube en ébonite est aussi stable que le tube métallique. Le tube se meut, dit-il, avec le larynx et ne se déplace que si son calibre est beaucoup trop petit. De plus Bonain déclare que le tube en ébonite, beaucoup plus léger que le tube métallique, donne moins de décubitus.

Dans le choix de la nature du tube (en ébonite ou en métal) nous ne pouvons pas conclure de façon formelle, l'école lyonnaise employant encore presque exclusivement les tubes métalliques. L'expérience démontrera dans la suite quelles sont les modifications du tube présentes ou à venir, qui rendront moins fréquente l'ulcération de décubitus ; nous devons déclarer néan-

moins, qu'actuellement le tube en ébonite est plus en honneur
que le tube métallique, mais on nous permettra d'ajouter qu'aucune des modifications apportées jusqu'à maintenant à l'instrumentation ne permet de se considérer à l'abri des ulcérations.
Les Américains, semble-t-il, ont eu moins que nous l'occasion
d'observer le décubitus, et la sténose cicatricielle, qui en est la
conséquence, serait chez eux un accident tout à fait exceptionnel.

Si la plupart des cas malheureux américains sont aussi méthodiquement publiés qu'en Europe, cette constatation fait honneur
aux médecins qui dans la patrie d'O. Dwyer appliquent le
tubage, car il ne faut pas, ce nous semble, chercher uniquement dans une modification de l'instrumentation la raison des
bons résultats obtenus par eux.

### B. — LA TRACHÉOTOMIE.

De tout temps on a incriminé l'intubation comme une cause de
rétrécissement laryngé.

Il n'en est pas tout à fait de même de la trachéotomie : celle-ci
semble avoir été reléguée au second plan par certains auteurs
et Boulay entre autres la passe sous silence dans son étude des
sténoses sous-glottiques.

Est-ce à dire qu'elle n'intervienne pas ? Au temps déjà lointain
où la trachéotomie était la seule ressource du médecin, on connaissait les difficultés du décanulement dues à un rétrécissement
du larynx.

Actuellement la trachéotomie cède le pas à l'intubation. La trachéotomie peut être *faite d'emblée*. Ce n'est pas le cas habituel,
mais il se produit quelquefois, car les médecins les plus expérimentés connaissent, pour les avoir observés eux-mêmes, les larynx
rebelles à l'intubation, les spasmes glottiques infranchissables
pour un opérateur prudent.

Plus souvent la trachéotomie est faite *secondairement*. Elle
succède à une intubation souvent longue et plusieurs fois
répétée. Ou bien l'enfant a, dans un temps relativement court,
rejeté son tube à plusieurs reprises. La nécessité de mettre
l'enfant à l'abri d'accidents asphyxiques, qui sont une menace
perpétuelle, oblige à recourir à la canule.

Les deux cas nous intéressent. Le second moins directement,
car souvent le malade trachéotomisé secondairement était un
tubard par décubitus et son larynx portait avant l'opération la
lésion qui plus tard deviendra la sténose. On ne saurait faire

peser sur la trachéotomie la responsabilité de ces cas qui appartient au tubage.

Comme l'intubation, la trachéotomie peut n'être pas seule **en** cause. Ici encore l'affection initiale intervient généralement et nous avons assez longuement insisté sur la tendance ulcéreuse primitive ou fibro-formative d'emblée de certaines affections laryngées pour qu'il soit utile d'y revenir. Dans d'autres cas, la trachéotomie semble plus directement en cause. Elle peut conduire à la sténose de deux façons.

Tantôt c'est l'intervention elle-même par l'incision des parois trachéales ou laryngées et par la mise en place de la canule. Tantôt c'est tardivement que les lésions sont constituées. C'est alors le séjour de la canule et souvent d'une canule défectueuse qui est en cause, c'est le *décubitus canulaire*.

I. — *L'intervention*. — La nécessité d'opérer vite dans les cas d'urgence extrême est une condition indispensable au succès. Il n'en est pas moins vrai que toute trachéotomie doit être conduite méthodiquement, *si on en a le temps*.

Il n'est pas indifférent d'inciser de telle ou telle façon la trachée. L'incision doit être médiane, suffisamment longue pour permettre d'introduire facilement la canule ; elle ne doit pas intéresser plus de deux à trois anneaux trachéaux. Les incisions trop longues, latérales, à plus forte raison multipliées, présentent des dangers au point de vue de la cicatrisation, plus lente à se faire et qui souvent ne s'obtient qu'au prix d'une déformation de la trachée, qui peut contribuer à la sténose.

L'incision surtout ne doit pas être *trop haute*. Chez l'adulte, la trachéotomie inter-cricothyroïdienne a ses avantages indiscutables, dans l'urgence extrême et surtout sans aides suffisants ; chez l'enfant, elle n'est pas possible seule, sans section du cartilage cricoïde ; or il faut bien se garder *si la chose est possible et l'urgence pas trop absolue*, d'intéresser le squelette laryngien.

Les dangers des trachéotomies hautes sont signalés par tous les auteurs. Nicaise les mentionne, Moure et Schmiegelow y insistent tout particulièrement. Moure (Traité, 1904) s'exprime de la façon suivante : « Presque toutes les sténoses que j'ai eu l'occasion de voir chez les jeunes sujets, tant en France qu'à l'étranger, étaient manifestement la conséquence d'une trachéotomie inter-cricothyroïdienne au cours de laquelle on avait sectionné le cricoïde. Je ne parle pas, dit-il, des cas où la section du conduit aérien a été faite sur le cartilage thyroïde presque au milieu des cordes vocales. Ici le séjour de la canule suffit à expliquer la sténose. » Tout récemment (Congrès de chirurgie, 1906), Moure revient de nouveau sur ce point. C'est assez insister, croyons-nous, sur la nécessité d'éviter la laryngo-trachéotomie chez l'enfant.

Les raisons invoquées pour expliquer la sténose dans de pareils cas ne manquent pas. Tout d'abord la région cricoïdienne est la partie étroite du larynx de l'enfant ; toute section du cartilage cricoïde, même minime, peut être, à la suite du séjour de la canule qui joue le rôle de corps étranger, l'occasion d'une périchondrite tendant à obstruer la lumière du larynx.

Il y a plus : « La canule, dit Moure, placée dans l'incision tend à écarter les deux parties antérieures de l'anneau cricoïdien. Par contre-coup, la disposition des pièces squelettiques du larynx est modifiée, les cartilages aryténoïdes basculant en avant se rapprochent l'un de l'autre et en même temps de la paroi antérieure du larynx. Pour peu que le séjour de la canule soit prolongé, ces différentes pièces du squelette laryngé s'immobilisent et s'ankylosent dans cette position. La sténose peut en être la conséquence ». Le mécanisme invoqué par Moure est peut être discutable. Il n'est pas admis sans réserves par Schmiegelow, il est discuté par Don Ramon Castaneda (*Archiv. de Laryngol. italiennes*, janvier et février 1902). La grosse objection que l'on peut faire à l'opinion de Moure est la suivante : Le cartilage cricoïde forme un anneau complet et inextensible. On comprend mal que la canule placée au niveau de la partie antérieure puisse écarter les deux extrémités de l'anneau de façon suffisante pour amener la bascule des pièces squelettiques du larynx. Il est plus simple d'admettre, avec Don Ramon Castenada, que la canule joue le rôle de corps étranger et amène une vraie périchondrite cricoïdienne qui immobilise les articulations crico-aryténoïdiennes.

Le mécanisme importe peu, mais il était intéressant de signaler le danger des incisions cricoïdiennes sur le larynx de l'enfant.

Jusqu'ici, nous nous sommes occupés de l'intervention opératoire et nous avons montré qu'un certain nombre de fautes pouvaient être commises et conduire plus tard à la sténose.

Ajoutons maintenant que le séjour de la canule peut entrer pour une part importante dans les accidents observés au moment du décanulement.

Il ne faudrait pas croire que parce qu'on a trachéotomisé avec succès son malade, on est à l'abri des accidents ultérieurs. La mise au repos du larynx, telle qu'on l'obtient en mettant en place une canule, est certainement une condition très favorable à la guérison des lésions qui n'ont plus à souffrir du contact du tube. La cicatrisation se fait mieux, mais elle est aveugle. Quand on essaiera le décanulement, on pourra constater l'existence d'une cicatrice sténosante du larynx qu'on aura laissé se constituer sans rien faire pour la prévenir, ou même à défaut de tout obstacle laryngé anatomique, on pourra rencontrer de grosses difficultés empêchant la respiration normale.

L'enfant peu à peu s'habitue à respirer par sa canule et le larynx devient inapte à laisser passer l'air inspiré. Quand on essaie de décanuler l'enfant, il suspend ses mouvements respiratoires, l'asphyxie est immédiate. Toute tentative nouvelle s'accompagne du même insuccès. On cherche inutilement à rétablir le fonctionnement du larynx.

Quelles sont les causes de cette nouvelle complication ? C'est d'abord une *influence psychique* qui réside tout entière dans là peur du décanulement et qui s'explique peut-être par l'absence des réflexes à point de départ laryngé. Cette influence psychique est notée par un certain nombre d'auteurs et joue un rôle extrêmement important.

Collinet y fait allusion en parlant du larynx qui perd l'habitude de respirer, mais il faut arriver à des travaux plus récents pour voir ce fait plus complètement analysé. Fischer insiste sur l'importance de la suppression physiologique du larynx. Les médecins allemands en tirent cette conclusion : à savoir que la trachéotomie secondaire doit être évitée dans la mesure du possible et qu'elle ne doit être qu'un pis aller. Rancke (*Münch. Medicin. Wochenschrift*, 1906) conseille de ne laisser en aucun cas la canule plus de deux à trois jours en place. Passé ce délai, si l'enfant ne respire pas, on recommence l'intubation.

Il ne faudrait pas croire qu'il n'y a là qu'une idée toute théorique. Ces difficultés psychiques de décanulement sont des plus réelles et souvent des plus tenaces. Ce sont les mêmes qu'on retrouvera au cours du traitement. On connaît en effet ces malades chez lesquels par un calibrage méthodique et longtemps prolongé, on a obtenu une perméabilité suffisante, et chez qui, malgré cela, on doit lutter longtemps pour obtenir la respiration laryngée. Nous avons eu ces mêmes difficultés à l'occasion d'un des malades que nous avons traités, porteur d'une canule depuis deux ans, et elles ne sont pas finies, puisque nous avons été obligés de le laryngostomiser.

Le larynx de l'enfant, méthodiquement calibré, admettait le passage d'une sonde n° 29 de la filière Charrière, et malgré tout, l'enfant refusait obstinément de respirer lorsqu'on enlevait la canule ; à la suite de l'ablation de la canule, il a même pris au bout d'une heure du spasme, qui nous a obligé à replacer la canule, et pourtant il respirait des journées et des nuits entières sans difficulté avec une canule fenêtrée complètement fermée extérieurement.

Cette influence psychique est des plus intéressantes à connaître. Il s'y ajoute souvent une part de volonté. Certains enfants réapprennent vite à respirer, car ils le veulent ; d'autres restent très longtemps rebelles par peur ou mauvaise *volonté* et tombent en apnée complète dès les premières tentatives de rééducation.

Assez souvent, cette influence nerveuse n'est pas seule en cause. Des modifications du larynx sont intervenues qui relèvent du port prolongé de la canule.

Il est certain que le non-fonctionnement du larynx en amène l'atrophie ou tout au moins l'arrêt de développement. Plus tard on pourra se trouver en présence d'un malade qui ne respire pas, parce que son larynx a gardé des proportions infantiles.

On peut même parler de véritables troubles trophiques du squelette laryngé qui a perdu une partie de sa résistance et peut se fermer par adossement de ses parois, au moment des efforts inspiratoires.

Pareille chose s'observe plus souvent du côté de la trachée qui peut se ramollir et présenter de l'affaissement inspiratoire.

La muqueuse laryngée du fait du non-fonctionnement, subit certaines altérations.

Stœrck l'a vu subir une vraie dégénérescence, perdre son épithélium, s'infiltrer, s'œdématier, se couvrir de granulations.

Gougenheim discute ces faits. Il les croit peu vraisemblables, car la canule n'adhère pas tellement aux parois trachéales que l'air ne puisse partiellement filtrer dans le larynx.

Rancke croit au contraire à l'existence do cette infiltration œdémateuse qui peut tourner à la chronicité et aboutir au rétrécissement cicatriciel par induration.

L'un de nous, dans un cas inédit de soudure cicatricielle, a vu des végétations polypoïdes dues au non-fonctionnement. L'examen histologique a montré que ces végétations revêtaient le type du tissu muqueux à larges alvéoles.

Après avoir signalé toute l'importance que prend, au point de vue de la fonction du larynx, la suppression physiologique de l'organe pendant un temps prolongé, nous pouvons en tirer comme conclusion la nécessité de ne pas laisser longtemps la canule à demeure. Le temps de séjour devra être réduit au minimum, si l'on veut ne pas s'exposer à des déboires. Nous aurons l'occasion d'y revenir en abordant le chapitre du traitement.

A ce propos, signalons l'emploi déjà ancien des canules  fenêtrées. Destinées à combattre le non-fonctionnement du larynx en
laissant filtrer une certaine quantité d'air par les voies naturelles, elles semblent *a priori* constituer le remède de ces accidents.

Mais elles ne remplissent pas toujours leur but, et d'autre part
l'usage de la canule fenêtrée peut entraîner des accidents qui se
classent dans les lésions de décubitus.

II. — *Le Décubitus canulaire.* — Les lésions de décubitus
existent pour la canule comme pour le tube.

Foltanek sur deux cents enfants trachéotomisés aurait observé
quarante cas de décubitus canulaire.

Bataille sur trente-trois autopsies, six fois.

Engelmann sur cent quatre autopsies, vingt-cinq fois.

Nous ne voulons pas attribuer à ces statistiques plus de valeur
qu'elles n'en ont en réalité. Il nous suffira de retenir que ce séjour
prolongé de la canule s'accompagne fréquemment d'ulcérations
laryngées et trachéales.

Les lésions de décubitus peuvent s'observer en deux points :
au niveau du *bec de la canule*, au niveau de la *convexité* vers
l'orifice trachéal.

L'extrémité inférieure de la canule au contact des anneaux de
la trachée peut l'ulcérer. Ces lésions sont connues et explicables
par les mouvements incessants de la canule au contact de la
trachée. Il est rare cependant que ce soit là le siège d'une sténose définitive.

Le tissu de cicatrice qui apparaît en ce point peut sténoser
partiellement l'appareil respiratoire ; rarement il devient un
obstacle complet à la pénétration de l'air.

Chiari cependant a rapporté l'observation d'un malade qui,
trachéotomisé sept ans auparavant, a présenté des troubles respiratoires dus à l'existence d'une cicatrice trachéale répondant au
bec de la canule. Il s'agit là d'un rétrécissement dont les premiers symptômes sont apparus tardivement.

L'un de nous a observé, chez un malade trachéotomisé dans
l'enfance, un croissant cicatriciel sur la paroi antérieure de la trachée, en un point qui répondait au siège probable du bec de la
canule. Il ne s'accompagnait pas de gêne respiratoire marquée.

Galatti signale une modification de la canule due à Gersuny.
Cet auteur fit en effet construire une canule spéciale à extrémité
infundibuliforme ne touchant en aucun point les parois trachéales.
Il espérait ainsi éviter les ulcérations du bec de la canule, mais

nous ne connaissons personnellement pas de cas où elle ait été utilisée.

Le siège habituel des lésions qui s'opposent au décanulement, c'est l'orifice trachéal. A ce niveau, la trachéotomie intervient mécaniquement.

Le contact de la canule dévie l'axe de la trachée en créant l'éperon trachéal. Celui-ci est dû au refoulement de la paroi antérieure en haut et en arrière, d'où obstacle apporté à la circulation de l'air. L'éperon trachéal fait en effet entre les deux cavités laryngienne et trachéale un diaphragme incomplet, car il manque à la partie postérieure. Obliquement dirigé en bas et en arrière, il rétrécit en entonnoir la partie inférieure du larynx. Cette disposition est nettement reproduite dans une figure du travail de Galatti, page 84. Elle est facile à vérifier sur le cadavre et sur le vivant au cours de la trachéoscopie inférieure. L'axe de la trachée ne continue plus directement l'axe du larynx. Le bout supérieur de la trachée et son bout inférieur entrent en contact et tendent à se juxtaposer dans le sens antéropostérieur.

On comprend donc l'obstacle que l'éperon trachéal peut apporter au décanulement. Ce n'est pas tout. La canule joue l'office de corps étranger et à son contact apparaissent des végétations polypoïdes. Celles-ci encombrent la plaie trachéale, envahissent la partie supérieure de la trachée et leur nombre est tel que la lumière du larynx en est rapidement obstruée (Petel, Thèse de Paris, 1879). Souvent, au milieu de ces végétations, se voient une ou plusieurs ulcérations, ou même des rétrécissements cicatriciels.

Les canules fenêtrées surtout favorisent la production de ces végétations, et c'est là un des gros inconvénients de leur emploi. On voit en effet rapidement la fenêtre de la canule s'obstruer de bourgeons pédiculés, que le curetage fait momentanément disparaître, mais qui se reproduisent souvent rapidement. L'importance de ces bourgeons est telle qu'on a vu en pareil cas survenir des accidents respiratoires graves par obstruction de la canule et même la mort par asphyxie.

Ceci est vrai pour toutes les canules fenêtrées qui offrent les mêmes inconvénients, mais s'observe surtout dans les canules défectueuses.

Nous attirons l'attention sur ce fait, déjà signalé par Corradi, que la majorité de ces canules sont mal faites. La fenêtre est placée trop en arrière, au contact de la paroi postérieure de la trachée qui flotte ou pénètre à ce niveau.

La *durée du séjour* de la canule n'est pas seule en cause dans le bourgeonnement de la muqueuse. De nombreux trachéotomisés ont pu conserver leur canule un temps relativement long sans qu'on ait observé de complication. Gouguenheim, entre autres cas que nous pourrions rapporter, cite l'observation de deux malades qui ont porté leur canule sans inconvénient, l'un pendant sept mois, l'autre pendant trois ans. Ce qui importe plus que la durée de séjour, c'est le choix de la canule qu'on ne doit pas livrer au hasard (Meyerson). Il est de toute nécessité qu'elle s'adapte exactement comme courbure et calibre à la forme de la trachée et à son volume. Celles qui présentent une courbure exagérée ont toutes chances d'être plus vulnérables pour le larynx et la trachée.

Signalons, en terminant, une modification apportée à certaines canules (canule de Lüer) pourvues d'un pavillon mobile, au moyen duquel elles s'adaptent mieux à la forme et à la direction de la trachée.

*Fréquence des sténoses après tubage et trachéotomie.*

Il est assez difficile de donner un pourcentage exact des accidents que nous étudions ici. Une statistique globale devrait tenir compte des obstacles passagers au décanulement et des causes définitives de non-décanulement : lésions cicatricielles ou non.

Il nous paraît plus intéressant de signaler uniquement la proportion des sténoses vraies cicatricielles, comparée au nombre d'intubations. Les chiffres suivants donneront une idée suffisante.

Von Widerhofer, en 1894, sur 694 tubages a vu 7 sténoses cicatricielles.

| | | | |
|---|---|---|---|
| Ganghofner, sur plus de.... | 1.000 | — | 3 | — |
| Variot (hôpital Trousseau).. | 500 | — | 3 | — |
| Galatti................ | 31 | — | 2 | — |

Nous empruntons ces chiffres au travail très documenté de Bokaï qui y joint sa statistique personnelle. En 1901, sur 1.203 tubages, il a vu seulement 4 sténoses cicatricielles. Marfan, sur 1.600 intubations, a observé deux cas de sténoses, l'un qui a guéri par la dilatation et l'autre, jusque-là incurable, qui sera laryngostomisé sans doute.

La valeur de pareilles statistiques est indiscutable, mais malheureusement elles renseignent sur les cas que chaque médecin a eu l'occasion de traiter, bien plus qu'elles ne donnent une idée exacte sur le pourcentage réel.

Il y a d'ailleurs un certain désaccord entre ces statistiques, puisque les plus favorables donnent 0,4 % des cas et les plus mauvaises 6 %. Il ne nous semble pas qu'on puisse en tirer des indications plus précises.

Zuppinger a observé uniquement deux sténoses cicatricielles en douze années de pratique. L'un de nous a eu l'occasion de pratiquer en onze années environ 1.200 tubages et a observé huit fois seulement des sténoses anatomiques du larynx. Parmi ces huit malades, cinq sont partis en conservant leurs canules. Deux ont été soumis au traitement avec succès (*Lyon médical*, 1906). Le troisième cas, le plus grave, est actuellement guéri.

Les huit cas que nous venons de citer sont assez uniformément répartis au cours des onze années. Certaines années ont été plus riches en intubation, en raison du nombre considérable de malades reçus à la Charité. Elles n'ont cependant pas fourni proportionnellement le même nombre de canulards que d'autres années moins richement pourvues de tubages. Nous ne voyons pas d'explication certaine à en donner. Une seule nous paraît admissible ; ce n'est pas l'instrumentation qui est le plus souvent en cause ; certaines saisons voient apparaître un plus grand nombre de diphtéries, mais des diphtéries bénignes relativement, et, dans ces cas, le larynx supporte bien l'intubation ; d'autres, au contraire, voient survenir des diphtéries graves, se traduisant par une tendance aux ulcérations profondes du larynx. Alors l'intubation peut être dangereuse, le décubitus plus à redouter, et la proportion des sténoses devient plus grande.

Cette notion applicable à la diphtérie est vraie également pour d'autres laryngites graves, et nous explique que pendant une certaine période on voit le tubage pratiqué sans accidents, alors que, dans une période équivalente, le même opérateur avec la même instrumentation observera un nombre insolite de décubitus et de rétrécissements tardifs.

## Anatomie pathologique

*Moyens d'étude.* — Lorsqu'on veut sur le vivant se rendre compte des lésions laryngées qui apportent un obstacle au détubage ou au décanulement de l'enfant, on peut avoir recours à deux méthodes d'exploration.

L'une est insuffisante. C'est la laryngoscopie simple. Elle permet l'exploration du vestibule laryngé et des cordes vocales avec difficulté souvent, en raison du jeune âge de l'enfant et des mucosités qui rapidement encombrent l'arrière-gorge. Mais le siège habituel des lésions sténosantes, la région cricoïdienne ou sous-cricoïdienne, échappe presque toujours à ce moyen d'exploration. On peut voir au-dessous des cordes vocales l'existence d'un obstacle : bourrelet muqueux, bourgeons, diaphragme fibreux, mais on reste dans l'incertitude sur la hauteur des lésions et leur structure anatomique.

La trachéobronchoscopie de Killian, entrée de plus en plus dans la pratique, est un moyen d'exploration bien plus précieux. Elle permet l'examen méthodique du larynx, et le tube arrivé au contact du rétrécissement permet habituellement de juger s'il est franchissable ou non, s'il est muqueux ou cicatriciel. Elle permet de plus (et toute l'importance de ce fait apparaît pour la suite du traitement) de faire par la plaie trachéale l'examen complet des parties sous-jacentes au rétrécissement, dans la trachée et au-dessous même de l'éperon bronchique. La méthode de Killian est donc un moyen d'exploration précieux auquel le clinicien doit toujours s'adresser dans les cas qui nous occupent, mais elle est insuffisante pour permettre à elle seule une étude complète de l'anatomie pathologique de ces sténoses.

Il faut en effet avoir les lésions sous les yeux pour juger de l'étendue, de la forme des sténoses, de leur constitution anatomique, de l'état des conduits trachéal et laryngé au-dessus et au-dessous du rétrécissement, des lésions des parties molles entourant la trachée.

Lorsqu'on pratique une laryngofissure ou une laryngostomie, on met largement à nu le larynx, on étale les lésions, et cette méthode de traitement devient un excellent moyen de faire l'anatomie pathologique sur le vivant. Enfin un certain nombre de cas sont rapportés dans la littérature médicale; Deguy (*in* Thèse de Eymeoud, Paris, 1904, et Société de Pédiatrie, 1902); Galatti (*Monogr.*, *Vienne*, 1896), où, à la suite d'une observation clinique complète, se trouvent très détaillés les résultats de l'autopsie. Nous-mêmes nous avons observé quatre cas cicatriciels laryngostomisés. C'est à l'aide de ces documents fournis d'une part par les opérations externes, d'autre part par les résultats d'autopsie, que nous ferons l'étude anatomique des sténoses laryngées après tubage et trachéotomie.

CLASSIFICATION. — Nous limiterons notre chapitre d'anatomie pathologique à l'étude des lésions laryngées qui sont sous la dépendance directe du tubage ou de la trachéotomie. La diversité de ces lésions rend utile une classification que nous retrouverons dans l'exposé des méthodes de traitement.

Nous envisagerons donc :

1° Des *lésions ulcéreuses* ;

2° Des *lésions végétantes et non cicatricielles* ;

3° Des *lésions cicatricielles*.

Les reproches à adresser à une pareille classification ne manquent pas. Tout d'abord ces lésions existent rarement isolées. Habituellement elles se combinent et coexistent plus ou moins sur le même sujet. Les belles planches reproduites à la suite du mémoire de Bokaï (*Ueber das Intubat. trauma*, Leipzig, 1901), celles tout aussi détaillées que l'on trouve dans la thèse d'Eymeoud (Paris, 1904), nous en sont des exemples, car sur le même larynx on voit coexister des lésions ulcéreuses, végétantes et cicatricielles.

D'autre part, dans chacune des catégories que nous établissons, on ne saurait voir des lésions nettement différenciées. L'ulcération, en effet, est la première lésion en date. Elle peut exister seule et nous savons que c'est habituellement l'ulcération qui est la cause du rejet répété du tube.

Mais lorsque la lésion est étudiée après le début de l'affection, on voit tout autour de l'ulcération se constituer un tissu de sclérose qui envahit les parois laryngées et marque une transition entre les lésions ulcéreuses et les lésions cicatricielles. L'ulcération a donc été, dans ce cas, la cause irritative autour de laquelle s'est fait le tissu de cicatrice et anatomiquement nous trouverions toutes les formes de passage entre l'ulcération et les lésions cicatricielles.

Il ne faudrait pas non plus prendre notre classification à la lettre, car cela laisserait supposer que le canulard présente toujours sur son larynx la cause anatomique de sa sténose. Ce serait là une grosse erreur et tous les médecins, qui ont quelque expérience de cette question, savent fort bien qu'il existe souvent chez les malades condamnés à respirer par une canule, dont ils ne peuvent se passer, un larynx qui anatomiquement ne présente aucune lésion sténosante de ses parois, ainsi que le démontrent bien les méthodes d'explorations cliniques et les résultats d'autopsie.

La proportion de ces larynx anatomiquement perméables, mais fonctionnellement rétrécis, est certainement plus grande qu'on ne l'admet habituellement, témoins les malades dont nous avons déjà parlé et qui ne respirent pas par leur larynx, par manque d'habitude ; chez de pareils malades, il peut s'agir d'une influence psychique qu'engendre la peur du décanulement et qu'explique le non-fonctionnement de l'organe pendant un temps quelquefois long.

D'autres fois, c'est encore une altération du squelette laryngo-trachéal qui a perdu sa rigidité et qui fait clapet dans les mouvements respiratoires.

Mais plus souvent c'est une influence réflexe qui engendre un spasme persistant des cordes vocales. Si le spasme idiopathique des cordes vocales existe particulièrement chez les nerveux, au point d'empêcher le décanulement, plus souvent ce spasme a sa cause dans une lésion à distance.

On a signalé à plusieurs reprises les difficultés du décanulement dues à des végétations adénoïdes, à d'autres affections nasales, à des lésions amygdaliennes (Martha, 1892, Lavrand, Société française d'Oto-laryngologie, 16 mai 1906).

L'adénopathie trachéobronchique est une cause très importante dont on s'accorde à reconnaître la fréquence chez l'enfant. Des cas de ce genre sont signalés par Comby et Grancher (Marfan : la diphtérie). L'un de nous en cite dans sa thèse un cas, avec radiographie due à M. Destot ; en présence de canulards ou de tubards, la radiographie peut donc rendre de très grands services, en permettant de constater la présence ou non de l'adénopathie [1].

L'adénopathie peut agir par compression directe de l'arbre respiratoire, ou par lésion ou compression des récurrents (c'est le cas le plus fréquent), en augmentant soit le spasme, soit la paralysie des cordes vocales.

Les paralysies diphtériques des muscles du larynx sont aussi signalées par la plupart des classiques. Nous croyons cependant qu'elles comptent peu parmi les causes de décanulement impossible. John Rogers déclare que ces paralysies diphtériques sont très rares et ne se distinguent pas cliniquement de l'atrophie par non fonctionnement.

Il n'en est pas de même, on le conçoit, des ankyloses des différentes pièces squelettiques du larynx. Leur cause, c'est l'infection laryngée intense, et souvent l'ulcération qui atteint les différentes articulations, entre autres les articulations crico-aryténoïdiennes.

Les cartilages aryténoïdes définitivement immobilisés, et en position défectueuse, gênent la respiration laryngée et parfois apportent un obstacle plus ou moins complet à l'entrée de l'air.

Abordons maintenant le chapitre des lésions laryngées que nous avons précédemment classées :

1. Dans un article tout récent (*Société médicale*, janvier 1907), Descos et Doyges signalent, dans un cas traité par l'électrolyse et terminé par mort subite, des ganglions péri-laryngiens et péri-trachéaux englobant les troncs veineux de la région.

I. — *Lésions ulcéreuses et traumatiques*. — Nous avons assez longuement parlé au chapitre d'étiologie des lésions que peut occasionner l'intubation et le tubage, pour qu'il ne nous reste qu'à fixer les quelques points essentiels de leur anatomie pathologique.

Les lésions dues à l'introduction du tube siègent, avons-nous dit, avec plus de fréquence au niveau du vestibule laryngé et des cordes vocales. Leur intensité est très variable. Elles vont de l'exulcération banale à la fausse route intralaryngée, dans un des ventricules de Morgagni, et même extralaryngée, le tube venant faire saillie sous la peau.

La conséquence de pareils accidents est bien connue ; les abcès périlaryngés, quelquefois de gros phlegmons fusant à distance, en sont la conséquence et souvent la fausse route amène la mort du malade.

Si le malade a pu guérir et que la fausse route a détruit partiellement le larynx, il peut y avoir une sténose grave. La rareté de pareils accidents, qui incombent à une manœuvre maladroite et brutale, et d'autre part, leur gravité, nous expliquent bien pourquoi leur évolution *est exceptionnellement observée et relatée*.

L'ulcération de décubitus anatomiquement est toute différente. C'est d'abord son siège remarquablement fixe à l'anneau cricoïdien et au niveau des deux premiers anneaux trachéaux.

Bokaï, au cours de cent cinquante-six autopsies, où il a observé du décubitus, a vu :

145 fois l'ulcération siéger à la paroi antérieure du larynx ;
6 — à la paroi postérieure ;
5 — à la fois à la paroi antérieure et postérieure.

Le siège de ces ulcérations est donc habituellement antérieur et Galatti a fait les même constatations.

Tantôt c'est uniquement au niveau du cricoïde que siège l'ulcération : onze fois d'après Bokaï. D'autres fois elle empiète à la fois sur les cartilages thyroïde et cricoïde : quarante-neuf fois. Plus souvent elle empiète sur les premiers anneaux de la trachée : soixante-six fois d'après le même auteur.

Quant à l'ulcération due à l'extrémité inférieure du tube ou de la canule, elle est relativement plus rare. Cependant O. Dwyer les a signalées ; Escherich les a également observées et Galatti les mentionne.

La forme de ces ulcérations est très variable. C'est tantôt une ulcération ovoïde à grosse extrémité antérieure et dont les parties latérales vont en s'effilant dans les parois latérales de l'anneau cricoïdien. Tantôt c'est une double ulcération, séparée l'une de l'autre, sur la ligne médiane, par un bourrelet muqueux saillant ; d'autres fois c'est une ulcération linéaire qui descend verticalement sur la paroi laryngée ; quelquefois des ulcérations multiples séparées par des intervalles de muqueuse saine. Le degré de ces lésions est variable.

Widerhofer, 1894, distinguait :

1° La simple desquamation épithéliale ;

2° L'ulcération mettant à nu le cartilage ;

3° La nécrose du cartilage.

Avec Bokaï, nous pouvons distinguer :

1° *Les utcérations superficielles muqueuses ou sous-muqueuses.*

2° *Les ulcérations profondes intéressant la charpente laryngée.*

Les premières sont difficilement visibles ; il faut un examen attentif du larynx pour les reconnaître. *C'est le décubitus léger.* Souvent la muqueuse paraît plus pâle. Elle est parsemée de petits îlots ecchymotiques, premier pas fait par le décubitus. Quelquefois elle est superficiellement ulcérée ; quelquefois enfin l'ulcération est nette. Les bords qui la limitent sont surélevés et plus ou moins déchiquetés ; son fond est rougeâtre et saignant. Il laisse voir par place le cartilage sous-jacent. *L'ulcération plus profonde* ne risque pas de passer inaperçue à l'examen. Le cartilage est dénudé, ramolli, quelquefois présente même une vraie perte de substance. La muqueuse est enlevée comme à l'emporte-pièce ; ce sont ces cas où le décubitus s'accompagne parfois d'abçès dans le cartilage ou au pourtour du larynx (abcès péri-trachéo-laryngés de Massei). Pour apprécier le degré de ces lésions, il y a lieu évidemment de tenir compte de la durée de la maladie et du temps plus ou moins long de l'intubation. Nous empruntons, au travail très documenté de Galatti, les renseignements suivants :

Après 12 à 48 heures la lésion est superficielle. Le cartilage paraît anémié, comme s'il avait été comprimé par le tube.

Après 3 à 5 jours les ulcérations sont plus profondes ; elles mettent à nu le cartilage.

Chez les malades enfin qui ont gardé le tube de 8 à 15 jours, la lésion est typique, le cartilage est plus ou moins détruit.

On conçoit que l'évolution ne soit pas la même dans tous ces cas.

L'ulcération *superficielle* peut guérir ; nous pourrions dire qu'elle guérit plus habituellement, puisque les auteurs qui ont systématiquement recherché le décubitus et l'ont décrit dans un grand nombre de cas, n'ont observé chez les malades qui ont guéri qu'un relativement petit nombre de sténoses cicatricielles. Van Ness (cité par Galatti) aurait, sur 64 cas de décubitus vérifiés par l'exploration du larynx, noté 28 guérisons.

Quant à l'ulcération *profonde*, tout fait admettre qu'elle ne guérit pas aussi simplement ; tout d'abord elle est grave ; elle s'observe chez les malades, dont l'état général est gravement atteint et qui meurent des suites de broncho-pneumonie et d'infection. Mais dans les cas heureux où la guérison a pu s'obtenir, celle-ci ne s'est faite qu'au prix d'une cicatrice large et qui déforme le larynx. Un processus scléreux vient remplacer petit à petit l'ulcération et une masse dure et scléreuse, qui recouvre les parties latérales de l'ulcération, vient encombrer la lumière du larynx et l'obstrue en partie ou en totalité ; c'est l'origine de la sténose cicatricielle du larynx.

L'examen microscopique de l'ulcération a été fait dans un certain nombre de cas (Deguy in Thèse d'Eymeoud). Cet auteur signale une ulcération à bords déchiquetés taillés à l'emporte-pièce ; une abondante infiltration diapédétique dans les tissus voisins : muqueuse, sous-muqueuse, muscles ; une nécrose considérable du cartilage ulcéré ; un boursoufflement de ce cartilage tout autour ; une absence anormale de vaisseaux sanguins ou des vaisseaux tout petits et nombreux.

Signalons également l'envahissement microbien de tous les tissus avoisinant l'ulcération ; cocci, leptothrix (Eymeoud).

II. — *Lésions inflammatoires et non cicatricielles.* — Au premier rang parmi les lésions inflammatoires se place *l'œdème laryngé.* Nous ne voulons pas parler ici des brusques poussées œdémateuses du larynx qui jouent un rôle si important dans les accidents respiratoires des sténoses aiguës. A côté de ces manifestations aiguës et passagères, il y a l'infiltration chronique de la sous-muqueuse laryngée. Celle-ci apparaît au laryngoscope boursoufflée, tuméfiée, obstruant en partie l'orifice laryngé. Peu à peu cette infiltration évolue vers la chronicité ; les tissus se rétractent, s'indurent et la sténose chronique peut en être la conséquence.

Il est vrai qu'il faut peu compter sur les constatations d'autopsies pour juger de l'importance de cette complication. Sur le cadavre, l'œdème a disparu, la muqueuse s'est affaissée et il ne reste plus à ce moment que des lésions laryngées dont le rôle est accessoire. Il faut un procédé de fixation du larynx qui surprenne les tissus dans l'aspect qu'ils ont réellement sur le vivant. Benda recommande une méthode spéciale qui permet de réaliser la chose.

Cette méthode est exposée de la façon suivante par l'auteur (*Archives f. laryng. und rhinol.*, 1897) :

« La pièce à examiner doit être plongée pour la fixer dans une solution d'acide nitrique à 10 p. 100 et laissée pendant 24 heures. Ensuite, sans lavage préalable, on la porte dans une solution de bichromate de potasse à 2 p. 100. On laisse 48 heures au moins, puis on lave à grande eau. La pièce est prête à être coupée. Avec ce procédé les lésions même purement œdémateuses conservent leur aspect. » (Voir la thèse d'Eymeoud, p. 53).

Cette infiltration œdémateuse doit être interprétée comme une lésion inflammatoire peu intense, mais ayant tendance à évoluer vers la chronicité. Une ulcération laryngée en est souvent l'origine et des manœuvres de détubage laryngé trop hâtives et trop prolongées s'accompagnent quelquefois de cette infiltration œdémateuse, qui marque un recul dans les résultats du traitement.

A côté de l'œdème chronique, il est une catégorie de lésions dont l'importance est considérable et qui occupent une grosse place dans l'histoire des canulards. Ce sont les *proliférations végétantes de la trachée et du larynx*. La muqueuse laryngée a une tendance à proliférer au contact des corps étrangers. Boulay rapporte à ce sujet deux cas parfaitement caractéristiques. Le séjour d'un corps étranger dans le larynx a été chez ces deux enfants l'origine de végétations polypoïdes si nombreuses qu'elles obstruaient totalement le conduit respiratoire.

Pareille chose s'observe chez les malades soumis à l'intubation ou porteurs d'une canule.

L'existence de granulations dans le larynx des trachéotomisés a été signalée un très grand nombre de fois. Il s'agit ici d'une lésion habituellement petite, qui souvent n'est plus susceptible de jouer un rôle mécanique dans les accidents respiratoires graves. C'est pourquoi l'importance des granulomes n'est pas du tout comparable à celle des végétations polypeuses qu'on peut observer dans des cas identiques.

La fréquence de ces végétations est extrême chez les malades porteurs d'une canule depuis un certain temps.

On les a signalés au niveau de l'extrémité inférieure de la canule. Cela est relativement rare, car leur siège habituel est l'orifice trachéal et dans ce cas le polype siège dans le bout supérieur de la trachée ou dans le larynx.

Leur nombre est variable. Quelquefois unique, le polype se dissimule à un examen pratiqué par la plaie trachéale et n'est bien vu que par un examen complet du larynx. On le voit alors pédiculé, déplacé par le courant respiratoire, il est souvent sous les cordes vocales et peut venir se loger dans leur intervalle.

Plus fréquemment les polypes sont multiples, ils forment une masse bourgeonnante, qui encombre le larynx et apparaît dans la plaie trachéale dès qu'on enlève la canule, surtout avec les canules fenêtrées. Les essais de cathétérisme laryngé peuvent échouer et la sonde refoule devant elle cette masse volumineuse qui apparaît parfois à l'orifice trachéal. Ces polypes ont une tendance désespérante à se reproduire ; l'excision et le curetage, s'ils ne sont pas suivis de manœuvres de dilatation destinées à empêcher leurs reproductions dans la mesure du possible, sont rapidement l'occasion d'une récidive; ils peuvent aussi réapparaître au cours d'une laryngostomie et nécessiter une deuxième intervention ; nous l'avons observé dans deux de nos cas.

III. — *Lésions cicatricielles.* — C'est la lésion la plus importante, celle qui est habituellement en cause chez les canulards anciens et est aussi la plus rebelle au traitement. L'évolution scléreuse est l'aboutissant des décubitus graves, qui ont désorganisé plus ou moins le squelette laryngé. Elle se fait lentement, mais progressivement et petit à petit, s'il n'est rien fait pour s'opposer à son évolution, elle peut aboutir à une sténose plus ou moins complète du larynx.

Il faut cependant se garder de la considérer comme une lésion tardive. Ganghofner insiste sur la nécessité de traiter aussi rapidement que possible par la dilatation le trachéotomisé. Bokaï est encore plus affirmatif; il estime qu'on ne doit pas attendre plus d'une semaine avant de commencer le traitement. Ritter publie un cas, où le quatrième jour après une trachéotomie, l'intubation n'a pas réussi, car il s'était déjà formé une oblitération cicatricielle de l'anneau cricoïdien. Il ne nous paraît pas possible de fixer même approximativement le moment où commence à apparaître le tissu cicatriciel. Il est probable qu'il s'agit d'un phénomène très variable, mais l'existence de rétrécissements cicatriciels précoces nous explique qu'il ne faut en aucun cas différer le traitement.

Les travaux sont assez nombreux, et nous citerons tout particulièrement les cas de Boulay, de Variot et les nombreux cas rapportés par Bokaï et par Galatti, nous fournissant des documents suffisants à leur étude ; nous en avons observé quatre cas tous laryngostomisés.

Nous distinguerons avec Galatti les *atrésies cicatricielles et les sténoses,* et nous engloberons sous la première dénomination les cas où la lésion a complètement soudé les parois laryngées et sous le terme de sténoses les rétrécissements n'allant pas à la fermeture totale du larynx.

Galatti rapporte quinze cas d'atrésies cicatricielles du larynx qu'il a pu retrouver dans la littérature médicale, mais il laisse de côté les cas de Boulay bien étudiés dans la thèse d'Eyméoud et de Variot et qui sont des atrésies.

Certaines de ces observations, celle de Ritter, celle de Variot reposent sur des constatations d'autopsie. Les autres ont été vérifiées à l'occasion de la laryngofissure. Pieniazek nous en a signalé quatre cas laryngofissurés.

Nous n'avons pas retrouvé de cas d'atrésie cicatricielle ayant fermé le larynx sur toute sa hauteur. Une telle lésion répondrait peu à la pathogénie que nous en concevons, puisque l'ulcération de décubitus est en général localisée à la région cricoïdienne. Le cas habituel, c'est l'existence d'un rétrécissement cicatriciel en un point plus ou moins limité du larynx, la région sus-glottique étant généralement indemne.

Le siège est presque uniquement cricoïdien naturellement. Il existe pourtant des sténoses plus ou moins totales siégeant plus haut (cordes vocales, vestibule laryngé) et dues parfois aux lésions traumatiques de l'intubation.

C'est habituellement sous forme d'un diaphragme fibreux que se montre la lésion. Les bords de ce diaphragme insérés sur l'anneau cricoïdien sont larges et épais et vont se confondre avec les parois laryngées et trachéales plus ou moins altérées à leur niveau. Le centre du diaphragme par contre est aminci.

En hauteur la lésion a des dimensions variables. Tantôt toute la région cricoïdienne est obstruée de telle façon que l'opérateur à ce niveau ne trouve devant lui qu'un tissu cicatriciel grisâtre, dur à la coupe, sans traces de cavité laryngienne. Tantôt c'est un diaphragme relativement mince, qui a pu être effondré facilement à l'aide d'une sonde cannelée ou du bistouri. Dans un cas nous avons observé une soudure totale cicatricielle de 6 cm. de hauteur allant depuis les cordes presque jusqu'à la canule trachéale (trachéotomie basse) et englobant larynx et trachée. Ces cas très graves sont heureusement des plus rares ; dans un autre, nous avons constaté une soudure de 4 cm.

En profondeur, la lésion est également variable. Habituellement muqueuse, sous-muqueuse et cartilage participent à la prolifération. On voit notamment le cartilage épaissi ayant réagi pour son propre compte à la cause d'irritation.

Au-dessus et au-dessous, la muqueuse et les tissus plus profonds reprennent peu à peu leur aspect normal, si bien que l'obstacle fibreux est la seule grosse lésion s'opposant au décanulement.

Les *sténoses cicatricielles* sont plus nombreuses que les atrésies vraies. Leur aspect est assez semblable à celui de ces dernières ; leur degré de perméabilité seul les différencie. Certains de ces rétrécissements peuvent être dits *rétrécissements serrés*. Ils laissent en effet tout juste perméable un orifice quelquefois très petit, qui *cliniquement* peut être imperméable. Les sondes du plus petit calibre peuvent habituellement les franchir. Cliniquement, comme symptômes et traitement ce sont des atrésies laryngées justiciables d'une intervention chirur-gicale, mais anatomiquement ce sont des sténoses.

Notons d'ailleurs que l'intensité des troubles n'est pas en raison directe de la sténose. « Il est impossible, dit Moure (*Traité*, 1904), de se figurer jusqu'à quel point un larynx peut être rétréci sans que le malade éprouve trop de gêne respiratoire ». Il a vu en effet des orifices glottiques mesurer à peine quelques millimètres, sans troubles respiratoires accentués.

Il y a par contre des *rétrécissements larges* facilement perméables à la sonde, cas heureux d'ailleurs, car ils permettent un traitement méthodique par la dilatation. L'aspect de ces sténoses est variable ; tantôt c'est un épaississement fibreux des parois laryngées qui fait saillie dans le larynx sous forme d'un croissant ; tantôt c'est un anneau complet limitant en un point de sa surface un orifice plus ou moins étendu ; tantôt enfin c'est une nodosité fibreuse, plus ou moins latérale, qui déforme la paroi laryngée, modifie le calibre de l'organe et parfois dévie sa lumière.

La hauteur et l'épaisseur du rétrécissement sont également très variables et donnent pour ainsi dire à chaque cas un aspect d'individualité clinique qui se retrouve dans la symptomatologie et surtout dans le traitement.

Quant à l'examen histologique des lésions, il a été pratiqué plusieurs fois et a montré des lésions banales à des degrés divers, lésions sur lesquelles il est inutile d'insister.

## Symptomatologie

Les symptômes des sténoses laryngées et trachéales, après tubage et trachéotomie, sont d'une façon générale assez simples et leur étude est infiniment moins complexe que celle de leur étiologie et de leur pathogénie.

Voyons assez rapidement, tout au moins, la partie connue de longue date, pour insister davantage sur les données récentes fournies par la laryngo-bronchoscopie de Killian.

Dans un premier chapitre, nous indiquerons les symptômes des sténoses laryngées, trachéales hautes et laryngo-trachéales. Ce dernier terme désigne l'association fréquente des sténoses laryngées basses et trachéales hautes. Dans un court chapitre, nous dirons quelques mots de la symptomatologie un peu spéciale des sténoses trachéales basses et trachéobronchiques, qui sont un peu en dehors de notre sujet et ressortent plutôt de la maladie causale que de l'intervention pratiquée et nous indiquerons en terminant la technique de l'examen d'un canulard.

## I. — Sténoses laryngées, trachéales hautes et laryngo-trachéales

Nous réunissons toutes ces formes dans un même chapitre, car les nuances symptomatologiques qui les séparent sont nulles dans la pratique. Nous étudierons successivement les signes fonctionnels et les signes objectifs.

A. — Les troubles fonctionnels portent sur la respiration, la voix et la toux; ils sont habituels, sauf dans les sténoses légères, où ils apparaissent parfois tardivement.

*Les troubles respiratoires* affectent dans ce cas le type laryngien. Ils sont inspiratoires presque exclusivement, s'accompagnant de cornage plus ou moins intense. La gêne respiratoire peut n'être pas continue. Elle est parfois intermittente, et apparaît la nuit, assez souvent de façon brusque chez les enfants nerveux, quand l'élément spasme vient oblitérer plus ou moins complètement un larynx rétréci, mais encore large.

Dans les sténoses serrées, les troubles sont naturellement continuels et plus ou moins intenses, comme d'ailleurs dans les expériences faites sur des chiens par Frankenberger, de Prague.

La gêne respiratoire peut n'être pas exclusivement inspiratoire. Par exemple si l'obstacle est dû à des granulations siégeant au niveau de l'extrémité inférieure de la canule, la dyspnée existe à l'expiration, qui peut être considérablement gênée, les granulations étant refoulées contre la canule.

Il est bien évident que le sténosé, porteur d'une canule suffisamment large (il n'est pas besoin d'une canule de gros calibre pour donner le minimum respiratoire suffisant), ne présente plus ces troubles fonctionnels à part le bruit canulaire, qui finit rapidement par disparaître avec l'assèchement trachéal. Mais que l'on veuille soit supprimer la canule, soit la boucher, les troubles respiratoires réapparaissent, parfois de suite, parfois au bout de quelques minutes ou de quelques heures. Il est à noter aussi que chez un canulard, porteur d'une canule fenêtrée et à larynx suffisamment perméable, le réflexe inspirateur n'est pas toujours facile à récupérer, surtout si l'enfant est indocile, tandis que l'expiration se réapprend très vite, pour ainsi dire spontanément. L'enfant souffle de bonne heure une bougie, acte physiologique pour ainsi dire passif, tandis que l'inspiration, dans les circonstances, où nous nous plaçons, devient, au début tout au moins, un phénomène forcé, une inspiration physiologique forcée, qui ne peut s'accomplir que par la mise en jeu de tous les muscles inspirateurs, nécessitant ainsi une rééducation compliquée pour l'enfant. L'inspiration est donc un phénomène actif difficile à obtenir chez le canulard à larynx resté anatomiquement perméable.

Les troubles respiratoires, presque exclusivement inspiratoires, amènent mécaniquement, par vide intrathoracique, les dépressions des creux sus-sternal, sus-claviculaire et sous-diaphragmatique. C'est le tirage qui est fonction du trouble respiratoire et évolue comme lui.

Nous n'avons pas recherché chez nos canulards, lors des troubles respiratoires, le signe de Bayeux (signe du sterno-cléido-mastoïdien). Rationnellement il doit exister ; il nous suffira de le mentionner.

*Les troubles vocaux* sont fonction partiellement des troubles respiratoires, mais surtout de l'état anatomique des cordes et de leur possibilité ou non de vibrer. Les sténoses laryngées et laryngo-trachéales sont le plus souvent cricoïdiennes, c'est-à-dire au-dessous des cordes, mais ces dernières sont rarement saines ; elles sont habituellement épaissies, rougeâtres, bourgeonnantes, parfois ulcérées ou cicatricielles, d'autres fois très atrophiées ; elles peuvent même avoir disparu complètement au point de vue fonctionnel et plus rarement d'une façon absolue au sens anatomique du mot. A signaler aussi l'état spasmodique, malheureusement si fréquent chez les petits sténosés encore porteurs de leur canule, qui rappelle le spasme phonique de l'adulte.

Dans tous les cas, la voix est altérée, habituellement très rauque, plus ou moins forte, mais toujours avec le timbre si spécial que lui donne le port de la canule. Il en résulte que l'enfant arrive à ne se faire comprendre que très péniblement. L'entourage seul saisit ses paroles ou plutôt les devine. L'enfant est obligé de répéter plusieurs fois la même phrase, il s'énerve et fait un caprice.

Il est bien entendu que, dans les cas heureusement rares, où la sténose sous-glottique est totale, sans aucune communication aérienne avec les cordes, la voix, qui théoriquement ne devrait pas exister, persiste, mais absolument dénaturée. C'est la voix canularde typique, avec des difficultés énormes de compréhension pour l'entourage ; ce sont la trachée et la canule qui vibrent et non plus le larynx. D'autres fois, c'est une voix pharyngo-œsophagienne par déplacement d'air dû aux mouvements de la langue et du voile. On sait qu'on peut arriver à parler, de façon évidemment défectueuse, sans cordes et sans larynx.

Quand la sténose n'est pas primitivement très serrée, ou que le traitement a amené une dilatation suffisante, l'enfant même porteur de la canule et même aussi, ainsi que nous l'avons observé, porteur d'un tube ouvert dilatateur en caoutchouc au-dessus de la canule, arrive quand il le veut bien, à supprimer la voix canularde. Il prend alors la voix soufflée, très nettement compréhensible et ressemblant fort à la voix soufflée des paralysies récurrentielles doubles. L'enfant fait un effort pour parler ainsi ; aussi adopte-t-il à des intervalles différents tantôt le *type canulaire*, tantôt le *type soufflé*. Ajoutons qu'il faut souvent insister pour obtenir de lui qu'il veuille, au moins momentanément, adopter la voix soufflée. Rappelons que, comme on l'a signalé, la voix n'est pas toujours un phénomène uniquement *expiratoire* ; elle peut se faire en *inspiration*, et ceci se produit assez souvent chez les petits canulards, qui ont perdu pour ainsi dire le mécanisme habituel de la voix. L'un de nous [1], avec le D<sup>r</sup> Chanoz, a observé chez deux malades que la pression négative inspiratoire égalait la pression positive expiratoire, soit chez l'enfant une pression minimum de 10 c.c. d'eau pour la voix chuchotée, tandis que la pression est de 6 pour l'inspiration, et peut monter dans l'effort chez le canulard très spasmodique jusqu'à 100 c.c. d'eau.

*La toux* a comme la voix un timbre habituellement canulard. Elle ne donne pas lieu à des considérations bien intéressantes. Elle est croupale, dit Schrötter. A moins de complications broncho-pulmonaires, elle est à point de départ laryngé, un peu quinteuse, spasmodique et provoque l'expulsion de mucosités trachéales plus ou moins épaissies. Elle n'affecte pas habituellement le type de la toux de compression si bien décrite récemment par M. Garel dans les sténoses trachéales et trachéobronchiques, surtout par compression. Cependant Garel l'a signalée dans des cas de sténoses sous-glottiques, notamment dans une sténose par enchondrome sous-glottique. Naturellement la

---

1. Chanoz et Sargnon, Pression de l'air dans la trachée chez l'enfant (Société médicale des hôpitaux de Lyon, 8 novembre 1906).

toux reparaît infailliblement à chaque manœuvre laryngée ou trachéale.

Avant d'abandonner le chapitre des troubles fonctionnels, nous attirons l'attention sur le *signe de Krishaber*. Il permettra de reconnaître si l'obstacle siège au-dessus ou au niveau de la canule. Avec une canule fenêtrée, quand on bouche l'entrée de la canule, si la respiration est gênée, il s'agit d'un obstacle laryngé. Si elle est libre dans ces conditions, mais gênée quand on retire totalement la canule, l'obstacle est uniquement trachéal.

### B. — Signes objectifs.

Parmi les signes objectifs, les uns sautent pour ainsi dire aux yeux ; ce sont, à la période de décubitus, les difficultés d'ablation du tube. Comme le dit Eymeoud, dans sa thèse [1], il y a une triade symptomatique qui révèle les sous-glottiques : *fréquence des accès de suffocation, soudaineté de ces accès, répétition des extubations spontanées.*

Quand l'obstacle laryngé est constitué, l'intubation devient progressivement plus difficile par le fait : soit du spasme des cordes, qui, ainsi que l'un de nous l'a observé dans deux cas, rend toute manœuvre dilatatrice *de haut en bas* impossible, alors que des manœuvres de bas en haut permettent de passer (fait dû manifestement à la disposition en entonnoir renversé de la région sous-glottique qui facilite le cathétérisme) — soit à la sténose cicatricielle elle-même, dont la formation nécessite habituellement plusieurs mois, mais dans certains cas quelques jours seulement.

Rappelons aussi que la mise au repos du larynx par la trachéotomie ne supprime pas toujours le spasme glottique et que dans quelques cas l'intubation est impossible, même dès les premiers jours qui suivent la trachéotomie. Chez le canulard enfant, la trachéotomie ne met pas le larynx au repos comme chez l'adulte. Y a-t-il là une question de spasme psychique ou bien faut-il mettre en cause les réflexes si intenses qui partent des lésions cricoïdiennes ? Y a-t-il enfin un élément mixte, spasme psychique et réflexe anatomique ? Nous l'ignorons, mais le fait n'en existe pas moins et mérite d'être signalé.

L'intubation peut déjà donner une idée du siège et de l'intensité de la lésion. L'un de nous, dans sa thèse, avant l'emploi classique de la trachéo-bronchoscopie de Killian, donnait l'intubation comme un excellent moyen de diagnostic chez le tout petit

---

1. Eymeoud, Thèse de Paris, 1901. Laryngites cricoïdiennes oblitérantes.

pour reconnaître le siège de l'obstacle et son degré d'intensité. Actuellement, nous avons, outre la laryngoscopie, les nouveaux procédés de Killian.

A) *La laryngoscopie* ordinaire, habituellement .facile chez l'adulte et chez l'enfant docile au-dessus de cinq à six ans, devient le plus souvent impossible chez le tout petit par le fait de l'indocilité, de l'épiglotte habituellement rabattue en arrière, et surtout des mucosités. Boulay a très bien étudié les données laryngoscopiques dans les sténoses. Nous ne saurions mieux faire que de reproduire sa description (*Revue de clinique et de thérapeutique*, 1901).

« Il convient de distinguer trois cas, selon la facilité qu'on trouve à examiner le larynx du petit malade.

*a)* Il y a toujours ou du moins presque toujours une partie du larynx qu'on arrive à voir dans le miroir ; c'est la *région sus-glottique*. On constate alors que l'épiglotte, les aryténoïdes, les bandes ventriculaires sont saines ou présentent tout au plus une rougeur anormale attribuable soit à l'affection inflammatoire primitive, soit aux tubages antérieurs. Dans bien des cas, surtout chez les jeunes enfants, ce sont les seules parties accessibles à la vue, le petit malade fermant sa glotte par une sorte de réflexe défensif. Dans ces conditions, le siège de la sténose reste incertain ; on sait cependant, le vestibule étant libre, qu'elle ne peut occuper que la glotte ou la région sous-glottique.

*b) Les cordes vocales sont visibles* : Elles ne le sont le plus souvent que pendant un court instant, au moment où l'enfant fait un effort pour inspirer ou pour crier ; il faut saisir cet instant pour embrasser d'un coup d'œil les deux cordes vocales ; celles-ci peuvent être roses et peu mobiles, mais à part ces légères modifications, elles ont une apparence normale. Le regard ne pénètre-t-il pas au-dessous de la glotte, les constatations précédentes permettent cependant de diagnostiquer par exclusion une sténose sous-glottique.

*c)* Mais chez un certain nombre de malades, cette sténose peut être constatée *de visu* ; il faut pour cela que la lumière de la région sous-cordale ne soit pas extrêmement rétrécie et que la sténose permette encore des efforts inspiratoires efficaces et par conséquent un écartement suffisant des lèvres de la glotte. Par contre, cette vue est le plus souvent très difficile ou même impossible en cas d'obstruction totale, car dans ces conditions, la glotte reste presque constamment fermée.

Dans les cas favorables, le regard pénètre suffisamment loin au-dessous des cordes, pour qu'on constate l'aspect des parties sténosées. Cet aspect répond à un des trois types suivants :

« 1° *Infiltration*. — L'aspect rappelle celui de la laryngite sous-glottigue aiguë : au-dessous des cordes vocales deux bourrelets symétriques parallèles à ces dernières, rouges et tendus, s'avançant plus ou moins vers l'axe du conduit laryngé et laissant entre eux une fente antéro-postérieure, plus ou moins étroite, à bords réguliers. Cet aspect typique présente d'ailleurs de nombreuses modifications ; la fente se trouve souvent raccourcie par l'existence en avant et en arrière, d'un petit bourrelet transversal, constitué par la muqueuse tuméfiée de la paroi antérieure ou de la paroi postérieure ; d'autres fois, les deux bourrelets sont asymétriques, l'un d'eux étant plus volumineux et plus saillant que l'autre, la lumière du larynx ne se trouve plus alors tout à fait au centre du canal, elle est reportée quelque peu latéralement.

Dans tous ces cas, la muqueuse qui revêt les parties infiltrées ne présente ni érosions ni ulcérations ; elle est lisse, non bourgeonnante ; seule sa teinte un peu plus rouge que d'ordinaire est la seule différence avec la muqueuse normale.

« 2° *Cicatrice*. — Ici, la région sous-glottique est comblée par un tissu gris rosé, qui tantôt ferme complètement le larynx, tantôt laisse un passage plus ou moins étroit à l'air, par un orifice de forme irrégulière, à bords rigides parfois ulcérés et bourgeonnants ; c'est, soit une fente à direction indifféremment antéro-postérieure, oblique ou transversale, plus ou moins sinueuse, de diamètre variable suivant les points, soit un orifice ovoïde ou polygonal, creusé au fond d'un entonnoir plus ou moins profond. La fente ou l'orifice est rarement central ; il se trouve le plus souvent reporté soit latéralement, soit en avant ou en arrière.

La distinction entre une sténose par infiltration et un rétrécissement cicatriciel, facile à saisir dans les cas typiques, peut, dans d'autres cas, être très malaisée à établir par le seul examen laryngoscopique. L'exploration à la sonde, dont nous parlerons plus loin, peut alors aider dans une certaine mesure au diagnostic différentiel.

« 3° *Membrane*. — C'est la forme la plus rare ; elle n'est cependant qu'une variété de rétrécissement cicatriciel. Le larynx est fermé au-dessous des cordes vocales par une cloison transversale percée d'un orifice plus ou moins arrondi. La nature membraneuse du rétrécissement se reconnaît : a) à la minceur des bords de l'orifice ; b) à l'aspect uni et lisse du diaphragme obturateur ; c) parfois à la mobilité de ce dernier qui peut être animé de légers mouvements d'abaissement et d'élévation pendant l'entrée et la sortie de l'air. »

*L'exploration trachéale au miroir*, par l'ancienne méthode de Killian, le malade étant en position debout la tête penchée en avant et l'opérateur au-dessous de lui, permet chez l'adulte, chez la femme notamment, assez souvent l'examen trachéal complet parfois même jusqu'à la bifurcation et par conséquent habituellement bien l'examen trachéal supérieur et sous-glottique. Chez l'enfant docile, ce procédé ne permet pas habituellement d'explorer au delà du cartilage cricoïde, ce qui, étant donné le siège cricoïdien et sous-cricoïdien des lésions, a une grosse importance.

*La laryngo-trachéoscopie directe*, essayée depuis quelques années d'abord par Kirstein, puis perfectionnée au maximum par Killian, devient d'un emploi absolument indispensable dans les sténoses laryngo-trachéales chez les enfants, qu'il n'est pas possible de laryngoscoper et dans quelques rares circonstances, chez l'adulte très nerveux ou à malformation épiglottique considérable. La méthode de Kirstein peut rendre en pareil cas de grands services malgré ses énormes inconvénients, dont le principal est la vision rendue difficile par les mucosités, véritable obstacle chez l'enfant et surtout le canulard. Actuellement, elle tend de plus en plus à être remplacée par l'examen direct. Ce dernier peut se faire soit par la voie buccale : c'est la *laryngo-trachéoscopie supérieure* de Killian, soit par la plaie trachéale : *trachéoscopie inférieure* de Schrötter et Pieniazek. Tous les laryngologistes connaissent actuellement, au moins théoriquement, la trachéo-laryngoscopie supérieure ; que l'on nous permette seulement d'insister sur les points qui nous paraissent les plus importants pour l'examen du petit canulard. Tout d'abord, si l'on ne pratique pas l'anesthésie générale, et même encore dans cette hypothèse, il est bon de faire un badigeonnage laryngé, cocaïne et adrénaline, par voie buccale pour diminuer l'œdème des tissus sténosés et rendre plus facile le passage du petit tube de l'explorateur métallique ou du porte-coton explorateur. Cette précaution nous semble indispensable pour faciliter le diagnostic, surtout des formes qui ne s'accompagnent pas de sténose anatomique vraie. La décongestion muqueuse ainsi produite permet beaucoup plus facilement le passage de l'instrument. Le tube-spatule bivalve (petit modèle) de Killian est d'une utilité incontestable. Nous préférons, si l'enfant n'est pas trop indocile l'exploration sous anesthésie locale cocaïne et adrénaline, dans la position assise. Il est beaucoup plus facile ainsi d'explorer le vestibule laryngien, car dans la position couchée le tube a une tendance, malheureusement trop fréquente, à filer derrière les aryténoïdes, et la manœuvre en position couchée exige de l'opérateur une beaucoup plus longue habitude. Une fois le tube-spatule bien en place, nous explorons le larynx avec un petit porte-coton. Nous asséchons minutieusement la région et au lieu d'employer la pompe à mucus qui immobilise un aide exercé, nous employons purement et simplement la vulgaire *trompe à eau*, après avoir donné au robinet une ouverture suffisante pour produire une aspiration pas trop rapide. Le procédé est excellent, si on a sous la main de l'eau courante sous pression, et peut ainsi s'adapter très facilement à un examen extemporané chez le malade en ville. Il ne supprime pas complètement l'emploi de la pompe à mucus, qui parfois se grippe, mais le réduit dans de grosses proportions. Pour les œsophages notamment, l'un de nous n'a eu qu'à se louer de l'emploi de la trompe à eau qui fait un vide régulier et mathématique.

L'opérateur, voyant bien l'infundibulum laryngé, explore la région glottique, d'abord avec un petit porte-coton imbibé de cocaïne et d'adrénaline, sans

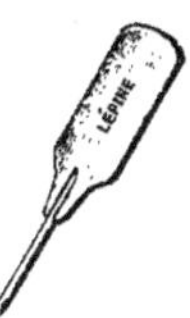

Stylet rigide boutonné.

manœuvre de force bien entendu, par simple cathétérisme rectiligne.

Deux cas peuvent se présenter :

I. — Le stylet porte-coton franchit plus ou moins péniblement la glotte et la région sous-glottique et vient buter contre la canule. Si on enlève cette canule et qu'on projette à ce moment la lumière électrique sur le trajet dilaté, on aperçoit le porte-coton par la plaie trachéale, et celui-ci de haut en bas peut être poussé facilement plus ou moins loin dans la trachée. La manœuvre doit être rapide à cause de l'asphyxie. Cette exploration complète laryngienne et trachéale supérieure indique naturellement, soit une sténose non cicatricielle, soit une sténose cicatricielle largement perméable. Après cette exploration, il est plus ou moins facile, suivant la largeur du larynx, de passer un petit tube rigide de Killian, qui peut permettre un diagnostic encore plus complet.

II. — Le stylet porte-coton franchit la glotte, mais bute au niveau de la région sous-glottique, qu'il ne peut souvent pas franchir. Il s'agit là d'une sténose, soit totale, soit serrée. L'exploration au stylet rigide boutonné complète alors les données fournies par le porte-coton, et peut permettre de dire s'il s'agit d'une sténose totale, ou bien s'il existe encore une petite communication avec la trachée. Si la sténose commence haut, on peut déjà à la simple inspection distinguer la nature cicatricielle et constater, par exemple, soit un aspect rougeâtre, indice d'une lésion évoluant encore, soit la coloration blanchâtre neigeuse du tissu cicatriciel définitif. Quand la lésion est plus bas placée, l'examen à la vue n'est pas toujours aussi net et le diagnostic de cicatrice ou non peut rester hésitant.

La laryngo-trachéoscopie supérieure doit toujours chez les trachéotomisés canulards être suivie ou précédée, peu importe, d'une *exploration* méthodique de la trachée par la *plaie tra-chéale*. La technique en est bien connue. Rappelons cependant que l'emploi du tout petit trachéoscope à mandrin préconisé depuis peu par Killian est d'un emploi infiniment plus commode chez le tout petit enfant, que les longs tubes à trachéoscopie et à bronchoscopie. Il donne une vision très nette jusqu'à la bifurcation bronchique, ce qui est habituellement bien suffisant chez le canulard. On peut se rendre compte ainsi des lésions trachéales basses (ulcérations, cicatrices, bourgeons), produites par le port prolongé de la canule, du catarrhe chronique trachéal si fréquent chez les canulards, de la présence ou non, bien au-des-sous de la canule, d'une sténose basse due à la maladie causale. Enfin, en cas de doute, on peut encore faire la bronchoscopie, si nécessaire dans certaines affections, notamment la syphilis et le sclérome de la trachée.

La région intermédiaire entre le larynx et la plaie trachéale est, malgré toutes ces manœuvres, d'une exploration plutôt diffi-cile. Cette région est de peu d'étendue, mais il est impossible, à cause de l'éperon sus-canulaire trachéal antérieur, de l'explorer directement par voie trachéale avec le petit trachéoscope à mandrin de Killian. L'un de nous a maintes fois essayé de le faire en utilisant un petit trachéoscope fenêtré en bas du côté de la trachée pour permettre au malade de respirer pendant l'*examen*. La vision est nette sur l'éperon, sur une petite portion de la paroi postérieure de la trachée, mais l'espace sous-glot-tique, surtout la partie antérieure, restent inexplorés. Piéniazek recommande l'emploi dans certains cas d'un petit miroir métal-lique de Czermack introduit dans la plaie trachéale.

Pieniazek a fait construire une série de trois petits miroirs ovalaires de diamètres différents, dont le plus grand présente dans son plus grand diamètre 12 à 13 millimètres de longueur sur 8 de large et le plus petit 7 millimètres sur 5.

Nous n'avons malheureusement pas encore utilisé ces procédés.

Y aurait-il lieu d'essayer l'exploration directe de cette région trachéale, à l'aide d'un tube muni d'un prisme à réflexion? malheureusement, nous ne possédons actuellement aucune instrumentation pratique dans cet ordre d'idée. L'étroitesse de la région et l'éperon trachéal antérieur sont encore de gros obstacles à une exploration méthodique facile.

Il existe d'autres *méthodes plus anciennes* que la trachéobronchoscopie de Killian, et qui permettent l'exploration des régions laryngée et trachéo-laryngée. C'est ainsi qu'ont été utilisés depuis longtemps les stylets, les *sondes métalliques, en gomme* ou de

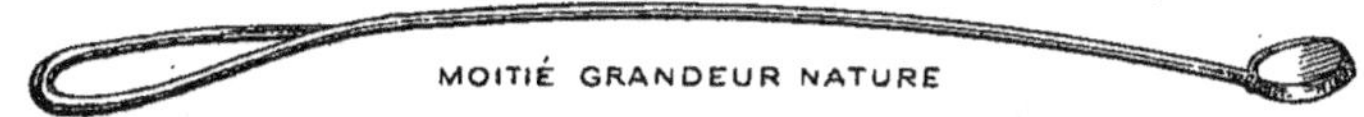


Miroir trachéal sous-glottique de Pieniazek.

*Nélaton*, qui introduits de haut en bas ou de bas en haut peuvent rendre de grands services. Nous allons étudier ces procédés appliqués aux sténoses consécutives au tubage et à la trachéotomie.

*a*) *Un stylet* recourbé et suffisamment flexible introduit de bas en haut par la plaie trachéale peut renseigner déjà sur la perméabilité du larynx et sur l'existence ou non de corps étrangers. N'oublions pas, en effet, qu'il est des sténoses sous-glottiques dues à des corps étrangers fixés dans cette région et qui peuvent être méconnus, si l'on n'a pas l'attention attirée de ce côté (deux cas rapportés par Boulay). Le stylet permettra également de dire jusqu'où descend une sténose complète ou très serrée, c'est-à-dire infranchissable.

*b*) Comme mode d'exploration et de cathétérisme de bas en haut utile au diagnostic, nous conseillons les *Béniqué* qui peuvent rendre de grands services. Il suffira de leur donner une courbure convenable à concavité antérieure et supérieure et surtout, on devra faire choix d'un petit béniqué bien souple.

*c*) Rappelons avec Boulay et Eymeoud que le cathétérisme rétrograde avec des *sondes en gomme* est relativement facile chez l'enfant ; un seul obstacle peut créer une difficulté, c'est l'éperon trachéal antérieur. Parfois la sonde, au lieu d'explorer la région sous-glottique, est refoulée vers le bas et descend dans la trachée. Chez un de nos malades, nous avons rencontré une difficulté de ce genre.

*d*) On peut utiliser encore les *sondes métalliques rigides* à courbure appropriée et faire l'exploration de bas en haut et également de haut en bas par manœuvre de tubage, comme le font, dans un double but de diagnostic et de dilatation, Garel

et Boulay. Garel a donné aux sondes qu'il emploie une courbure se rapprochant beaucoup de la courbure œsophagienne,
suivant en cela ce principe que, plus un instrument doit
descendre bas dans le larynx et la trachée, plus il doit présenter
une faible courbure.

*e*) Nous préférons, et nous avons employé avec succès, une
simple *sonde de Nélaton montée sur un mandrin*, en partie flexible et qui lui-même est porté par un manche analogue à celui
du miroir laryngien. La sonde placée sur le mandrin est maintenue tendue par une virole. Elle est fortement vaselinée, puis
introduite par une manœuvre d'intubation. Rarement on éprouve
de grosses difficultés pour passer si la sténose n'est pas très serrée. Nous avons pourtant observé, chez un petit canulard de
seize mois, un spasme tel que, non seulement le tube ordinaire

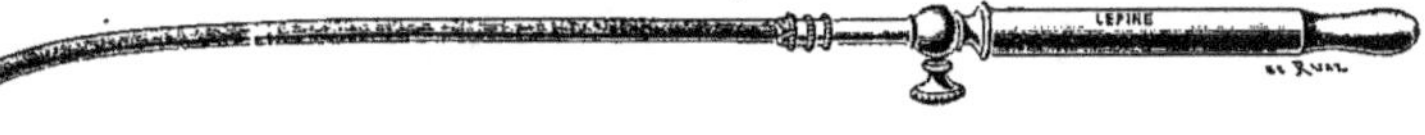

Sonde de Nélaton montée et tendue sur un mandrin (D^r Sargnon).

qui sert à l'intubation, mais encore le tube de caoutchouc ainsi
monté, n'ont pu être introduits. Cependant le larynx de cet
enfant étant anatomiquement perméable, un cathétérisme de
bas en haut fait avec un béniqué a eu facilement raison de
l'obstacle purement spasmodique. Dans un cas de soudure ave c
orifice très antérieur minuscule, nous ne pûmes naturellement
passer la sonde. Si la manœuvre d'exploration par le procédé que
nous indiquons doit être suivie de dilatation, il suffira, en admettant qu'on ait pu franchir l'obstacle, d'enlever la canule, de dilater la plaie trachéale avec un petit spéculum nasal, d'éclairer
fortement le trajet, de saisir et de ramener avec une pince le
tube de caoutchouc, dont on a retiré le mandrin, et de placer
au-dessous de lui la canule trachéale qui permettra à l'enfant de
respirer.

Toutes ces manœuvres, et en particulier la dernière, demandent
à être exécutées très vite à cause des troubles respiratoires
brusques qu'amène la suppression de la canule. Elles sont d'ailleurs
grandement facilitées par l'utilisation de canules spéciales, notamment la canule largement fenêtrée de Boulay et surtout la canule
dilatatrice bivalve d'Egidi.

Avant de quitter ces manœuvres d'exploration laryngée et
avant de parler de l'intubation, nous signalerons un procédé
employé par le professeur Egidi.

Celui-ci remplace les stylets, les sondes et les cathéters métalliques par la *curette*, qu'il recommande d'utiliser systématiquement chez les canulards. Il introduit cette curette de bas en haut par la plaie trachéale de façon à débarrasser le larynx des granulations et des végétations qui l'encombrent et constituent un obstacle à la perméabilité du larynx obsacle, qui peut exister seul ou bien exister avec une sténose cicatricielle.

*f*) Bien souvent *l'intubation ordinaire* a été utilisée, surtout avant la méthode de Killian, pour explorer le larynx des canulards. Cette méthode, sans danger entre les mains d'un intubateur exercé, permet de reconnaître s'il y a rétrécissement ou non. Dans les formes non cicatricielles, l'intubation se fait habituellement bien et le tube ramène parfois des formations muqueuses. Dans un de nos cas, nous avons constaté le fait. S'il s'agit de cicatrices, le tube franchit habituellement l'obstacle, quand la sténose est large ou même moyennement serrée : si la sténose est très serrée, l'intubation échoue ordinairement même avec les plus petits tubes. En somme, entre des mains *expérimentées et prudentes*, l'intubation permet fort bien d'explorer le larynx et la partie supérieure de la trachée. Elle est passible cependant de deux gros reproches ; ce mode d'exploration est un peu aveugle et donne seulement des indications sur la perméabilité ou la non perméabilité dans une région donnée du larynx, mais ne peut pas toujours nettement préciser à quel genre d'obstacle on a affaire. Second reproche assez grave : l'intubation chez les canulards n'est pas toujours possible, même avec les tout petits tubes. Nous en avons fait plusieurs fois l'expérience, car malheureusement chez le canulard, enfant très spasmodique, la trachéotomie ne met pas toujours le larynx à l'abri du spasme. Ainsi, l'un de nous, chez le petit canulard non anesthésié, dont nous parlions précédemment, a maintenu pendant une minute un tube à intubation, sous une assez forte pression, au contact des cordes vocales sans pouvoir vaincre le spasme par ces manœuvres. Le même fait a été observé chez un canulard de six ans et pourtant dans l'un et l'autre cas, il s'agissait de spasme avec un rétrécissement cicatriciel léger chez l'enfant de six ans. En cas de non-réussite de l'intubation, on ne doit donc pas conclure à l'existence d'un rétrécissement ; il faut d'abord éliminer le spasme. Un intubateur exercé arrive, en général, à faire ce diagnostic en constatant que le tube est arrêté au niveau des cordes et ballotte dans le vestibule laryngien. En cas de doute l'exploration de bas en haut vient habituellement trancher la difficulté, car elle permet de franchir le spasme, étant donné la disposition oblique de la face inférieure des cordes vocales.

John Rogers [1] est très partisan de l'intubation dans les sténoses chroniques du larynx, notamment chez les tubards et les canulards ; cet intubateur très exercé attache une grosse importance à l'intubation comme diagnostic de la cause même de la sténose ; c'est ainsi que dans la sténose cicatricielle il signale la résistance considérable qu'éprouve l'opérateur et le retour habituel de la sténose peu après le détubage. La laryngite hypertrophique si fréquente chez les tubards laisse passer plus facilement le tube, mais, comme dans le cas de cicatrice, la sténose revient peu après le détubage. En cas de coïncidence de cicatrice et de laryngite hypertrophique, le diagnostic est plus complexe. Quand il y a des granulations, le tube se bouche parfois lors de l'introduction ou bien les granulations sont repoussées par l'orifice trachéal ; si on est obligé de ressortir le tube, on en trouve quelquefois dans la lumière du tube. Si les granulations flottent, la respiration est gênée soit à l'inspiration, soit à l'expiration, rarement aux deux temps ; de plus le passage du tube au niveau des granulations amène des hémorragies. En cas d'hémorragies par l'intubation et de retour de la sténose après le détubage ou le décanulement, il faut penser à un ulcère œdémateux sur une laryngite hypertrophique ou une cicatrice. Cependant la laryngite hypertrophique simple donne parfois des hémorragies, d'où difficulté de diagnostic. En cas de spasme, l'intubateur exercé perçoit bien la résistance des cordes, dit l'auteur, et en faisant l'extubation sous anesthésie on peut reconnaître le spasme ; de plus dans le spasme, la dyspnée est souvent brusque, surtout inspiratoire et nocturne. Telles sont, d'après Rogers, outre les anamnestiques et les autres éléments de diagnose, les données, d'ailleurs fort justes, qu'un intubateur exercé peut constater.

*En résumé néanmoins, de tous les signes objectifs, les plus sûrs sont naturellement fournis par la méthode directe de Killian. Elle n'a aucune contre-indication et peut s'appliquer à tous les cas. Il est bon, si la chose est possible, de ne pas s'embarquer dans un traitement long, difficile, nécessitant beaucoup de patience de la part de l'opérateur et de l'opéré, sans avoir fait cette exploration soit seule, soit combinée aux autres méthodes.*

Nous ne faisons que rappeler ici la *radioscopie*, qui est une méthode générale et qui permet de déceler les *corps étrangers* opaques, cause relativement rare de sténose persistante chez les

1. The american Journal of the medical sciences, november 1905.

trachéotomisés, et les *anévrysmes de l'aorte*, qui en comprimant la trachée, peuvent simuler une sténose, et rendent nécessairement toute exploration dangereuse. On pourrait appliquer aux rétrécissements laryngiens et trachéaux ce qui a été fait déjà pour l'œsophage, c'est-à-dire introduire des sondes remplies de mercure à leur intérieur. Pour le conduit respiratoire, le moyen nous paraît, à cause de la dyspnée, plus théorique que pratique et nous ne savons pas qu'il ait été employé.

Par contre, signalons avec Collinet l'ingénieux *procédé de Kraus* pour apprécier approximativement *l'épaisseur d'un rétrécissement*. « On examine le malade au laryngoscope dans une chambre obscure, en lui plaçant une lampe électrique un peu forte au-devant du larynx. Le plus ou moins de transparence des parties sténosées pourra faire conclure à une plus ou moins grande épaisseur de rétrécissement. Kraus a pu se rendre compte ainsi, qu'un diaphragme laryngien paraissant mince à son centre, avait une épaisseur considérable à son point d'insertion sur la paroi laryngée ». Cette méthode n'est applicable qu'à l'adulte ou à l'enfant sage et docile. Nous ne l'avons pas expérimentée.

Nous signalerons, sans y insister, les signes d'auscultation qui n'ont rien de très caractéristique chez les rétrécis du larynx et de la partie supérieure de la trachée, notamment le *bruit canulaire* qui rend si difficile l'auscultation du poumon en *masquant les signes pulmonaires*. Nous rappellerons encore les *troubles de l'état général*, *l'arrêt de croissance* et la *débilité générale* et aussi les *troubles cardiaques* et *l'emphysème pulmonaire* surtout dans les parties supérieures, conséquences graves de la sténose. Il nous paraît inutile d'y insister. Labbé (société de Biologie, 17 janvier 1903) a signalé chez de pareils malades l'*hyperglobulie*, moyen de lutter de l'organisme contre la gêne respiratoire. Ces troubles généraux graves se voient à une phase avancée des sténoses et se classent dans les complications éloignées engendrées par la gêne respiratoire.

### II. — Sténoses trachéales basses et trachéobronchiques.

Les sténoses trachéales basses et trachéobronchiques ont une symptomatologie un peu spéciale que nous voulons seulement esquisser.

#### A. — Troubles fonctionnels.

La *dyspnée* n'est pas aussi typique que dans les sténoses laryngées et trachéales hautes ou trachéo-laryngées. Elle perd son caractère uniquement inspiratoire. La respiration est en général gênée aux deux temps ainsi que le démontrent la clinique et les recherches expérimentales (schémas de Riegel). L'inspiration et l'expiration sont toutes deux plus ou moins pénibles et prolongées, parfois même la respiration est ralentie de façon très sensible et Traube a observé un cas chez qui existaient seulement six inspirations par minute. Les expériences faites sur l'animal concordent avec ces faits cliniques. Signalons avec Schrœtter un fait bien connu de tous les cliniciens. Les sténoses cicatricielles de la trachée sont parfois supportées sans difficultés pendant plusieurs années et les troubles respiratoires ne deviennent très apparents que tardivement. Ce cas est surtout net chez l'enfant porteur d'un rétrécissement trachéal dont le calibre est suffisant à ses besoins respiratoires. Plus tard, quand la croissance s'est effectuée, le calibre de l'arbre aérien sténosé, qui ne s'est pas modifié, devient insuffisant et le rétrécissement jusque-là latent ou qui s'accompagnait de peu de troubles, entraîne alors des troubles respiratoires très accentués. Molinie insiste aussi sur ce point.

La *voix* est diminuée, affaiblie dans les sténoses trachéales serrées (Schrœtter), mais elle est peu modifiée dans son timbre, quand il n'y a pas bien entendu de lésions laryngées concomitantes (sténose ou paralysie récurrentielle). Si la sténose est peu serrée, les troubles de la voix, comme d'ailleurs les troubles respiratoires, peuvent être légers.

La *toux* est habituellement *croupale* (Schrœtter) souvent aussi elle prend le type tout particulier de la *toux de compression* si bien décrite par Garel (Société médicale des hôpitaux de Lyon, 1902) et son élève Varay (thèse Lyon, 1902).

Dans un article récent (*Annales* de Lermoyez, juillet 1906) Garel s'exprime de la façon suivante : « Il serait difficile de définir la toux de compression, c'est une toux creuse à retentissement spécial. Je recommande à ceux qui veulent se former l'oreille à son timbre spécial de faire tousser un malade atteint de goître plongeant. C'est une toux tellement caractéristique, qu'on ne peut l'oublier quand on l'a entendue une seule fois. » L'auteur a enregistré cette toux de compression à l'aide du phonographe. Un certain nombre d'auteurs l'avaient pressentie avant lui sans insister sur son timbre spécial. « Depuis la toux coqueluchoïde de Guéneau de Mussy et de Barety jusqu'à la toux férine rauque sonore ce ne sont qu'adjectifs sans nombre, qui témoignent d'un défaut total de précision »; le plus généralement on a paru la confondre avec la toux coqueluchoïde.

Sans entrer dans l'étude détaillée de la toux de compression, qu'on trouvera dans la thèse très documentée de Varay, nous dirons avec Garel *toux aboyante = compression ou sténose de l'arbre aérien* ; « si elle existe seule elle est habituellement la conséquence d'une lésion sténosante intrabronchique ou intra-trachéale pouvant remonter jusqu'à la région sous-glottique. Associée à la paralysie unie ou bilatérale récurrentielle elle indique plutôt une compression extrabronchique. »

La gêne respiratoire, très accentuée dans les sténoses tra-chéales serrées pent entraîner à la longue des *accidents cardio-pulmonaires, emphysème* et *asystolie* par dilatation du cœur droit, qu'il nous suffit de signaler.

### B. — Signes objectifs.

Un certain nombre de signes ont été donnés, spéciaux aux sté-noses trachéales basses et trachéobronchiques et permettant par conséquent de reconnaître qu'il ne s'agit pas d'un obstacle laryn-gé. Quelques-uns de ces signes ont un peu moins de valeur et nous nous contenterons de les signaler.

Nous rappellerons le *signe de Krishaber* déjà indiqué. Quand on bouche l'entrée de la canule fenêtrée, si la respiration est génée, l'obstacle est laryngé ; si elle est libre dans ces conditions et gênée par contre, si on enlève la canule, l'obstacle est trachéal.

En examinant et en écoutant respirer le malade, on peut noter quelques caractères particuliers aux sténoses trachéobronchiques et trachéales basses. Landgraf (1897) signale l'*absence de pause respiratoire, la rétraction de la paroi thoracique, le caractère strident de l'inspiration et de l'expiration et surtout l'immo-bilité du larynx.*

Gerhardt donne une grande importance à *l'immobilité du larynx au moment des mouvements respiratoires*, s'il s'agit d'un rétrécissement trachéal, tandis que dans les sténoses laryngées les mouvements continuent à se faire. Von Zür Mullen discute la valeur du signe de Gerhardt.

Mauriac signale également un *cornage* fort bruyant s'enten-dant à l'auscultation avec un maximum d'intensité an-dessous du larynx.

Landgraf et Illberg attachent une certaine importance à la *pro-jection en avant de la tête*, s'il s'agit de sténose trachéale, tandis qu'elle est portée en arrière dans le rétrécissement laryngien.

Ajoutons enfin qu'il peut se produire dans les rétrécisse-ments très étendus de la trachée, habituellement serrés et géné-

ralement cicatriciels, un *abaissement en masse du larynx* qui
tend à descendre derrière le sternum, le cricoïde se cachant en
partie derrière le manubrium. On en trouve des exemples dans
les rétrécissements syphilitiques de la trachée, ce qui rend
parfois très difficile une trachéotomie.

La plupart de ces signes, à part le signe de Garel et le signe de
Krishaber ont une valeur relative, et ne permettent pas habituellement le diagnostic. Il en est de même de l'auscultation. Cette
dernière peut en effet indiquer d'une façon assez probable par
la diminution de la respiration et de la sonorité dans tout un
segment pulmonaire et par la présence d'un souffle bronchique,
un rétrécissement bronchique et permettre de le localiser.

De même, la *radioscopie* dans certaines sténoses par corps

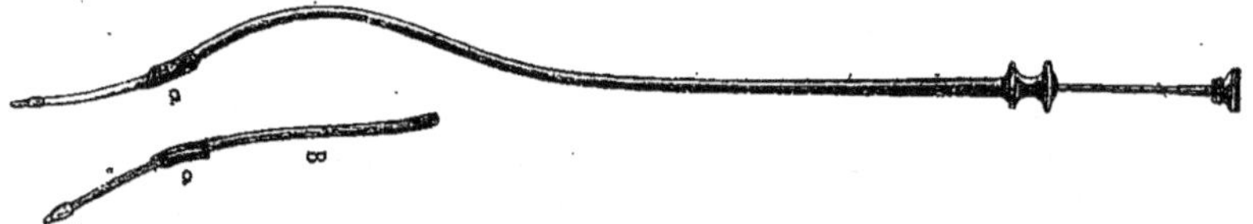

Sonde de Schrœtter pour le diagnostic et le traitement
des bronchosténoses.

étrangers opaques et tout particulièrement pour les canules tom-
bées dans la trachée, permet de reconnaître la nature et le siège
de l'obstacle. Dans les cas habituels de sténoses fibreuses, la radioscopie ne donne rien. Il faudrait pouvoir faire comme pour l'œ-
sophage, du cathétérisme et de la radioscopie simultanément. Ce
n'est malheureusement pas d'une application pratique avec les
anciennes méthodes d'exploration, qui entravent trop la respiration, tandis qu'avec le tube de Killian et un explorateur métallique la chose est possible.

Dans les méthodes d'explorations anciennes, nous ne ferons
que signaler *l'appareil de Schroetter*, « qui se compose essentiellement d'un tube traversé dans toute sa longueur par une sonde
élastique, qui dépasse de onze centimètres l'extrémité inférieure
du tube précité. L'instrument a une longueur totale de quarante-
cinq centimètres ; à l'extrémité inférieure de la sonde peuvent se
fixer des renforts olivaires dont les dimensions vont en croissant »
(Schrœtter : *Maladies de la trachée*, 1896).

Au moyen d'un petit tube légèrement recourbé et que l'on
place un peu avant l'extrémité de la sonde, on peut ainsi cour-
ber cette dernière, soit à droite, soit à gauche, suivant la bronche
que l'on veut explorer. L'auteur a soigné ainsi en 1875 un offi-
cier d'artillerie français, chez lequel il diagnostiqua, par ce moyen,

une sténose de la bronche gauche. Amélioration au bout de sept
jours. Au bout de douze jours introduction d'une sonde de plus
gros calibre, mais il survint de la pleurésie droite : mort deux
mois après ; autopsie non faite. Schrœtter déclare en parlant de
ce cas : « Je crois que cet essai, bien qu'il ne soit qu'un cas isolé,
mérite d'être pris en considération et je n'hésiterais pas à le
renouveler ». A noter que cette exploration se faisait à cette
époque sans cocaïne.

La vulgarisation de l'anesthésie cocaïnique a permis à divers
auteurs, tels que Landgraf, Seifert (1894), d'explorer et de dilater
avec amélioration des sténoses trachéobronchiques avec des
*bougies de Schrœtter*, des *cathéters anglais*, etc. Pieniazek a
employé pour l'exploration et surtout pour la dilatation des *tubes
de caoutchouc* laissés même à demeure.

Rappelons aussi que, malheureusement, la sténose trachéo-

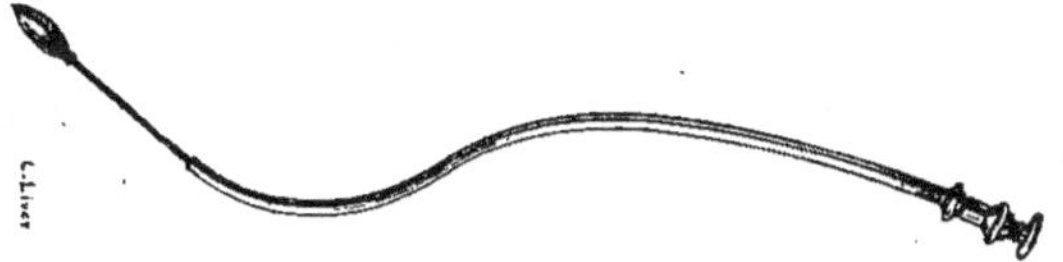

Pinceau en cire molle de Schrœtter.

bronchique est parfois multiple. Aussi Schrœtter, pour prendre
l'empreinte du ou des rétrécissements, préconise-t-il le passage
d'un *pinceau imbibé de cire molle*, qui donne le moule de la
sténose.

Bien entendu, l'exploration de la trachée peut se faire aussi
avec une *sonde fine demi-molle* ou une *sonde urétrale de Nélaton*,
munie ou non d'un mandrin flexible, absolument comme pour l'exploration du segment laryngien et trachéal supérieur.

*L'intubation* peut faciliter le diagnostic. On sait que le tube
court descend peu au-dessous du cricoïde, et le tube long jusqu'au sixième anneau trachéal environ. Si donc l'intubation avec
un tube long ne soulage pas la sténose, c'est qu'il faut la chercher
plus bas dans la trachée ou les bronches : c'est une indication
importante dans certains cas pour une trachéotomie basse. Si
l'amélioration est incomplète, c'est que trachée et larynx participent à la sténose. C'est le cas de plusieurs rétrécissements syphilitiques dont l'un est laryngien et l'autre trachéobronchique ;
c'est un moyen de diagnostic facile, momentané et généralement
bénin. Pitts et Brook l'admettent comme moyen de diagnostic, et
Ferroud dans sa thèse, déclare que chez l'enfant : faire le tubage

en pareil cas, « c'est faire de l'expectation armée, agir avec la prudence que commande l'incertitude du diagnostic et demeurer sur la défensive. Faire la trachéotomie, c'est parfois exposer inutilement les jours du malade, c'est tout au moins prendre l'offensive contre un adversaire dont on connaît mal les dispositions. » L'un de nous, dans sa thèse, insiste fortement sur l'intubation comme moyen de diagnostic entre les sténoses aériennes supérieures et inférieures.

Killian en préconisant la *trachéoscopie indirecte* à l'aide du miroir laryngien a permis chez l'enfant, docile, suffisamment âgé, et chez l'adulte, dans la plupart des cas, chez la femme surtout, de diagnostiquer les sténoses trachéales.

Par cette méthode, on peut voir souvent jusqu'à l'éperon bronchique, en variant bien entendu les positions de la tête, en penchant surtout la tête en avant pour faire disparaître ou diminuer l'angle obtus trachéolaryngien à ouverture postérieure. L'épiglotte doit être très ramenée en avant par une forte traction de la langue, et le miroir au lieu d'être placé un peu en arrière, comme dans la position ordinaire, doit avoir une situation presque horizontale. La main qui tient le miroir est également très rabaissée. Pour rendre plus facile l'examen, un grand miroir est nécessaire. Schrœtter, à qui nous empruntons une partie de ces détails (*Krankheiten der Luftröhre, 1896*), emploie dans les cas difficiles la lumière solaire, qu'il préfère aux lumières artificielles et même à la lumière électrique. Il déclare avoir observé ainsi et compté *à droite surtout* les six premiers anneaux de la bronche.

Il signale comme premier obstacle la *forte voussure de la langue*, qui peut être évitée par une traction plus forte de cet organe et une flexion plus considérable de la tête en avant. L'*épiglotte* fortement couchée ou déviée constitue le second obstacle, surtout si elle est volumineuse. Il est parfois même nécessaire de redresser l'épiglotte, après cocaïnisation, à l'aide d'une spatule appropriée (Killian). La *saillie* volumineuse, en dedans *du cartilage cricoïde*, à sa jonction avec la trachée, constitue le troisième obstacle obligeant le malade à projeter fortement la tête en avant. Les *déviations de la trachée* peuvent exister chez des sujets absolument normaux sans lésion de la colonne, ni du médiastin. Naturellement les parties sous-jacentes au renflement restent masquées. Türck puis Schrœtter ont cherché à obvier à ces difficultés; un aide est quelquefois nécessaire pour faire de la pression modérée du côté opposé, sur le cou à la hauteur du cartilage cricoïde; la rotation de la tête, du côté de la voussure, réussit plus rarement ; on obtient des résultats meilleurs en combinant la rotation de la tête avec celle du tronc. Dans d'autres cas on devra combiner la rotation du tronc avec la pression latérale sur ce conduit aérien.

L'examen de la paroi postérieure de la trachée est particulièrement difficile. Il faut parfois que le patient ait la tête très penchée en avant, tandis que l'opérateur se place à genoux devant lui.

Ajoutons enfin, toujours avec Schrœtter, à qui nous empruntons ces importants détails de pratique, les difficultés inhérentes à la faiblesse du patient, à l'importance de la dypsnée, aux positions vicieuses de la tête dues à des lésions de la colonne ou à tout autre cause. En somme, même dans les cas où la trachéoscopie indirecte paraît au premier abord impossible, il faut s'armer de patience, essayer ces diverses manœuvres après cocaïnisation par exemple, et dans la plupart des cas on peut aboutir « à des résultats surprenants ». Schrœtter a pu, par exemple, examiner à fond une trachée et voir les battements d'un anévrisme aortique malgré la paralysie d'une corde par compression récurrentielle.

Néanmoins malgré ces précautions minutieuses, il n'est pas toujours possible, même entre des mains très exercées, à cause des obstacles que nous venons de signaler et aussi du spasme plus ou moins complet des cordes, de faire l'examen de la trachée. Quant à l'examen des bronches il est habituellement négatif par cette méthode.

Tout récemment, 1905, Garel [1] a pu diagnostiquer une gomme de la bifurcation bronchique, et l'un de nous [2] une gomme thoracique ouverte dans la trachée (1906).

Killian, avec sa *trachéobronchoscopie directe* par voie buccale ou par voie trachéale, a augmenté dans des limites énormes nos données d'exploration et de traitement, en matière de sténose trachéobronchique. Nous avons suffisamment insisté précédemment sur la méthode de Killian pour ne pas entrer dans de longs détails. Rappelons seulement que jusqu'à la bifurcation, la trachée peut être facilement examinée par la plaie trachéale avec le petit trachéoscope à mandrin qui remplace la canule, ou encore, en cas de difficultés, avec un des petits tubes du même auteur. Si l'on procède à l'examen bronchique, il faut naturellement utiliser le tube long muni d'une fenêtre pour permettre la respiration par les deux bronches, en tournant, bien entendu, la fenêtre du côté de la bronche qu'on ne veut pas explorer.

1. Garel : *Annales des maladies de l'oreille*, juillet 1906.
2. Sargnon : Société des Sciences médicales, Lyon 1906.

Dans un opuscule récent Schrœtter jeune (1906) donne des dessins et des planches coloriées, fait le diagnostic différentiel des diverses lésions et présente un appareil d'éclairage à quatre petites lampes logées dans le tube, dû à C. V. Schrœtter qui pour l'examen des bronches et de l'œsophage supprime les pertes de lumière et rendrait l'opération bien plus sûre.

Au cours de l'examen l'exploration avec un fin porte-coton, avec un stylet boutonné flexible et très prudemment manié, soit seul, soit engainé dans une mince sonde de Nélaton, peut permettre d'aborder des bronches relativement fines, inexplorables

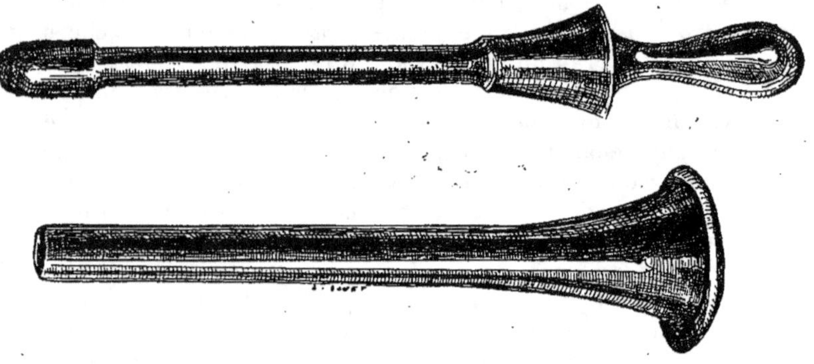

Petit trachéoscope de Killian à mandrin, après trachéotomie

à la vue. Dans un article récent (*Annales de Lermoyez, 1906*), Killian déclare, après de nombreuses expériences cadavériques contrôlées par la radiographie, qu'on peut avec de petits stylets explorer presque jusqu'aux plus fines divisions des bronches.

*En résumé, la trachéoscopie indirecte et surtout la trachéoscopie directe, combinées ou non avec les anciennes méthodes d'exploration, alors appliquées sous le contrôle de la vue, constituent l'élément essentiel de diagnostic pour les sténoses trachéales basses et trachéobronchiques.*

*Quels renseignements donne l'examen trachéal ainsi pratiqué ?* Habituellement, comme pour les sténoses sous-glottiques, il s'agit soit d'une *infiltration* diffuse avec ou non des *ulcérations*, soit de *granulations*, soit de *cicatrices* qui peuvent prendre la forme de *membrane* à ouverture plus ou moins grande et plus ou moins centrale. Schrœtter, et récemment Pieniazek, Molinié ont insisté sur l'existence relativement fréquente de rétrécissement membraneux. En dehors des *malformations congénitales* de la trachée, assez rarement observées, c'est le plus souvent la *syphilis* ou le *sclérome* qui sont en cause.

Avec la découverte de Killian le diagnostic de sténose bronchique a pu être fait assez facilement dans un certain nombre de cas. Nous nous contenterons de signaler parmi les plus récents :

1° Un cas de Schrœtter (*Monatschrift für Ohrenheilk.*, 28 février 1906), lésion syphilitique tertiaire obstruant par bourgeonnement la bifurcation des bronches, surtout de la bronche gauche ;

2° Un cas de Nowotny (Clinique de Pieniazek) cité par Schrœtter (1906), cicatrice de la bifurcation bronchique vue et dilatée par la trachéobronchoscopie directe ;

3° Un cas de Reinhard (*Monatschr. für Ohrenheilk.*, 1905), rétrécissement de la bronche droite vu et traité par la trachéobronchoscopie directe ;

4° Un cas de Kehler (*Société de laryngologie de Vienne*, 7 février 1906), bronchosténose bilatérale syphilitique chez une femme de 63 ans.

*Rappelons néanmoins, en terminant, que tout cas douteux, sans anamnestiques nets, chez l'adulte surtout, doit être radioscopé pour éviter, au cours de l'examen, l'ouverture involontaire, mais désastreuse, d'un anévrysme. L'exploration imprudente de la trachée est presque aussi dangereuse que celle de l'œsophage.*

**Technique de l'exploration d'un canulard.** — Nous venons de voir toutes les méthodes plus ou moins courantes pour examiner un canulard ; mais en pratique, comment faut-il procéder actuellement ? Voici notre manuel opératoire :

Nous endormons le petit malade au chlorure d'éthyle, puis au Billroth, ou bien nous pratiquons l'anesthésie locale (cocaïne-adrénaline), si l'enfant est suffisamment docile (en position horizontale ou assise).

1° Nous examinons, après ablation de la canule, *la partie sous-canulaire de la trachée et dans les cas douteux l'entrée des bronches*. Il n'est généralement pas nécessaire, chez les canulards enfants, d'aller jusque-là. Nous utilisons le petit trachéoscope à mandrin de Killian après trachéotomie.

2° Nous pratiquons l'examen *de la région sous-glottique*, d'abord avec le miroir de Clar, qui permet de bien voir l'éperon trachéal antérieur, les granulations péricanulaires ; au besoin si l'espace est suffisant nous explorons avec le miroir de Pieniazek.

3° *Si la laryngoscopie indirecte n'a pas pu être faite avant l'anesthésie* (c'est le cas habituel chez les tout petits canulards),

nous pratiquons la *laryngoscopie directe de Killian* qui, dans
notre quatrième cas, nous a permis de diagnostiquer une soudure
totale des cordes. Avec le porte-coton droit nous essayons de
franchir la glotte et de nous rendre compte *de la perméabilité
ou non de la région sous-glottique.*

4° Pour contrôler les données précédentes et surtout pour
explorer *la perméabilité sous-glottique* dont il est très difficile d'avoir une idée nette, nous pratiquons le cathéterisme
laryngien de bas en haut avec un fin béniqué, très prudemment
manié, et muni d'un orifice pour permettre de passer un fil
bucco-trachéal, si le cathéterisme réussit. Nous faisons aussi
le cathéterisme de haut en bas, soit avec un petit tube à intubation, soit avec un porte-coton laryngien, imbibé de cocaïne et à
courbure œsophagienne, pour descendre plus bas, soit plus
volontiers avec notre mandrin caoutchouté explorateur bien vaseliné (fig. page 52).

Toute cette série d'explorations très complète, lentement et
prudemment faite, dure environ une heure. L'anesthésie ne doit
pas être très profonde ni continue. Si l'opération se fait sous
anesthésie locale, nous la pratiquons généralement en deux séances.
La première est consacrée à la trachéoscopie inférieure, à l'exploration sous-glottique et au cathéterisme rétrograde. La
seconde, si la laryngoscopie indirecte n'a rien donné, est
employée à la laryngoscopie directe et à l'exploration de haut
en bas.

Nous n'avons pas eu d'accidents consécutifs à ces longues
manœuvres. Le soir et le lendemain, le malade souffre un peu
pour avaler, il expectore par la canule et par la bouche quelques
mucosités teintées de sang. La température, pendant vingt-quatre
à quarante-huit heures, oscille autour de 38 et tout rentre dans
l'ordre. Il est bon néanmoins de laisser reposer le malade une
quinzaine de jours, si l'on doit ultérieurement faire une opération externe : une laryngostomie par exemple. La dilatation
interne au contraire doit être faite de suite, si le cas est justifiable
de cette méthode, car il faut profiter du passage.

Notre technique suit à peu près exactement celle que nous
avons vue employer par le Professeur Killian, mais nous pratiquons en plus et systématiquement, comme complément et
vérification du diagnostic et parfois comme début de traitement
dilatateur, le cathéterisme de haut en bas et de bas en haut.

### Diagnostic et Pronostic

Nous avons, intentionnellement, en étudiant la symptomatologie, décrit au fur et à mesure les divers éléments qui permettent le diagnostic. Nous ne voulons pas y revenir et faire un long chapitre de diagnostic, qui ne serait en quelque sorte qu'une revue générale et rapide de tous les symptômes des lésions envahissant les parties profondes du cou et du médiastin. Ceci ne rentre pas du tout dans le cadre restreint de notre sujet.

Le diagnostic devra se faire d'abord avec les *lésions de compression* (tumeurs, anévrysmes, abcès), venant des organes voisins : corps thyroïde, ganglions, œsophage, les gros vaisseaux surtout l'aorte, le poumon, la plèvre, le thymus. Il est bien évident que l'histoire tout à fait caractéristique du malade, surtout quand il s'agit de tubards trachéotomisés, les divers moyens d'exploration, en première ligne la laryngoscopie et surtout la méthode directe de Killian, permettent un diagnostic précis, laissant difficilement place à une argumentation, sauf pour les lésions trachéales basses ou trachéo-bronchiques.

La partie la plus importante du diagnostic, c'est de bien préciser le *siège exact* de la sténose, de savoir si elle est uniquement laryngée ou laryngo-trachéale haute ou bien plus bas située, si elle est unique ou multiple. Le fait présente une importance capitale au point de vue pronostic et traitement. La sténose peut occuper une plus ou moins grande étendue, et la connaissance plus ou moins précise de ce dernier point est un guide précieux au point de vue thérapeutique.

Le point capital, qui prime de beaucoup tous les autres, c'est de savoir si le *rétrécissement* est *cicatriciel ou non*. Il est bon même, si cela est possible, d'aller plus loin, et dans le cas, par exemple, de rétrécissement non cicatriciel, de diagnostiquer les granulations sous-glottiques et de rechercher s'il existe ou non un corps étranger méconnu (Boulay). Si la sténose est cicatricielle, le clinicien essaiera, si possible, de reconnaître si la cicatrice a subi ou non son évolution complète. L'aspect franchement blanc de neige, sans phénomène inflammatoire concomitant et l'induration, constatée au stylet, du tissu fibreux définitif, sont autant d'éléments importants à connaître ; d'ailleurs nous avons étudié ces différents détails avec les symptômes.

Le diagnostic précis de l'*évolution cicatricielle encore incomplète du tissu néoformé* est de toute importance, quand la sténose est syphilitique ; dans ce cas, un traitement intensif peut l'arrêter et même la faire rétrograder. Dans le cas contraire, le traitement syphilitique doit être essayé sans grande chance de succès d'ailleurs. Comme l'ont montré de nombreux cliniciens, entre autres Massei (*Affections parasyphilitiques du larynx*) et Garel dans la *thèse de Revol* (*Lyon, 1905*), le traitement chirurgical seul offre alors quelques ressources.

Etant donné qu'il s'agit de rétrécissement cicatriciel, il faut reconnaître, aussi minutieusement que possible, si la sténose est *perméable ou non*. Une imperméabilité est. soit complètement anatomique, c'est la *soudure* laryngée, surtout cricoïdiene, ou trachéale, et parfois laryngo-trachéale ; soit cliniquement totale, tout en présentant une lumière infranchissable, parfois constatée par la méthode directe de Killian, mais plus souvent à l'autopsie.

Qnant aux rétrécissements perméables, diagnostiquons si possible leur degré de perméabilité. Les uns sont *larges*, d'autres ont une lumière, de dimensions relatives (*rétrécissements moyens*), d'autres enfin ne laissent passer que de très fins stylets (*rétrécissements serrés*). Toutes ces données découlent uniquement d'nne exploration soigneuse et la gravité ou non des troubles fonctionnels présente pour ce diagnostic peu de valeur. Un spasmodique décanulé fonctionnellement rétréci, sans tissu cicatriciel, suffoquera souvent de suite, alors qu'un malade atteint d'une sténose cicatricielle serrée pourra respirer beaucoup plus longtemps. Seuls l'examen local et surtout les méthodes d'exploration visuelle permettent ce diagnostic précis, dont l'importance thérapeutique est capitale.

Ajoutons enfin qu'il est très important, en cas d'*opération externe*, de voir depuis combien de temps le malade n'a plus de *fièvre*, s'il a des *phénomènes pulmonaires*, si ses *crachats* sont encore *purulents*, si, en un mot, la sténose est *très à froid* ou si les complications inflammatoires ne sont pas complètement terminées ; l'examen de l'*état général* de la *résistance* plus ou moins grande du futur opéré est d'importance primordiale.

## Pronostic

Le *pronostic* des sténoses consécutives au tubage et à la trachéotomie est grave chez l'*adulte*, chez qui l'entrée d'un air froid habituellement mal filtré et la présence de la canule provoquent de la trachéïte plus ou moins intense avec parfois des épisodes aigus : bronchite aiguë, pneumonie, bronchopneumonie et prédisposent à la bacillose chronique. Toutes ces lésions sont dues à la présence de la canule, mais souvent aussi elles peuvent être provoquées plus directement par l'affection causale. Il n'est donc pas étonnant que chez le canulard *enfant* et surtout chez le tout jeune, le pronostic soit habituellement sombre. Tout d'abord il y a en premier lieu à tenir compte de la gravité de la trachéotomie en elle-même, dans les premiers jours qui suivent l'intervention.

Stern 1887, Didier (de Lyon) 1890, Perroud et l'un de nous ont montré avec beaucoup d'autres la rareté des guérisons au-dessous de deux ans.

Chez les canulards les complications post-trachéotomiques tardives sont loin d'être rares.

D'abord tout canulard est atteint de trachéite, due à la canule, véritable corps étranger, et se manifestant par une expectoration, très abondante les premiers mois, un peu moins dans la suite, et un état inflammatoire très net de la muqueuse à l'examen trachéoscopique. Si le petit canulard n'est pas très bien soigné, il craint à l'extrême les variations de température, les poussières, le vent, qui augmentent sa trachéite et amènent parfois des poussées de pneumonie ou de broncho-pneumonie. Ce sont des enfants d'une délicatesse extrême au point de vue respiratoire. Evidemment ces complications sont dues à la présence de la canule, aux différences de température de l'air, qui n'a pas le temps de se réchauffer au passage dans la trachée et surtout au filtrage, toujours imparfait et souvent nul, de l'air inspiré.

Nous supposons, bien entendu, que le canulard est soigné dans un milieu intelligent, que la canule interne est souvent changée, nettoyée et que de temps en temps le médecin enlève la canule externe pour la surveiller et faire la toilette de la région. Rappelons à ce propos que, chez les canulards, il faut employer des canules ayant un titre d'argent suffisant pour ne pas s'altérer vite et se casser brusquement à la jonction du pavillon et de la canule, et produire ainsi la complication, malheureusement pas très rare et fort grave, de la *fracture canulaire*. Cette complication est signalée surtout dans les pays du centre de l'Europe, à population pauvre utilisant des canules bon marché et se montrant rarement au médecin. Elle est l'apanage surtout des canulards adultes. Cette complication a été bien étudiée par Billot (*Annales* de Lermoyez, 1896), par l'un de nous dans sa thèse, par Galatti (*Annales de médecine et de chirurgie infantiles*, 1901). Tout récemment M. le prof. Jaboulay (*Annales* de Lermoyez, novembre 1906) en a signalé un cas où la canule fut extraite par Garel avec le bronchoscope; le malade mourut néanmoins de broncho-pneumonie. La canule peut rester dans la trachée, mais elle tombe le plus souvent dans les bronches, de préférence la bronche droite à cause de son calibre plus gros, de l'appel d'air plus considérable et de sa direction qui continue à peu près celle de la trachée. Les troubles respiratoires sont généralement peu intenses, la canule laissant un passage à l'air, mais les complications pulmonaires, pneumonie, broncho-pneumonie, gangrène pulmonaire, sont de règle et provoquent la mort, si on ne pratique pas l'extraction, qui actuellement se fait avec le contrôle de la vue (trachéobronchoscopie de Killian).

Nous ne faisons que signaler avec Kolisko les *ulcérations trachéales* basses dues au port prolongé de la canule et qui peuvent amener des *hémorragies secondaires* (perforation de l'artère de Neubauer, du tronc artériel brachéocéphalique) et parfois des *fistules trachéo-œsophagiennes*. Ce sont là des complications excessivement rares, pourtant signalées, tandis que l'on connaît actuellement, environ une cinquantaine de cas de fractures canulaires au minimum.

L'un de nous vient d'observer chez un adulte trachéotomisé depuis deux ans pour une lésion laryngée, peut-être bacillaire, un gonflement trachéal postérieur au niveau de la partie inférieure de la canule volumineuse et de faible courbure. Chez ce malade liquides et aliments descendaient dans la trachée et, au cours de la trachéoscopie inférieure on enleva sans hémorrhagie une masse presque annulaire en partie ossifiée, en partie molle, véritable séquestre mobile dans la trachée. La respiration fut améliorée immédiatement. On mit au malade une longue canule métallique moins volumineuse et parfois une canule de caoutchouc improvisée, suivant la méthode employée par Pieniazeck. Comme ce dernier auteur, nous avons fait un tamponnement de la région sus-canulaire par la plaie trachéale avec une longue et mince mèche de gaze très vaselinée pour faire écran entre la trachée et le larynx ; néanmoins le malade entré à l'hôpital très cachectique prit de la broncho-pneumonie et succomba.

A l'autopsie, on constata un larynx très déformé, pas de cordes vocales. Il s'agissait d'une intercrico-thyroïdienne et, à la partie latérale droite et postérieure du cartilage cricoïde, on trouva une vaste ulcération communiquant avec l'œsophage ou plutôt l'extrémité inférieure du pharynx, origine manifeste du séquestre enlevé.

La lésion siège juste au niveau du dos de la canule. Trachée indemne, sauf un peu d'épaississement de la muqueuse ; le gonflement a disparu après la mort. Aux poumons, quelques adhérences du sommet sans tubercules; broncho-pneumonie. En somme, il s'agit à peu près sûrement d'un syphilitique qui a présenté un séquestre au niveau du dos de la canule, dû à la syphilis ou peut-être aussi à la canule elle-même, très volumineuse et qui, pendant deux ans, avait été tenue aussi malproprement que possible, par le malade tout à fait miséreux.

La complication la plus grave, celle qui assombrit le plus l'avenir du canulard, c'est la *tuberculose*. L'un de nous l'admet formellement et l'a observé. Landouzy (*Revue de médecine*, 1898. La *sérothérapie*, 1901) s'exprime de la façon suivante : « Bien avant que vous ayez des cheveux blancs, vous ne retrouverez aucun des trachéotomisés que vous aurez opérés en ville, et, si à l'hôpital vous voyez de temps en temps quelques anciens trachéotomisés, vous remarquerez qu'ils y viennent toujours pour quelques manifestations de tuberculose. »

Le canulard est exposé à la tuberculose aiguë (le fait est noté dans plusieurs des observations de la thèse d'Eymeoud) ou bien à la tuberculose chronique généralement ganglionnaire.

Il serait intéressant d'avoir des statistiques sérieuses, faites à longue échéance, indiquant le pourcentage de trachéotomisés jeunes arrivés à l'âge adulte. Trumpp, Pfaundler 1901, Abrahams 1902 (suites éloignées de la trachéotomie) Pipping 1903, Fisher 1904 ont entrepris de vérifier ce fait, mais leurs conclusions ne sont pas fermes. Trumpp et Pfaundler déclarent que sur 55 trachéotomisés présentés en 1900 au service militaire, 23 étaient bons pour le service, 16 éliminés et 16 ajournés; ce qui, étant donné la proportion annuelle des croups opérés, indique que le 1/3 des enfants trachéotomisés en Bavière en un an aurait succombé avant d'atteindre l'âge adulte.

Pfaundler examinant les trachéotomisés depuis dix ans dans le service du professeur Escherich a constaté, sur 262 cas trachéotomisés ou intubés avec 165 survivants, 137 bien portants (83 %), 16 avec des troubles légers de la respiration et de la phonation, 12 avec des troubles sérieux tels que raucité de la voix 3 cas, rétrécissement cicatriciel de la trachée 3 cas, sclérose pulmonaire et bronchite chronique 3 cas, tuberculose pulmonaire 3 cas. Ces troubles étaient répartis de la façon suivante :

3,5 % des anciens intubés ; 12,5 % des anciens trachéotomisés; 31,3 % des anciens intubés, ayant subi la trachéotomie secondaire. Comme le dit Bonain à qui nous empruntons ces détails la trachéotomie secondaire aggrave notablement la situation des intubés.

B. R. S. 5

Abrahams, de son côté, a vu sur cent un trachéotomisés datant de dix à quinze ans auparavant, six morts de cause inconnue, quatre-vingt-trois en bonne santé, trois ayant de la laryngo-trachéïte chronique, quatre ayant des affections légères respiratoires et trois présentant des signes de tuberculose pulmonaire. Marfan (Diphtérie, 1905), après avoir cité ces derniers auteurs, conclut comme eux et déclare connaître d'anciens trachéotomisés, qui arrivés à l'âge adulte sont indemnes de tuberculose.

La statistique de Pipping d'Helsinfort (1903) porte sur 54 trachéotomisés revus longtemps après ; 31 de ces malades ne présentaient aucun trouble, 20 avaient un peu d'enrouement, un peu de stridor, un léger essoufflement après la fatigue ; 3 présentaient des désordres graves au nombre desquels la tuberculose pulmonaire est notée une seule fois.

Nous admettons, comme les auteurs que nous venons de citer, que le danger de tuberculose auquel est exposé l'ancien trachéotomisé a été exagéré par Landouzy. Mais si nous abandonnons la question des trachéotomisés anciens qui ont guéri, pour revenir à la catégorie des malades qui nous intéressent, c'est-à-dire des canulards, nous serons très affirmatifs. *L'avenir du canulard abandonné à lui-même, condamné à respirer par sa canule, est très assombri par de nombreuses complications.*

Il est destiné à mourir, *à moins qu'il ne soit l'objet de soins très spéciaux,* de tuberculose aiguë ou chronique, de pneumonie, de broncho-pneumonie, ou bien il est emporté par une maladie intercurrente qui prend chez lui une gravité plus grande.

En ne parlant que des complications pulmonaires auxquelles est exposé le canulard, nous n'oublierons pas qu'il court d'autres dangers qui lui viennent de sa canule (fractures canulaires, ulcérations graves) ou de son rétrécissement : asphyxie brusque et mort parfois même assez longtemps après la guérison apparente et l'ablation de la canule.

Empruntons à Eymeoud une statistique de Von Ranke qui à elle seule indiquera mieux que nous ne pourrions le faire la gravité du pronostic chez le canulard. *Sur sept malades qui portaient une canule, six sont morts d'affection intercurrente, un seul a survécu restant canulard.*

La gravité de ce pronostic doit amener à la conclusion suivante : il faut traiter le canulard car l'abandonner à son sort, c'est le condamner à une des nombreuses complications que nous venons de signaler.

Eymeoud, dans sa thèse, considère qu'il existe des *sténoses* avec *chondrite et périchondrite* très défavorables, quant à leur traitement, par leur tendance à se reproduire. Elles seraient incurables, même par la laryngofissure, et vouées à un échec certain. Il déclare dans ses conclusions : « le *traitement est désespérant, toute intervention sanglante ou non est presque toujours condamnée à l'insuccès, le tissu cicatriciel se reproduit comme une chéloïde* ».

*Notre opinion est différente.* Nous avons minutieusement observé et méthodiquement traité avec succès quelques canulards dont l'un présentait la forme la plus grave que l'on puisse observer : il s'agissait d'une soudure totale comprenant six centimètres de larynx et de trachée chez un enfant de trois ans, et nous sommes beaucoup moins pessimistes. *Nous déclarons qu'il faut traiter les canulards de façon très précoce, pour prévenir les sténoses graves et pour soustraire l'enfant aux complications qui causent habituellement sa mort. Nous déclarons aussi que le traitement, s'il est approprié aux divers cas, et notamment la laryngo-fissure à ciel ouvert suivie d'une dilatation méthodique et patiente, permet de guérir les cas les plus graves et qu'on pourrait croire désespérés, à condition que l'état général de l'enfant ne soit pas trop profondément atteint et que l'opérateur, l'opéré ou son entourage soient armés de patience.*

## I. — Traitement prophylactique

Avant d'étudier avec tous les détails qu'elles comportent, les différentes méthodes de traitement des sténoses laryngées et laryngotrachéales après tubage et trachéotomie, il est nécessaire de voir avec quelles précautions on peut rendre moins fréquente cette complication toujours grave. On doit, en effet, en présence d'un sujet, dont les troubles respiratoires sont dus à une affection inflammatoire du larynx, surtout s'il s'agit d'un enfant, toujours songer à la possibilité d'une sténose tardive et chercher à l'éviter dans la mesure du possible.

Nous avons vu, à propos de l'étiologie, que la sténose tardive pouvait être le fait, ou bien de l'affection causale seule, si celle-ci a une tendance à faire spontanément de la nécrose laryngée ou trachéale, ou bien de l'intervention elle-même : tubage ou trachéotomie. Nous devons dire que la plupart du temps, ces causes s'ajoutent l'une à l'autre et qu'alors dans la pathogénie de la sténose, interviennent à la fois la maladie causale et l'intervention.

Le traitement prophylactique doit donc s'adresser à la fois à ces deux causes : *l'affection causale, l'opération.*

*Contre la maladie elle-même*, il sera indiqué de faire de façon précoce et intensive un *traitement causal*. Nous voulons indiquer seulement ce traitement qui est bien connu, mais surtout insister sur sa nécessité, car en l'appliquant de bonne heure on a toutes chances de diminuer l'intensité des phénomènes inflammatoires et de rendre moins fréquentes les complications tardives.

*Toute diphtérie* devra être diagnostiquée de très bonne heure cliniquement et bactériologiquement, pour permettre de faire une *sérothérapie très précoce* et d'arrêter dans la mesure du possible l'envahissement du larynx. Dans les formes dites laryngées d'emblée, habituellement graves comme complications, la sérothérapie doit être non seulement précoce mais intense. Le sérum permet souvent la chute rapide des membranes, les empêche de se former et peut retarder ainsi ou même supprimer la nécessité d'une intubation. Faut-il faire de la sérothérapie streptococcique dans les laryngites à streptocoques ? Ce n'est pas entré dans la pratique courante ; la sérothérapie antistreptococcique n'a jusque-là pas donné de résultats bien merveilleux.

Chez l'adulte et quelquefois aussi chez l'enfant (formes héréditaires précoces ou tardives, *la syphilis* sténosante du larynx doit être très sérieusement recherchée. Rappelons à ce propos l'importance diagnostique du signe de la dysphagie prolongée (Garel : in thèse de Jourdanet, Lyon) et la valeur du traitement ioduré intensif dans les cas douteux. Par un traitement énergique en pareil cas, même chez l'enfant, on peut prévenir des sténoses graves en voie de formation, c'est-à-dire avant qu'elles aient abouti à un tissu cicatriciel, stade rebelle au traitement spécifique (Garel : thèse de Revol, Lyon, 1904. Massei : affections parasyphilitiques du larynx). Les *fièvres éruptives chez* l'enfant, la *rougeole* surtout et la *fièvre typhoïde* chez l'adulte s'accompagnent parfois de complications laryngées graves qu'il est bon de chercher à prévenir dans la mesure du possible par de l'antisepsie de la gorge et du nez.

Il importe surtout, à propos de la maladie causale, de distinguer *les cas justiciables du tubage, ceux dans lesquels il peut être pratiqué, ceux enfin dans lesquels il est formellement contre-indiqué.* En pratiquant le tubage chez les malades de cette dernière catégorie, on s'exposerait en effet à de graves accidents notamment à la sténose tardive.

L'un de nous a consacré une partie de sa thèse à cette importante question des indications et contre-indications du tubage[1] Envisageant cette même question au point de vue des sténoses

—————

1. Sargnon. Tubage et trachéotomie en dehors du croup. Lyon, 1899.

laryngées tardives, nous nous occuperons presque uniquement de l'enfant dont le larynx se sténose facilement, tandis que l'adulte n'est pas exposé à cette complication, sauf dans la syphilis laryngée qui *aboutit fréquemment au rétrécissement* et qui d'ailleurs est justiciable souvent du tubage dilatateur, préventif et curatif.

Quelques *contre-indications du tubage* doivent être retenues. C'est d'abord *la tuberculose laryngée*, qui d'ailleurs est rare chez l'enfant ; mais même chez l'adulte le tubage doit être d'habitude formellement rejeté dans ce cas.

« Dans les sténoses consécutives à des ulcérations tuberculeuses, dit Collinet, il est plus prudent de faire la trachéotomie et de s'en tenir à ce moyen de traitement pendant longtemps. » Les raisons qui doivent faire proscrire toute intervention laryngée dilatatrice et en particulier le tubage, sont bien connues : coexistence habituelle des lésions pulmonaires en évolution et réveil possible des lésions laryngées. Les recherches de Heryng, ont montré la persistance des bacilles de Koch dans les cicatrices tuberculeuses, et Collinet rapporte que Solis Cohen ayant entrepris de dilater une ancienne cicatrice tuberculeuse laryngée après incision, vit récidiver les ulcérations et le malade mourut par généralisation aiguë. Il est donc prudent de ne pas pratiquer l'intubation d'ailleurs mal supportée en pareil cas.

Si l'on devait faire une exception à cette règle, ce serait uniquement en faveur de certaines formes définitivement cicatricielles où le processus irritatif est complètement éteint, qu'il serait possible d'améliorer par l'intubation.

Les *sténoses cicatricielles lupiques* pourraient être dilatées (Collinet). C'est la conduite adoptée par l'un de nous chez un enfant atteint de cicatrices pharyngées et laryngées ; dans ce cas observé avec le D^r Albertin, l'intubation employée avec succès comme dilatation préventive permit de faire ensuite la section pharyngée sans craintes de suffocation. Nous citons pour mémoire *la lèpre laryngée*, car cette affection est exceptionnelle ; elle contre-indique l'intubation de façon absolue.

Le *laryngotyphus* dont on connaît la gravité des lésions : chondrite et péri-chondrite, n'est pas justiciable de l'intubation. Le contact du tube exagère les lésions et crée du décubitus par nécrose. Tissier (Annales de Gouguenheim, 1887) dit que la presque totalité des cas de laryngotyphus non trachéotomisés sont morts et que les trachéotomisés, après tubage ou non, ont donné environ 50 % de succès avec une grosse proportion de canulards.

Les affections que nous venons d'envisager contre-indiquent donc le tubage, parce que le séjour du tube augmente les lésions et amène des poussées aiguës. Certaines de ces affections, telles que le laryngotyphus aboutissent asséz souvent aux sténoses laryngotrachéales et le tubage doit être considéré comme une intervention qui favorise cette évolution en augmentant la nécrose. Les autres, telles que la tuberculose, contreindiquent l'intubation à cause des poussées aiguës dont elle est l'occasion.

Parmi les *laryngites aiguës de l'enfance, diphtériques ou non*, celles des *fièvres éruptives* et en particulier de la *rougeole* nécessitent souvent, à cause de l'intensité des troubles respira toires une intervention urgente. Faut-il tuber ou trachéotomiser primitivement ? Les opinions des auteurs sont différentes. Touchaud 1893, Templado 1894, Audeoud et Jaccoud 1894 Mendelsohn et surtout Josias, Netter, 1898, Retournard (thèse de Paris, 1897), rejettent l'intubation à cause des accidents de décubitus très fréquents et susceptibles d'aboutir à la sténose. Ils conseillent la trachéotomie primitive. Par contre Jakins, 1897 ; Ball, 1892 ; O'Dwyer, 1897 ; Escat, Sevestre et Bonnus, 1899 ; Variot, 1899, admettent l'intubation. D'autres auteurs tels que Perez Avendano (intubation de larynx) et Bonain (traité de l'intubation), ne donnent pas d'opinion personnelle. Les Italiens : Comba, File-Bonnazzola, Melzi, Longo, Damieno, Massei, tous cités par Egidi, 1906, disent que l'intubation doit être faite et qu'il y a de gros avantages à l'utiliser. Egidi déclare que même chez les enfants morts de complications pulmonaires, le tube a très bien fonctionné jusqu'aux derniers moments

On comprend qu'on puisse avoir quelques hésitations en pratique, lorsqu'on est en présence d'une rougeole avec asphyxie par phénomènes laryngés. Il est certain que l'intubation présente dans ce cas, au point de vue du décubitus et de ses conséquences tardives, des dangers plus sérieux et qui s'expliquent par l'intensité des phénomènes inflammatoires, la tendance à la nécrose de la muqueuse. Cependant dans les laryngites rubéoliques, elle a pu être pratiquée assez souvent et a donné de bons résultats. L'un de nous, dans la thèse de Ferroud, signale deux cas ainsi traités avec succès. O'Dwyer a également appliqué le tubage chez les malades de cette catégorie. Nous citerons plus loin une observation de Jacques, remarquable à la fois par le très jeune âge de l'enfant et la très longue durée de l'intubation. La guérison a été obtenue.

En pratique, nous pensons qu'on devra tuber les laryngites rubéoliques quand l'indication sera urgente, mais on devra craindre les accidents de décubitus et nous verrons plus loin qu'on devra chercher à les prévenir en réduisant le temps de l'intubation.

*La diphtérie* est l'affection dans laquelle le tubage est le plus souvent indiqué, et l'on peut dire que de façon générale il est bien supporté. Nous n'avons en vue que les formes ordinaires de la diphtérie, les formes graves ont, en effet, une tendance extrême à la *nécrose laryngée* (Egidi). Ce sont ces dernières formes dans lesquelles on a noté l'apparition spontanée, en dehors de toute intervention, des ulcérations graves du larynx et de la trachée et quelquefois très bas placées en des régions qui ne sont plus en contact avec l'extrémité du tube (Marfan). On conçoit que ces diphtéries graves, si elles guérissent, aient une tendance désastreuse à l'ulcération. L'intubation, dans les cas de ce genre, n'agit que comme une cause accessoire. Le rôle principal appartient à la maladie elle-même.

Nous avons essayé d'indiquer, en nous plaçant au point de vue des sténoses tardives possibles, la nécessité de faire un traitement causal précoce, et la nécessité de poser les contre-indications du tubage dans certaines affections qui d'elles-mêmes ont tendance à faire de la nécrose et plus tard du tissu cicatriciel, lorsqu'elles guérissent. C'est dire que nous considérons avec la majorité des auteurs qu'une part importante dans la pathogénie des sténoses laryngées et trachéolaryngées revient à l'affection causale. Bonain défend la même opinion et cite une phrase de Boulay qu'il nous paraît utile de reproduire : « *La production des lésions sérieuses qui déterminent les rétrécissements cicatriciels du larynx paraît moins en rapport avec la durée et la répétition de l'intubation qu'avec l'intensité des phénomènes inflammatoires* ». On trouvera cette même opinion longuement défendue dans l'ouvrage de Marfan : Diphtérie, 1905.

Nous estimons qu'elle repose sur une analyse exacte des faits. *Ce qui fait la sténose, c'est l'état de la muqueuse laryngée et la gravité de ses infections.* Nous verrons que le tubage a pu être fait pendant de longues périodes sans inconvénients, alors que d'autres fois, après un temps très court, il s'accompagnait de décubitus. Cependant l'importance que nous donnons à la maladie causale ne doit pas nous faire oublier qu'il y a des précautions à prendre en faisant le tubage ou la trachéotomie, sans lesquelles on s'expose à avoir des sténoses dues à l'intervention.

### I. — LE TUBAGE.

En premier lieu, nous devons déclarer que si, dans des cas indiscutables, le tubage, fait sur une muqueuse très enflammée et tendant à faire des ulcérations, occasionne des sténoses, il constitue parfois une *merveilleuse méthode pour prévenir les sté-*

*noses*. Signalons en particulier les *sténoses syphilitiques* débutantes, où le tubage joint au traitement spécifique a donné des résultats surprenants. L'un de nous, dans sa thèse, a cité des observations très concluantes. Il en est de même pour *certaines fractures du larynx*. Le tube en pareil cas supprime la dyspnée, joue le rôle d'attelle interne s'opposant au déplacement des fragments, amène plus rapidement que la trachéotomie la résorption de l'œdème et de l'hématome et combat préventivement la sténose en dilatant le larynx. Stimson, Scheier, 1872, Lefferts, Egidi, Ferroud, Bokay ont obtenu ainsi d'excellents résultats.

Urunuela (Congrès espagnol de laryngologie, 22 septembre 1899) cite deux guérisons rapides de fracture du larynx par intubation et un cas où le tubage fut impossible. Ce dernier cas aboutit à une sténose après trachéotomie.

Dans le même ordre d'idées, signalons aussi avec Bonain le tubage préventif des sténoses dans les *brûlures graves du larynx* : cas de Ball, 1892 — Baer 1894. Dans le premier cas, ingestion de thé bouillant chez un bébé de deux ans, guérison au bout de trois jours de tubage ; dans le second, brûlure par de la chaux, asphyxie, deux intubations pendant six jours et demi.

Pour éviter, dans la mesure du possible, que l'intubation ne devienne elle-même une cause de sténose, il est *quelques précautions* à prendre, déjà étudiées à propos de l'étiologie, ce qui nous permettra de les énumérer rapidement.

Tout d'abord, examinons l'*instrumentation* elle-même. Les tubes courts ne paraissent pas donner moins de décubitus que les tubes longs. Les *tubes en ébonite*, à cause de leur légèreté et de leurs incrustations moins faciles, sont préférés par de nombreux auteurs, qui auraient ainsi moins de décubitus : Bokay, Bonain préfèrent aux tubes métalliques les tubes en ébonite, à cause de leur grande légèreté qui leur permet de moins presser sur la muqueuse laryngée, et rend bien plus rares les lésions de décubitus. Le seul cas d'ulcération laryngée qu'ait vu Bonain (enfant mort à la suite de l'expulsion d'un tube) a été dû à l'emploi du tube métallique. Il emploie des tubes en ébonite qui viennent de chez Ermold de New-York et qui supportent très bien l'ébullition prolongée. En utilisant ces tubes en ébonite, Bonain a constaté qu'ils glissaient très bien au contact du larynx, aussi facilement que les tubes en métal et qu'ils étaient aussi stables que ces derniers.

Ne les ayant pas utilisés, nous n'émettons pas d'opinion personnelle sur la valeur de ces tubes et nous sommes restés, chez l'enfant tout au moins, fidèles à l'instrumentation d'O'Dwyer en employant parfois le tube court métallique de Bayeux.

Le *tubage ouvert* demande évidemment beaucoup plus d'expériences que le *tubage fermé* pour éviter des exulcérations soit des cordes, soit de la région sous-cricoïdienne. Les données cliniques nous obligent à faire une place très importante *à l'asepsie* pour éviter les ulcérations de décubitus et les abcès locaux, qui aboutissent souvent à la sténose grave.

*Lors de l'introduction du tube*, l'opérateur doit surtout éviter des manœuvres de force. Le tubage doit être avant tout un *cathétérisme prudent.* C'est un axiome qui s'applique non seulement au débutant, mais aussi au très expérimenté, car tous connaissent malheureusement les *enfants spasmodiques* chez qui on déchirera les cordes si l'on veut passer de force. L'un de nous, dans une conférence récente à la Société des médecins praticiens de Lyon, a pu dire que le meilleur opérateur n'est jamais sûr de réussir une intubation [1]. Chez le spasmodique, quand l'attente d'une asphyxie plus considérable, qui doit paralyser sa volonté ou ses réflexes défensifs, quand une anesthésie générale *prudente*, n'arrivent pas à permettre de placer le tube par manœuvre de douceur, *il faut renoncer au tubage et pratiquer la trachéotomie quels que soient l'âge et l'affection causale.* Toute manœuvre de force en pareil cas aboutit à des déchirures graves de la région glottique, d'où sténose ultérieure quand la mort ne survient pas de façon précoce. Le spasme est quelquefois tel que, même après trachéotomie, soit volonté, soit réflexe défensif, il persiste aussi intense et empêche de faire de la dilatation par intubation secondaire. Nous avons observé récemment un enfant de huit ans, qui respirait uniquement par son larynx avec une canule fenêtrée bouchée extérieurement, mais contractait ses cordes de telle façon que le plus petit tube d'enfant ne pouvait passer quand on essayait l'intubation.

Un autre enfant soigné par l'un de nous, âgé de quatorze mois, est dans le même cas, et chez ce dernier il faut invoquer uniquement un réflexe de défense.

Avant d'aborder la question si importante de la durée de l'intubation, éliminons de suite *les traumatismes de l'extubation* qui sont en général trop minimes ou trop haut placés. Quelques auteurs, ainsi que nous l'avons signalé à propos de l'étiologie, pensent que la manœuvre d'énucléation de Bayeux n'est pas sans inconvénients (Fruin, Massei).

-1. Rabot. Société des médecins praticiens de Lyon, 1906.

Il est bien plus important de discuter au point de vue prophylactique la *durée de l'intubation* qui a donné lieu à de très
longues controverses.

La question est d'ailleurs très complexe, car elle comprend
deux éléments : la *durée de séjour ininterrompu du tube et le
nombre des intubations et extubations.*

Eliminons d'emblée ce dernier élément en disant que le
nombre des tubages est certainement une cause, tout au moins
aggravante, des lésions laryngo-trachéales, bien que Variot et
Bayeux dans leurs expériences cadavériques aient montré l'intégrité de la région cricoïdienne après de nombreux tubages.

L'intubation ne doit être pratiquée que lorsque les accès de
suffocation et les troubles respiratoires rendent urgente l'intervention, mais comme elle est moins grave que la trachéotomie,
elle se fait habituellement, de façon plus précoce que cette dernière;
néanmoins, le tube doit être enlevé dès que la respiration laryngée devient suffisante. Peut-on fixer la *durée moyenne d'une
intubation nécessaire?* En nous occupant pour le moment de la
diphtérie et des laryngites pseudodiphtéritiques qui nécessitent
le tubage chez l'enfant, il faut distinguer deux périodes.

*Avant la sérothérapie*, le tubage, d'ailleurs pratiqué moins fréquemment qu'il ne l'est actuellement, devait être continué plus
longtemps. O'Dwyer admettait que le tube devait rester en place
au minimum cinq jours. En Europe, dès le début de l'intubation, on s'est occupé des ulcérations qu'engendre le séjour du
tube ; et on a cherché à le réduire le plus possible. En ne laissant
le tube que deux à trois jours, ce qui paraissait être un minimum de temps, on dut reconnaître qu'on n'évitait pas sûrement
les accidents de décubitus, et que le plus habituellement on
était obligé de réintuber l'enfant.

*Depuis la sérothérapie*, ce temps d'intubation a été raccourci.
Bokay cite les chiffres suivants : Avant le sérum, la durée
moyenne de ses intubations était de soixante-dix-neuf heures ;
après le sérum, elle est tombée à soixante et une heures. Galatti
(*Das Intubations Geschwür und seine Folgen*, 1902) donne une
statistique à peine différente : avant le sérum cent huit heures,
depuis le sérum, cinquante-huit seulement. On peut donc
admettre que le sérum, de même qu'il a rendu moins fréquente
l'intubation, a abrégé le temps pendant lequel elle est nécessaire.
Actuellement, on tube de façon générale pendant un temps très
court. Ranke (de Munich) pense qu'habituellement, au bout de
deux à trois jours, l'enfant peut se passer de son tube. Heubner
évalue de quarante à cent heures le temps nécessaire d'une intubation.

Tous les praticiens qui emploient le tubage de façon courante, ont cherché à se tracer une règle de conduite au sujet des détubations et nous citerons quelques opinions empruntées à ceux d'entre eux qui ont acquis une grosse expérience de cette méthode. Ces opinions sont d'ailleurs assez uniformes.

Escherich, Heubner, Ranke estiment qu'on ne doit pas attendre plus de cinq jours pour détuber.

Bokay, Bayeux, Sevestre pensent que six à huit jours c'est, au maximum, le temps pendant lequel on doit laisser un tube.

Baginski et Trumpp considèrent que les deux opinions précédentes sont exagérées. L'un et l'autre rejettent « *la loi des cinq jours* ». Le premier pense qu'il n'y a pas de danger à laisser un tube pendant douze jours. Le second ne fixe pas de temps, mais dit qu'on peut continuer habituellement sans inconvénient le tubage plus de cinq jours. Actuellement, la majorité des auteurs admettent une formule qui n'est pas absolue et qui varie un peu suivant le malade et l'intensité de l'affection.

Hagenbach-Burckardt (*Correspondenzblatt fur Schweitzer Aerzte*, 1900, nos 17 et 18) dit qu'il est nécessaire de tenir compte surtout de l'âge du malade. Si l'enfant est jeune, quarante heures d'intubation est le temps maximum ; s'il s'agit d'un enfant de quatre ans et au delà, on peut aller plus loin, surtout si l'on a fait un traitement sérothérapique.

Bonain attache une grande importance au moment où a été faite l'injection de sérum. Il dit : « Nous ne faisons en règle générale l'extubation que trois jours, soit soixante-douze heures environ après la première injection de sérum ».

La question du détubage dans le croup est étudiée par Massei dans une conférence à l'université de Rome, (octobre 1902). Massei admet qu'il n'y a pas de règles fixes.

Egidi (Congrès de Rome, 2 octobre 1905) conclut dans le même sens. Dans certains cas, dit-il, quelques heures d'intubations suffisent ; dans d'autres plus de cinq jours sont nécessaires et ce délai peut être dépassé sans inconvénients car on ne doit pas s'exagérer les craintes décubitus.

Marfan (*Traité de Diphtérie*, 1905) a d'abord adopté comme règle de détuber au bout de quarante-huit heures, puis constatant que dans un tiers des cas environ, il était obligé de retuber, il a décidé « d'enlever le tube lorsque les symptômes indiquent que la maladie est entrée franchement dans une phase régressive, c'est-à-dire lorsque la gorge est à peu près libérée de fausses membranes et lorsque la température est depuis douze heures au moins au-dessous de 38 degrés ».

L'un de nous, dans son service de la Charité, a depuis longtemps adopté une formule assez voisine de celle indiquée par Marfan.

Il a constaté la nécessité, dans la généralité des cas, de laisser le tube pendant 4 jours. En détubant plus tôt, on s'expose à de nouveaux accès de suffocation qui obligent à intervenir. Au cinquième jour il détube, mais à la condition qu'à ce moment la température soit à 38 degrés.

Cette règle de conduite n'est d'ailleurs pas invariable ; et quelquefois les circonstances obligent à s'en écarter. Si l'enfant est apyrétique au cinquième jour, habituellement il peut se passer de son tube, mais ce n'est pas constant, et certains malades, qui guérissent très bien, peuvent être tubés une seconde fois après le cinquième jour. Si au contraire la température persiste après le quatrième jour, le détubage doit être retardé d'un ou de deux jours si c'est utile, mais pas au delà. En prolongeant l'intubation au delà du sixième jour surtout si l'enfant a de hautes températures (Zuppinger 1906), on s'expose à du décubitus.

S'il est utile de procéder comme nous venons de le dire chez l'enfant de 4 ou 5 ans, faut-il se comporter de même chez le sujet très jeune ?

Il est certain qu'avant la deuxième année, l'intubation expose beaucoup au décubitus. Le larynx des sujets très jeunes supporte très mal le séjour du tube. C'est pourquoi certains auteurs Trumpp, Baginski, Sigmund, etc., cités par Moltchanow (Russki Vratch, 1906) à cause des difficultés du tubage et des accidents consécutifs ont recours uniquement à la trachéotomie primitive chez le malade de cet âge. Cependant la majorité des cliniciens n'a pas adopté cette conduite. Il ne faut pas oublier, en effet, que la trachéotomie faite avant la deuxième année, fournit de mauvais résultats.

C'est d'abord une intervention dangereuse à cause des difficultés opératoires qu'on peut rencontrer, mais c'est surtout une intervention dont les suites opératoires sont graves. Les enfants meurent très nombreux de bronchopneumonie. Si l'on veut se reporter aux statistiques fournies par Bonain, on verra que la trachéotomie avant l'emploi du sérum, donne :

Au-dessous d'un an, une mortalité de 94 % et au-dessous de deux ans une mortalité de 75 % (Ranke,). Depuis la sérothérapie, cette mortalité a considérablement diminué. Il n'en reste pas moins vrai qu'au-dessous de deux ans environ 62 % des petits malades meurent après trachéotomie, alors que l'intubation faite sur des enfants du même âge a donné à Bonain uniquement 33 % de décès.

L'un de nous dans son service, était resté fidèle à l'intubation, qu'il considérait comme bien moins meurtrière que la trachéotomie primitive, mais dans le but de diminuer les chances de décubitus, il laissait le tube le moins longtemps possible. Si l'on ne peut pas détuber l'enfant au deuxième ou au troisième jour, il vaut encore mieux laisser le tube qu'exposer l'enfant aux dangers de la trachéotomie, mais on devra craindre en pareil cas de voir survenir des accidents de décubitus.

Ce que nous venons de dire, s'applique aux formes ordinaires de la diphtérie et également aux laryngites aiguës pseudo-diphtériques de l'enfant ; mais nous estimons que le tubage est autrement dangereux dans les laryngites diphtériques, ou non diphtériques, des fièvres éruptives et surtout de la rougeole. L'intubation en pareil cas ne doit pas être rejetée. On devra la pratiquer de préférence à la trachéotomie primitive, mais après un temps court elle devra céder la place à cette dernière si l'enfant ne peut pas être détubé. Le décubitus, en effet, accompagne fréquemment les intubations prolongées dans les laryngites rubéoliques.

Jusque-là nous n'avons pas tenu compte d'opinions extrêmes que nous envisagerons rapidement maintenant.

Variot est partisan de l'*écouvillonage du larynx.*

Il est possible que dans un certain nombre de cas le passage rapide du tube dans le larynx, en détachant les fausses membranes apporte un soulagement suffisant pour que l'enfant puisse se passer de tube. Le fait se voit, mais l'écouvillonage ne saurait être adopté comme une méthode et dans la plupart des cas ne suffit pas.

Certains auteurs, par contre, ont laissé le tube à demeure pendant de très longues périodes sans constater d'accidents.

Nous nous bornerons à citer quelques chiffres qui montreront ce qu'on a pu faire dans cet ordre d'idée.

Bokay, 1891, a fait chez des enfants des intubations de 184 heures, 227. 243 et 360 avec guérison.

O'Dwyer, 1897, toujours chez l'enfant : intubations de 27 jours, 29, 34 et 77.

Mount-Bleyer, 1890, 4 intubations de 10 jours, 3 de 11 jours, 2 de 15 jours et 2 de 20 jours.

Baer, 3 intubations de 192 heures, 2 de 240, 1 de 792, 1 de 816.

Seward (de New-York) a fait chez un enfant de 7 ans pendant une période de 61 jours une intubation de 1.128 heures.

Jacques, chez un enfant de *30 mois,* atteint de *croup et*

*rougeole* a laissé à demeure un tube dans le larynx pendant
1.660 heures. Cette observation est intéressante à cause du très
jeune âge de l'enfant et également à cause de la maladie elle-
même : coexistence de croup et rougeole qui, ainsi que nous
l'avons dit, prédispose tout particulièrement au déccubitus ;
malgré cela guérison complète de l'enfant.

Bonain (Traité de l'intubation) cite également deux cas, l'un
avant le sérum. C'est un enfant de onze mois : le tube est resté
288 heures en deux intubations ; l'autre dans la période sérothérapique : enfant de 7 mois, 528 heures de séjour du tube en 9
intubations.

Citons encore : Egidi, une intubation de 52 jours, et Char-
meil, une intubation de six mois.

Enfin Sevestre et Meslay (*Bulletin médical, 1895*) rapportent
une observation intéressante par les constatations d'autopsie
et qui peut trouver place après les précédentes. Il s'agit d'une
fillette de 3 ans 1/2, qui a gardé son tube à demeure, d'octobre
1894 à janvier 1895, c'est-à-dire pendant 3 mois. Elle mourut
peu de temps après avoir été trachéotomisée, parce que l'intubation n'avait pas été possible après rejet du tube. A l'autopsie
on vit une grosse adénopathie trachéobronchique qui expliquait
le spasme, mais malgré la très longue durée de l'intubation à
laquelle avait été soumise cette enfant *le larynx était intact,
la muqueuse saine et sans traces de rougeur.*

En citant toutes les observations précédentes, qui se rapportent
à des enfants ayant supporté de longues intubations, sans inconvénients, nous voulions simplement indiquer que le tubage a
pu être fait exceptionnellement, pendant des temps très longs,
sans entraîner des accidents. On ne saurait cependant considérer
les faits précédents que comme des raretés, ayant l'intérêt de
faits isolés mais dont il ne faut pas tenir compte en pratique. *Il
faut s'attacher à faire chez l'enfant des intubations courtes, de
3 ou 6 jours au maximum, et si, au delà de cette période, le tube
ne peut pas être enlevé, il faut considérer qu'il y a danger de
sténose, à le laisser plus longtemps en place.*

*Il faut alors pratiquer le détubage et, soit utiliser de nouveau
le tubage, soit faire la trachéotomie. Nous discuterons cette question très importante à la fin du chapitre de la prophylaxie.*

*Chez l'adulte, pour éviter le décubitus, la durée du tubage a
peu d'importance.* L'ulcération grave ne s'observe en général
pas chez lui pour les sténoses chroniques et beaucoup moins que
chez l'enfant, lorsqu'il s'agit de laryngite aiguë. On peut dire
que *chez l'adulte, il n'y a pas de règle fixe* pour la durée du

tubage. Il est néanmoins prudent dans les cas aigus, de ne pas le prolonger plus de cinq jours sans pratiquer l'extubation.

Ajoutons qu'il suffit habituellement de le laisser un ou deux jours, parfois même quelques heures.

L'un de nous, dans sa thèse, s'est tout particulièrement occupé de cette question, notamment pour les affections chroniques ; dans ce cas le tubage doit agir surtout comme agent de dilatation ; il faut donc laisser le tube un temps plus long et le plus souvent il est bien toléré.

La plupart des auteurs conseillent de l'enlever au bout de cinq à six jours ; c'est la conduite que nous préconisons. D'autres comme Lefferts 1890, le laissent deux à trois semaines et l'enlèvent pour modifier les points de pression sur le larynx et éviter la production d'érosions et de bourgeons. Dans un cas, nous avons laissé un tube chez l'adulte 42 jours en place sans inconvénients graves ; pourtant il était obstrué en partie par des crachats desséchés. Si le tube doit rester longtemps en place. Lefferts, 1890, et Massei, 1892, conseillent l'emploi des tubes en caoutchouc durci, forts, légers et par conséquent n'amenant pas de lésions du décubitus. Enfin Bonain rapporte qu'O'Dwyer a soigné un malade chez qui le tube est resté dix mois dans le larynx sans inconvénients autres que son incrustation.

## II. — La Trachéotomie.

Dans le manuel opératoire de la trachéotomie, qu'elle soit primitive ou secondaire, on doit observer les mêmes règles pour éviter les sténoses dues à cette opération.

Nous avons déjà longuement discuté cette question, à propos de l'étiologie ; nous ne ferons donc que signaler rapidement les principaux points, d'ailleurs bien moins discutés que certains détails d'intubation : notamment les *incisions vicieuses* et les *incisions multiples*, qui peuvent conduire à la sténose. Signalons tout particulièrement la *trachéotomie haute*, surtout la *section du cricoïde chez l'enfant*. Ses inconvénients ont été tout particulièrement mis en lumière par Moure, à diverses reprises, notamment dans son traité et au Congrès de chirurgie de 1906 ; par Schmiegelow ; par Don Ramon Castaneda. Nous avons exposé déjà leur théorie pathogénique. Quelle qu'en soit l'explication, le fait est de toute évidence chez l'enfant, chez qui la section de la région cricoïdienne prédispose à la sténose.

En théorie, il faut nécessairement l'éviter ; en pratique, le conseil reste identique, mais il n'est pas toujours d'application facile. A l'hôpital, sauf le cas d'extrême urgence, l'opération peut être bien et classiquement conduite ; mais en ville, si l'on opère en dehors d'un milieu chirurgical avec des aides timorés, ou parfois même sans aide (l'aide qui tient la tête de l'enfant joue un rôle capital), il faut songer à sauver la vie de l'enfant avant toute chose et pour éviter la bronchopneumonie, conséquence habituelle de la chute abondante du sang dans la trachée, il faut léser le moins possible les organes vasculaires : corps thyroïde, veines thyroïdiennes et vaisseaux anormaux. En pareille circonstance, le chirurgien peut être obligé, pour sauver son malade, de faire une trachéotomie haute plus facile et moins hémorrhagique, sans que la faute opératoire, qu'il commet ainsi, puisse lui être reprochée.

*Chez l'adulte,* on a moins à craindre ces complications de sténoses, inhérentes habituellement à la maladie causale et qui relèvent peu de l'opération.

Aussi l'intercricothyroïdienne, bien qu'elle soit inférieure à la trachéotomie haute classique, n'en reste pas moins d'une exécution facile et rapide et par conséquent formellement indiquée dans les cas d'urgence sans aide, ou avec trop peu d'aides dans un milieu souvent mal éclairé, avec des moyens d'hémostase parfois insuffisants [1].

Comme le tube, qui ne doit pas être laissé longtemps, la canule trachéale doit être enlevée le plus rapidement possible. La plupart des auteurs la laissent en général huit jours et décanulent à ce moment. Il en est, comme Ranke de Munich (*Münch. mediz. Wochenschr.*, 1906) qui, lorsqu'il s'agit d'une trachéotomie secondaire chez l'enfant, pour laryngite diphtéritique ou pseudo-diphtéritique, disent qu'on ne doit laisser la canule trachéale que deux à trois jours en place. Egidi (*Intubazione delle laringe e tracheotomia*, 1906) conseille l'ablation le plus tôt possible et dès le deuxième ou troisième jour il est d'avis de fermer la canule quelques minutes pour obliger l'enfant à respirer par son larynx. Naturellement il s'agit surtout de l'enfant ; chez l'adulte, on peut laisser la canule plus longtemps, car il perd moins facilement ou récupère plus vite la respiration laryngée. Il est des cas quelquefois, chez l'enfant par exemple, dans la cure de certains papillomes, et surtout chez l'adulte : tuberculose, etc., où la canule doit rester longtemps en place pour amener la guérison ou tout au moins l'amélioration.

---

1. Au Congrès de laryngologie de Paris, mai 1907, Botey (de Barcelone) conseille l'intercrico *temporaire* dans les trachéotomies d'extrême urgence.

Dans ces cas, chez l'adulte surtout, le *port prolongé de la canule* présente beaucoup moins d'inconvénients que chez l'enfant.

*Quels sont donc ces inconvénients ?*

Nous les avons indiqués à propos de l'étiologie. Rappelons néanmoins qu'ils se rattachent, *soit au décubitus canulaire, soit à la perte de la respiration laryngée.* Ces deux catégories de complications ont été longuement étudiées. L'un de nous, dans sa thèse, à propos du décubitus trachéal, rappelle que « les ulcérations de la trachée peuvent progresser et amener soit de la médiastinite, soit l'ouverture de gros troncs de la base du cou ». Signalons par exemple les cas de Bouju : mort par hémorrhagie secondaire au huitième jour après la trachéotomie, 1887 ; — de Pughe : ulcération trachéale et du tronc brachiocéphalique consécutive à la trachéotomie ; — de Maylar, 1889 : ulcération de la trachée et ouverture de l'artère innominée.

Nous considérons aussi *la perte de l'habitude de respirer par le larynx* comme une grave complication chez le tout jeune enfant. Il y a lieu de l'éviter dans la mesure du possible. Nous ne voulons pas répéter ce que nous avons dit des canules fenêtrées, excellent moyen pour habituer l'enfant à respirer par son larynx, mais arme dangereuse, surtout si la fenêtre est mal placée, à cause des lésions de la muqueuse produite par le changement de la canule interne.

En raison des dangers que peut créer le port prolongé de la canule, nous conseillons d'essayer de *l'enlever au sixième jour environ et même plus tôt s'il s'agit de tout jeunes enfants.*

En résumé, de l'étude de ces données prophylactiques pour les intubés et les trachéotomisés, nous tirerons quelques conclusions :

On peut, dans une certaine mesure, restreindre le nombre des tubards et des canulards ; mais quels que soient l'instrumentation, le manuel opératoire et les précautions qui suivent l'intervention. on ne peut supprimer totalement ces graves complications.

Les tubards sont plus nombreux en Europe qu'en Amérique. Est-ce parce que tous les cas sont publiés en Europe, ou bien les Américains savent-ils mieux que nous faire la prophylaxie des sténoses ?

Il est intéressant de signaler à ce propos l'opinion d'O'Dwyer reproduite par Bonain. Il attribue « la rareté des lésions sousglottiques dans les cas de sa pratique aux trois raisons suivantes : 1° usage de bons tubes ; 2° ce fait qu'il a toujours considéré pour le choix des tubes plutôt le développement de l'enfant que son âge ; 3° en plus de la série ordinaire des tubes employés dans le croup, il a employé deux autres séries complètes : l'une de tubes à large tête, l'autre de tubes à large ventre. Par ces moyens il est toujours possible d'éviter l'emploi de tubes trop volumineux, causes de ces lésions ».

*Si, malgré toutes les précautions prises, nous nous trouvons en présence d'un tubard, que ferons-nous?* Nous n'avons que l'embarras du choix entre les opinions émises, car les uns : *École américaine et Bonain,* continuent l'*emploi du tube* qui combat la dyspnée et agit contre la sténose, en maintenant calibré le larynx *tandis que la plupart conseillent et pratiquent la trachéotomie secondaire.* Les premiers considèrent en effet que la trachéotomie secondaire, à laquelle on a l'habitude de recourir, est un moyen uniquement destiné à parer aux troubles respiratoires mais qui laisse évoluer librement la sténose.

Le larynx une fois mis au repos par la trachéotomie, les lésions de décubitus tendent à guérir. Le plus généralement, l'ulcération superficielle guérit sans incident.

S'agit-il au contraire d'ulcération allant jusqu'à la mise à nu du cartilage, c'est *par formation d'un tissu cicatriciel, irrégulier exubérant et parfois sténosant* qu'elle guérit. La soudure laryngée même peut être la conséquence de cette évolution spontanée.

Après une trachéotomie, si l'on ne fait rien pour prévenir la sténose, celle-ci a toutes chances de se constituer peu à peu. C'est pourquoi *O'Dwyer* considère que la mise en place d'une canule est chez l'enfant « *le plus mauvais moyen auquel on puisse avoir recours* ». Il est de toute nécessité de maintenir calibré le larynx. « Une lente guérison de la lésion autour d'un tube convenablement choisi est beaucoup moins propre à déterminer une sténose cicatricielle. C'est la seule méthode offrant quelques garanties. »

Telle est, dit Bonain, l'opinion d'O'Dwyer.

O'Dwyer considère donc que l'introduction de tubes dans le larynx est, à l'exclusion de toute trachéotomie, la conduite à tenir chez le tubard.

Nous empruntons à Bonain la citation suivante, qui permettra de comprendre, comment on peut, par l'usage de tubes appropriés, maintenir dilaté, un larynx qui tend à se sténoser.

« Le tube de la série ordinaire, dit Bonain, pénètre-t-il avec quelques difficultés, on le remplace par un tube de calibre immédiatement inférieur, mais possédant une tête de mêmes dimensions que la sienne. En cas de rejet du tube, indiquant que le numéro employé s'adapte mal au larynx de l'enfant, au lieu de faire usage d'un tube de plus fort calibre, qui pourrait comprimer dangereusement le larynx, on choisira un tube de même calibre mais possédant un ventre plus volumineux.

« Le ventre de ce tube doit être placé plus bas que d'ordinaire, afin de pouvoir conserver à la portion du tube en contact avec la région sous-glottique ses dimensions habituelles.

« En présence d'une sténose se prolongeant au delà des délais ordinaires et faisant craindre l'ulcération et la formation d'un rétrécissement cicatriciel consécutif, on se procurera un tube de calibre inférieur de plusieurs numéros, mais possédant la tête et le ventre du tube convenant à l'âge de l'enfant. Par exemple la sténose persiste-t-elle avec l'emploi du tube n° 6-7, il faudra introduire à sa place un tube n° 3, possédant la tête et le ventre du numéro 6-7, le ventre de ce dernier étant reporté aussi près que possible de l'extrémité inférieure du tube. Comme à ce moment il n'y a plus à craindre d'obstruction par les fausses membranes, la grande réduction du calibre du tube n'a guère d'importance et suffit amplement pour assurer la respiration.

« Chez un enfant de six ans, l'emploi du plus petit tube n'ayant pas donné, au bout de deux mois, la moindre amélioration, O'Dwyer se servit avec un plein succès du procédé suivant : une couche d'une solution chaude de *gélatine* fut appliquée sur les parois du tube de la tête au renflement. Puis il la saupoudra *d'alun calciné* très finement pulvérisé qui fut fortement pressé entre les doigts contre la gélatine. Quand cet enduit fut bien sec, au bout de quelques heures, le tube fut introduit daus le larynx et laissé cinq jours en place. Un autre tube préparé de la même façon fut mis en place une demi-heure après l'extraction du premier tube. Enfin une troisième intubation faite dans les mêmes conditions permit l'extubation définitive. Une forte dyspnée persista quelques jours encore, mais disparut petit à petit sans autre traitement. L'enfant avait gardé son tube vingt-sept jours. »

O'Dwyer conseille donc de continuer l'intubation dans les cas de sténose commençante. La dilatation du larynx faite à l'aide de tubes de calibre et de forme appropriées permet ainsi de combattre les progrès du rétrécissement laryngé. Avec O'Dwyer, Bokay, Galatti et Bonain défendent la même idée. Nous venons de voir qu'O'Dwyer préconisait l'emploi de *tubes enduits de gélatine alunée*, qui auraient le double avantage d'être *moins traumatisants* pour le larynx et d'apporter, au contact des ulcérations, une substance médicamenteuse utile à la cicatrisation. Louis Fisher (de New-York, *Congrès inter-*

— 84 —

*national de médecine de Madrid*, 28 avril 1903) dit également avoir constaté les avantages du tube enduit de gélatine, « qui permettrait d'éviter la formation des sténoses consécutives à l'intubation ». Tout récemment, Moltchanow (*Russki Vratch*, 1906) préconise l'emploi du tube gélatiné. La continuation du tubage, même avec le tube recouvert de gélatine que Botella trouve « plus difficile à introduire dans le larynx », n'est cependant pas admise par la majorité des auteurs, malgré les bons résultats obtenus par O'Dwyer, Bonain et Bokay. Nous lisons en effet dans l'article récent de Zuppinger que Bokay en 1901, à la réunion des médecins de Hambourg, a signalé cinq cas de guérison avec les tubes de gélatine alunée. « Il recommande de se servir de ceux-ci dans tous les cas où la durée du tubage dépasse cent heures. » De cette façon il a l'espoir d'éviter souvent la trachéotomie secondaire.

*Bokay a guéri seize enfants atteints de décubitus laryngé avec les tubes de gélatine alunée sans trachéotomie secondaire.* Pour lui c'est le meilleur traitement de décubitus du larynx sans trachéotomie. Néanmoins on est obligé parfois de trachéotomiser à cause du rejet du tube.

Cette méthode présente néanmoins des inconvénients, c'est ainsi que, dans un cas d'O'Dwyer le tube s'est bouché par un morceau de gélatine et dans un cas cité par Zuppinger, un enfant mourut de pneumonie avec phlegmon-périlaryngé. On soupçonna l'infection par la gélatine, aussi Zuppinger conseille et utilise actuellement uniquement la gélatine stérilisée. Dans le même ordre d'idées on a accusé le sérum gélatiné d'avoir occasionné dés cas de tétanos. La stérilisation de la gélatine est donc indispensable.

Tanturri (Congrès italien de laryngologie, 1900) indique les avantages qu'on peut retirer du tube fenêtré d'O'Dwyer et de l'ichtyol gélatiné appliqués au traitement des végétations du cricoïde.

L'intubation prolongée, dans les cas de sténose commençante du larynx, avec des tubes simples ou des tubes en ébonite ou des tubes médicamenteux, a donc fourni d'heureux résultats, puisqu'elle a permis à O'Dwyer, Bokay, Bonain de guérir des tubards sans recourir à la trachéotomie. Mais cette méthode ne comporte-t-elle que des avantages et peut-on l'adopter sans réserves ? Nous ne le pensons pas.

Le tubard qu'on ne trachéotomise pas est exposé à des dangers continuels : *obstruction et rejet du tube*, qui peuvent être suivis d'accès de suffocation intenses. La *mort brusque* peut en être la conséquence ; l'enfant meurt avant qu'on ait eu le temps d'intervenir, ou même, ce qui est loin d'être exceptionnel, au moment d'une trachéotomie hâtive et faite dans des conditions défectueuses. Tout récemment encore, Citelli (de Catane, *Archives de laryngologie*, 1907) signale comme exemple de ces accidents un cas de diphtérie laryngée avec détubages répétés et mort par asphyxie avant qu'il ait été possible de repasser le tube.

Il connaît un autre cas également probant ; il s'agit d'un enfant qui mourut instantanément après l'expulsion de son tube à l'hôpital Cotugno, de Naples ; il avait des détubages fréquents et cependant l'assistant couchait à côté de l'enfant. Aussi Citelli déclare qu'il n'est pas légitime de proscrire la trachéotomie secondaire, que bien au contraire il faut la faire pour prévenir des accidents graves, quitte à faire de l'intubation quelques jours après.

Une surveillance médicale attentive peut diminuer ces chances d'accidents, mais ne permet pas de les éviter complètement. On ne peut pas rester constamment auprès de son malade, car la dilatation par les tubes est un procédé long. En admettant même qu'on ne soit pas pris au dépourvu, on pourra, en présence d'un enfant, qui asphyxie après rejet de son tube et dont le larynx a des tendances à se sténoser, se trouver dans l'impossibilité de pratiquer une nouvelle intubation. Les opérateurs les plus expérimentés connaissent ces difficultés, qui s'observent dans l'intubation simple, mais sont encore plus fréquentes, s'il s'agit d'un tubard dont le larynx est déjà moins perméable.

La nécessité de ne pas exposer l'enfant à des accès de suffocation brusques, avec impossibilité de tuber et obligation urgente de recourir à une trachéotomie faite forcément dans des conditions défectueuses, doit faire admettre une autre ligne de conduite. Il faut trachéotomiser le tubard dès qu'on aura vérifié, après plusieurs tentatives infructueuses, qu'il est impossible de le détuber. L'intervention faite en dehors de toute urgence, *et de préférence le tube en place avec le fil de détubage*, expose fort peu l'enfant. *La trachéotomie en pareil cas est une sécurité que se donne le médecin.*

*Nous conseillons donc la trachéotomie secondaire chez le tubard, de préférence à l'intubation prolongée, mais avec essais d'ablation précoce de la canule et, si l'on échoue, avec nécessité de commencer de bonne heure, au huitième jour par exemple, un traitement dirigé contre la sténose : dilatation par des tubes de caoutchouc ou intubation.*

Nous envisagerons ces méthodes de traitement au chapitre du

traitement curatif, mais nous voulons revenir sur la nécessité de ne pas laisser longtemps une canule à demeure. Seul un état général grave de l'enfant avec température et menaces de bronchopneumonie obligent à reculer le moment de la dilatation ou de l'intubation préventives de la sténose chez le malade qu'on ne peut pas débarrasser de sa canule. Dans aucun cas on ne saurait renvoyer le traitement à une date éloignée, sous peine d'avoir ultérieurement un rétrécissement de plus en plus serré jusqu'à devenir infranchissable et de plus en plus rebelle à la dilatation.

Nous devons ajouter cependant que la date à laquelle doit commencer ce traitement est en général mal précisée par les auteurs. Killian, cité par Egidi, conseille d'attendre que tout phénomène inflammatoire aigu du larynx ait cessé, ce qui demande habituellement cinq à six semaines après le début de la diphtérie.

Ranke, par contre, laisse la canule trachéale deux à trois jours, puis a recours immédiatement à la dilatation préventive de la sténose à l'aide du tubage.

Nous considérons, avec Killian, qu'il y a danger à faire de la *dilatation précoce sur un larynx très enflammé*, facile à ulcérer par contact et pression, et surtout chez un enfant qui est encore en *pleine évolution d'une maladie grave*, ou commence à peine sa convalescence. Le remède en pareil cas pourrait aboutir à un résultat désastreux en aggravant les lésions. Une attente de quelques jours nous paraît nécessaire pour permettre à l'état général de l'enfant de s'améliorer et aux phénomènes inflammatoires laryngés de s'amender en partie ; mais elle doit être courte. Huit jours suffisent en général pour une diphtérie laryngée, à partir du moment où l'enfant a été trachéotomisé. On commencera donc au huitième jour le traitement local, à moins que, comme nous le disions précédemment, la persistance d'un état général grave avec *température élevée* et *surtout la menace ou la production d'accidents pulmonaires* obligent à retarder un peu plus le traitement dilatateur.

Il est bien évident que pendant ces huit jours, que nous considérons comme un temps d'attente nécessaire, le médecin qui a fait la trachéotomie secondaire chez un tubard ne devra pas rester inactif. Il devra essayer par toute une série de moyens d'enlever la canule de l'enfant et répéter à plusieurs reprises les tentatives de décanulement. Nous rappellerons qu'en pareil cas il est indiqué de donner des *antispasmodiques*, bromures, antipyrine, etc., qui peuvent avoir un bon effet. L'emploi de ces médicaments est particulièrement indiqué dans les cas où le *nervo-sisme* de l'enfant est la principale cause du non décanulement. Les cas de ce genre ne sont pas exceptionnels. Heindel (*Revue de laryngologie*, 1902) signale l'observation d'un enfant trachéo-tomisé indécanulable par *contracture hystérique* des adducteurs de la glotte, qui céda à l'anesthésie générale sans intervention. Sanné et Millard, cités par Coppetti (*Gazetta degli Ospedali*, 1er avril 1906), ont observé des cas de non décanulement par spasme dû à la peur de l'ablation de la canule. « La canule était devenue une nécessité hystérique ». Chez une enfant, à peine avait-on éloigné la canule, qu'apparaissaient des accès de suffo-cation à tel point qu'elle était obligée de porter une canule attachée comme un jouet autour du cou.

En diminuant l'excitabilité réflexe de pareils malades, les antispasmodiques peuvent faciliter le décanulement. Nous voulons surtout insister sur la nécessité de détuber l'enfant *à son insu, sans qu'il se doute qu'on touche à sa canule.*

En effet, les malades qu'on ne peut débarrasser de leur canule dans les premiers jours qui suivent une trachéotomie secondaire sont habituellement des *canulards par spasme.* La sténose laryn-gée n'existe pas encore et, si nous avons parlé précédemment de rétrécissements précoces, le plus généralement ceux-ci ne se constituent qu'un peu plus tard. Par un certain nombre de moyens, destinés à réduire au minimum ce spasme, on pourra réussir un décanulement, impossible si l'on ne prend pas de précautions.

L'un de nous, dans son service, avait l'habitude d'utiliser *l'anesthésie générale au chlorure d'éthyle*, et, par cette méthode, a réussi bien souvent des décanulements difficiles. Avant le réveil de l'enfant, on placera devant le larynx la cravate de gaze qu'il portait devant sa canule. On surveillera l'enfant en se plaçant un peu à distance de lui, de façon à ne pas attirer son attention sur la suppression de sa canule, et souvent on constatera qu'il respire en ne se doutant pas qu'il est décanulé, alors qu'il asphyxierait par spasme immédiat, si on enlevait la canule sans cette précaution.

Dans ce même ordre d'idées, l'un de nous, dans son service, avait observé un fait curieux, qui démontre la nécessité parfois de faire décanuler l'enfant par une personne étrangère dont il n'a aucune raison de se méfier. Chez quelques malades, dont le décanulement avait été tenté sans succès par le personnel habi-tuel du service, à cause de spasmes engendrés par la peur, une jeune doctoresse, dont les petits malades ne se méfiaient pas, a pu, en détournant leur attention, enlever leur canule sans qu'ils s'en doutent et sans accidents ultérieurs.

Il faut savoir aussi que des causes de non décanulement peuvent être dues à d'autres lésions : *grosses amygdales et surtout végétations adénoïdes*, qu'il importera de traiter pour débarrasser l'enfant de sa canule.

*L'adénopathie trachéobronchique* est, elle aussi, une cause de non-décanulement. C'est une lésion fréquemment constatée chez le canulard et qui peut occasionner un spasme persistant des cordes par compressions nerveuses. Elle est malheureusement difficile à traiter et l'on se trouve désarmé vis-à-vis des malades qui entrent dans cette catégorie de canulards sans lésion laryngée de décubitus et sténose.

Il faut, en dernier lieu, signaler que dans un certain nombre de cas les difficultés de décanulement sont dues à *l'existence de lésions pulmonaires : bronchite ou bronchopneumonie.* Il est donné en pratique de rencontrer des cas de ce genre, qui évoluent de la façon suivante. En l'absence de toute température au cinquième jour, un petit malade est décanulé. D'abord tout se passe bien ; l'enfant respire sans difficultés, mais, au bout de quelques jours, sa température s'élève et, en même temps qu'on constate l'apparition de signes pulmonaires, on voit l'enfant présenter de la dyspnée laryngée et quelquefois très rapidement un spasme, tel qu'il aboutirait à l'asphyxie si l'on ne replaçait pas de suite la canule par la plaie trachéale encore perméable. Les lésions pulmonaires apparaissent cliniquement comme la cause du spasme. De pareils cas sont d'ailleurs bien connus et sont rapportés notamment par Mya et par Girolamo Coppetti (*Gazetta degli Ospedali*, 1906). Ce dernier cite plusieurs observations de petits malades chez lesquels des poussées aiguës pulmonaires, bronchite ou bronchopneumonie, ont retardé le décanulement.

Nous venons d'énumérer les principales difficultés qu'on peut rencontrer lorsqu'on essaie d'enlever une canule. Il était nécessaire de les connaître pour pouvoir leur opposer un traitement approprié, qui réussira dans la généralité des cas. Ce ne sont pas les lésions de ce genre qui caractérisent le vrai canulard. Les causes définitives de non-décanulement, qui nécessitent un traitement intralaryngé, sont dues à un obstacle anatomique. Ce sont les vraies sténoses consécutives au tubage et à la trachéotomie, qu'on devra traiter par des méthodes que nous allons maintenant envisager.

## Traitement curatif

Avant d'aborder le traitement actif, il est de toute nécessité naturellement d'avoir fait un diagnostic bien complet, qui permette d'éliminer les sténoses extrinsèques ou de compression : adénopathie, goitre et surtout anévrysme. Nous supposons aussi que les diverses méthodes d'examen, tout au moins les plus importantes, et notamment les méthodes d'exploration directe, ont été mises en jeu et ont permis un diagnostic de cause, de nature cicatricielle ou non cicatricielle et d'étendue du rétrécissement.

L'état général doit être minutieusement examiné, car des phénomènes pulmonaires, ou bien un état encore trop inflammatoire du larynx et de la trachée, contre-indiquent momentanément un traitement actif, qui pourrait causer des accidents graves bronchopulmonaires.

Les divers moyens de traitement se groupent naturellement en trois grandes catégories :

1° *La dilatation par voie interne sans intervention sanglante ;*

2° *Les interventions sanglantes ou non par voie interne avec ou sans dilatation ;*

3° *Les interventions par voie externe avec ou sans dilatation.*

### I. — Dilatation par voie interne sans intervention sanglante

Nous avons à étudier, en allant des méthodes simples plus ou moins anciennes aux méthodes plus complexes et de façon générale plus modernes :

A. — Les canules simples fenêtrées.

B. — Les canules décroissantes.

C. — Les canules dilatatrices.

D. — Les dilatateurs à une ou plusieurs branches.

E. — Les cathéters métalliques.

F. — La dilatation par la méthode de Schrœtter : cathéters en ébonite.

G. — La dilatation par les olives métalliques.

H. — La dilatation par les fils.

I. — La dilatation par les caoutchoucs et les sondes en gomme.

J. — La dilatation par les laminaires.

K. — La dilatation par l'intubation.

L. — La dilatation par les tubes de Killian.

### A. — *Canules fenêtrées.*

Les canules simples fenêtrées, avec ou sans soupape, sont utilisées depuis longtemps ; la fenêtre est placée sur la partie convexe de la canule, pour permettre à l'air expiré de passer, en partie par l'orifice trachéal, en partie par le larynx. Ce der-

dernier reste donc en activité fonctionnelle, ce qui diminue beaucoup les chances de sténoses ultérieures, notamment l'ankylose des cartilages et les lésions musculaires par inaction ; paralysie, parésie, atrophie. Signalons comme principaux types de canule : *la canule criblée de Stœrck*, 1887, pour éviter les granulomes ; *la canule de Vogler*, dont l'orifice extérieur est très étroit, pour faire passer le plus d'air possible par le larynx ; *la canule largement fenêtrée de Boulay*, sans canule interne, à parois épaisses ; *la canule trachéale très largement fenêtrée de Stœrck* pour permettre la dilatation. Ce dernier modèle, ainsi que celui de Boulay, sont destinés à permettre et à rendre plus faciles certaines méthodes de dilatation.

Dans les canules, telles qu'elles sont construites habituellement, l'échancrure est souvent un peu petite et placée trop sur la face postérieure en contact avec la trachée. Corradi, 1885, insiste tout particulièrement sur ce point, surtout pour les canules infantiles ; des mensurations sur des enfants trachéotomisés âgés, de 4 à 7 ans, lui ont permis de constater entre la lumière laryngée et la surface cutanée une distance moyenne de 8 à 10 millimètres et l'application de la canule, par la pression qu'exerce la plaque, diminue encore cet espace. Corradi a fait construire une canule largement fenêtrée, basée sur ce principe.

Les canules fenêtrées, mieux tolérées chez l'adulte que chez l'enfant, amènent comme accidents, surtout quand la fenêtre est trop postérieure, des ulcérations, qui en général surviennent lors des ablations et des remises en place de la canule interne et produisent des hémorrhagies et plus tardivement des granulomes ; ces derniers tendent vers la lumière de la canule et sont parfois arrachés lors de son ablation.

Pour éviter ces inconvénients plutôt graves, l'un de nous emploie chez l'enfant le procédé suivant : la canule externe est fenêtrée, la canule interne ne l'est pas. On peut, si l'on veut, et ceci est encore préférable, avoir pour la même canule externe une canule interne fenêtrée et une non fenêtrée. Il s'agit d'habituer l'enfant à respirer petit à petit et plus ou moins longtemps par la fenêtre de la canule, l'orifice externe étant fermé. Si nous n'avons pas de canule interne fenêtrée, nous enlevons la canule interne non fenêtrée, nous fermons l'orifice externe et laissons l'enfant respirer un certain temps par la fenêtre ; puis, pour éviter l'ulcération et le bourgeonnement, nous remettons en place la canule interne non fenêtrée. Si nous avons une canule interne fenêtrée, nous la mettons en place le temps nécessaire et replaçons ensuite la canule interne non fenêtrée. De cette façon, nous utilisons les avantages de la canule fenêtrée, sans en avoir les inconvénients. Nous n'avons eu par ce procédé que des hémorragies rares et insignifiantes et pas de bourgeonnement.

En résumé, la méthode des canules fenêtrées, si la fenêtre est bien placée, est bonne, simple, facile à confier à l'entourage du malade. Elle nécessite cependant une surveillance active, surtout chez les enfants, mais en l'employant d'une façon intermittente elle peut être continuée longtemps.

### B. — Canules décroissantes.

A la suite de certaines lésions, notamment de certains cas de compression, ayant nécessité la trachéotomie chez les jeunes et parfois chez l'adolescent, les anneaux trachéaux sont très mous, la trachée est ramollie et s'affaisse lors de l'inspiration sitôt la canule enlevée. Pieniazeck insiste assez particulièrement sur ce phénomène, qu'il a observé au trachéoscope et qui se voit chez la plupart des trachéotomisés tout jeunes. Il y a donc *sténose par aspiration trachéale*. Dans ce cas, *les canules décroissantes* sont extrêmement utiles, elles constituent un soutien trachéal, sans gêner la respiration. L'un de nous a fait construire, pour l'enfant, deux numéros de canules inférieurs aux 000. L'une donne moitié moins d'air et l'autre un quart seulement. Chez les canulards spasmodiques, peu ou pas rétrécis, hantés de la crainte du décanulement, la méthode des canules décroissantes peut donner de bons résultats. Naturellement, ces canules décroissantes peuvent être, suivant les cas, fenêtrées ou non. Souvent aussi, si la chose est possible, on les obstrue plus ou moins longtemps, parfois tout le temps. Le but cherché est de fournir un soutien aux anneaux trachéaux jusqu'à ce qu'ils aient repris une résistance suffisante. De pareilles canules n'exposent pas au non-fonctionnement du larynx, puisqu'il passe habituellement beaucoup d'air entre elles et les parois trachéales.

### C. — Canules dilatatrices.

Elles sont destinées à faire de la dilatation permanente ou intermittente, suivant qu'elles sont plus ou moins bien supportées. Elles affectent deux types :

a) *La canule à ailettes.*

b) *La canule en T.*

a) *La canule à ailettes.* — Dans la canule à ailettes, la partie laryngée se compose, non pas d'un tube complet, mais de deux ailettes latérales, qu'on écarte à l'aide d'une vis.

L'introduction de la partie laryngée se fait de bas en haut, à

travers la fenêtre creusée sur la partie convexe de la canule trachéale. Citons notamment *les canules de Lefort*, qui font une dilatation antéro-postérieure ; de *Stœrck* à dilatation transversale ;
de *Schrœtter* à dilatation antéro-postérieure, comme celle de
Lefort. Une fois la canule trachéale introduite, on met en place
les ailettes fermées et on les écarte à l'aide de la vis extérieure.
La dilatation, malheureusement, ne peut pas rester permanente,
car il arrive souvent de petites ulcérations de pression, amenant
des hémorrhagies, de la douleur et du sphacèle.

Nous avons utilisé, dans un de nos cas, la canule à ailettes
sans en retirer des avantages appréciables. Le gros reproche que
nous lui faisons, c'est la pression trop localisée, amenant l'ulcération.

b) *La canule en T.* — La canule en T se compose essentiellement d'une canule courte, qui s'introduit dans le larynx par
voie trachéale et d'une canule longue, analogue aux canules ordinaires, mais percée sur sa convexité d'un orifice laissant passer
la canule laryngée. Les Allemands l'appellent canule à *cheminée*.
Ce sont des canules à double courant, car l'obstruction de l'orifice
externe fait respirer le malade par le larynx. Il en existe différents types : *la canule métallique de Stœrck*, qui porte un obturateur à l'extrémité supérieure de la partie laryngée, destiné à
empêcher la chute des aliments ; elle est reproduite dans le travail de Collinet ; *la canule en T de Lüning*, dont la partie laryngienne est composée d'une série de tubes, variant de calibre à
leur partie supérieure, cylindriques inférieurement, puis prenant
insensiblement la forme d'un prisme triangulaire à angles arrondis. Jacobson, cité par Collinet, a employé dans un cas une canule en T, dont la partie trachéale est supprimée. En obturant
l'orifice externe, le malade respire par le larynx.

Pour qu'elle puisse s'adapter aux inflexions du rétrécissement,
Bruns utilise une canule dont le tube laryngien est articulé.
Billroth et Gussenbauer utilisent des canules en T de caoutchouc
durci. Ce dernier, pour faire un larynx artificiel, a placé dans
la canule laryngienne deux lames vibrantes. Wegner et de Ponthière utilisent une canule dont la portion laryngienne s'introduit la première et, contrairement à la disposition généralement
adoptée, le tube trachéal traverse la canule laryngienne.

Collinet signale encore la *canule de Boulay*, dont le tube
laryngien vient reposer par une demi-plaque sur la canule trachéale. La *canule de Rossi*, signalée par Egidi, ressemble beaucoup à la canule de Lüning ; à la canule trachéale s'adapte une
canule laryngée. Les *canules de Dupuy et de Richet* sont des

canules en T, à introduction laryngée secondaire. Pieniazeck, 1901, signale la *canule en T de Baum-Bracke.*

Dans les canules en T, rentre la *très curieuse canule de Micku-licz,* en verre cylindrique et fort longue. Elle suppose pour son introduction une incision de six à huit centimètres, c'est-à-dire une véritable trachéo-

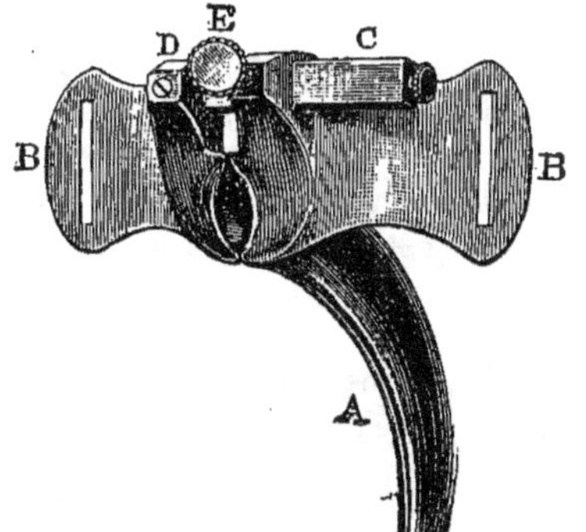

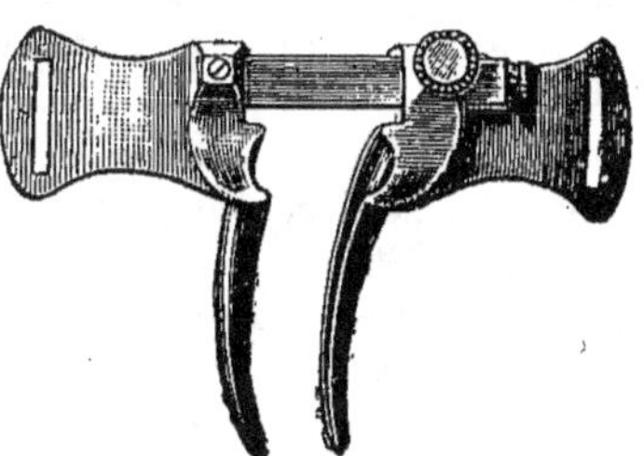

Position fermée avant l'introduction.  Position ouverte après l'introduction.
Dilatateur bivalve d'Egidi

laryngofissure, c'est pourquoi nous la considérons comme un moyen de dilatation après intervention sanglante, et nous la décrirons plus tard.

A côté des canules en T et des canules à ailettes, faisons une place à part pour les *canules dilatatrices bivalves,* s'écartant plus ou moins à la façon d'un spéculum. Telles sont les *valves de Smith, de De Santi,* qu'il suffit de signaler, mais surtout le *dilatateur bivalve d'Egidi.* Il est trop connu pour que nous le décrivions. Il s'introduit fermé dans la plaie trachéale ; on dilate les valves à l'aide de la vis de pression. On serre la vis sur une petite barre transversale, qui maintient écartées les valves et on attache les rubans au cou, comme pour une canule ordinaire. L'auteur emploie trois nos : no 1 pour les enfants de trois à sept ans, no 2 pour les enfants de sept à quinze ans, no 3 pour les adultes. Cet instrument peut rendre de grands services pour l'exploration trachéale sous-glottique, pour l'extirpation des granulomes et pour faciliter les diverses manœuvres de dilatation : notamment l'intubation.

Mentionnons aussi la *canule trachéale à forme de spéculum d'Hoffmann* et l'*ingénieuse canule bivalve de Holden,* 1888. L'appareil de ce dernier se compose de deux minces lames d'argent, introduites entre les cordes vocales, par une toute petite incision de la membrane crico-thyroïdienne. Deux prolongements extérieurs, réunis par une charnière, permettent ensuite de lui donner le degré d'inclinaison voulu. C'est donc une méthode intermédiaire entre l'intubation et la trachéotomie, mais d'un emploi très restreint.

En englobant d'une façon générale ces diverses canules dilatatrices en T, à ailettes et bivalves, nous devons dire qu'elles sont souvent très mal tolérées.

Elles amènent parfois des *ulcérations*, pour peu que le temps de séjour soit prolongé ; leur maniement est compliqué et habituellement les résultats sont peu brillants. Nous faisons une réserve pour les *canules dites parlantes*, qui, dans certains cas, rendent des services, et pour certaines canules dilatatrices, telles que celle d'Egidi, dont l'emploi facilite beaucoup les diverses manœuvres de dilatation. D'une façon générale, elles font peu de dilatation et exposent à de graves inconvénients, si leur emploi n'est pas très attentivement surveillé.

A côté des canules, destinées à faire de la dilatation laryngée et trachéale haute, nous devons faire une place toute spéciale aux *canules employés d'urgence et comme moyen de dilatation dans les sténoses trachéales basses, de la partie moyenne et de la partie inférieure de la trachée.*

Signalons notamment les *canules longues métalliques du Professeur Poncet*, munies d'une canule interne et introduites à l'aide d'un mandrin. Cette canule est surtout utilisée pour les sténoses par compression : goître, etc. Habituellement, pour les sténoses trachéales intrinsèques, on emploie surtout de longues canules flexibles. Telle est la *canule de Gouguenheim*, qui se compose, comme un Krishaber, de trois canules, mais la canule externe et la canule interne comprennent : *a*) une partie supérieure, représentée par un cylindre à courbure normale et d'une longueur de cinq centimètres environ ; *b*) une partie inférieure flexible, de même longueur et constituée par une lame d'argent enroulée en spirale. La canule interne glisse dans la canule externe, dont le diamètre est un peu plus gros. Les spires suivent donc toutes les inflexions de la trachée et jouent librement les unes sur les autres.

Egidi (traité, 1906) signale, dans cet ordre d'idées, les *canules de Montenovesi et de Kœnig*. La canule de Montenovesi se compose essentiellement de deux tubes : l'un externe, court, rigide, l'autre interne, beaucoup plus long, flexible et non compressible. Elle s'emploie surtout dans les sténoses trachéales moyennes.

La canule de Kœnig est très longue et s'utilise surtout pour les sténoses basses. C'est un long tube flexible non compressible, qui permet de dépasser la sténose.

*Schrœtter* a fait construire également une longue canule élastique dans le genre de celle de Kœnig et, comme elle, s'introduisant plus facilement, la tête du malade placée en extension.

Ces différentes canules présentent, pour les sténoses trachéales moyennes surtout, de gros avantages ; mais elles ont le grave inconvénient de nécessiter un matériel compliqué ; elles n'existent que dans des cliniques très spécialisées. Elles demandent aussi à être enlevées souvent pour être nettoyées. Si la canule est double, comme celle de Gouguenheim, le nettoyage est facile ; mais quand elle est unique, il faut un aide expérimenté pour l'enlever, la nettoyer et la remettre en place toutes les fois que cela est nécessaire, chose variable évidemment suivant les sécrétions du malade, mais qui, suivant Pieniazeck, doit se faire parfois deux fois par jour, souvent seulement tous les deux ou trois jours.

Pour remédier à une partie de ces inconvénients et pouvoir sans gros matériel répondre à tous les cas de sténoses trachéales basses et même trachéobronchiques, quelques auteurs avaient déjà utilisé *les sondes urétrales et œsophagiennes*, surtout les sondes en caoutchouc rouge. Ce n'était guère jusque-là qu'un procédé d'urgence. Pieniazeck, dans son récent traité, l'érige en véritable méthode. Il prend un cathéter œsophagien, ou bien urétral, ou bien un drain de caoutchouc rouge un peu fort, pour éviter les coudures ; la longueur est naturellement variable suivant chaque cas. A l'une des extrémités, il place un petit ruban servant à la fixation de la canule improvisée derrière le cou. Il recommande de ne pas traverser la lumière du cathéter, pour éviter la formation de croûtes adhérentes à ce niveau et la gêne respiratoire consécutive. L'un de nous, en pareil cas, a utilisé simplement comme procédé de fixation, une épingle de nourrice fixée dans la paroi mais non dans la lumière du drain. Le fil de fixation était attaché à chaque extrémité de l'épingle.

Pieniazeck conseille naturellement d'arrondir l'extrémité inférieure de la canule pour éviter d'irriter la muqueuse. Dans ce but, il la recouvre d'une petite couche de cire mince, et obtient ainsi des canules flexibles de différentes longueurs et épaisseurs. Nous utilisons pour arrondir l'extrémité inférieure, un procédé infiniment plus simple et moins long. Il suffit, en effet, de brûler l'extrémité inférieure de la future canule jusqu'à ce que l'on ait une mince couche de caoutchouc en fusion, en frottant avec un tampon de coton imbibé d'alcool, d'éther ou de chloroforme, on dissout ce caoutchouc fondu et on arrondit ainsi l'extrémité inférieure

Nous introduisons la canule ainsi faite, après l'avoir très soigneusement vaselinée et en faisant mettre la tête en extension, cependant moins accentuée que pour une trachéoscopie en position assise.

Sur les données de Pieniazeck, Reiner a fabriqué des canules arrondies aux deux extrémités et recourbées dans le genre de celles de Kœnig. Tout récemment, il en a même construites de fenêtrées à leur convexité. Les canules en caoutchouc rouge très souple sont longues de dix centimètres, elles présentent un pavillon également en caoutchouc rouge. Elles paraissent très pratiques ; elles sont en tout cas très souples et doivent certainement faire une bonne dilatation très bien supportée.

### D. — *Dilatateurs à une ou plusieurs branches.*

La caractéristique de ces dilatateurs est de faire de la dilatation momentanée. Signalons comme instrument utilisable le *dilatateur trachéal à deux branches de Trousseau*, récemment employé avec succès dans deux cas par Egidi (Congrès de laryngologie de Rome, 20 octobre 1905) ; le *dilatateur trachéal à trois branches de Laborde* ; le *dilatateur à deux branches de Navratil*, préconisé par son élève Morelli et bientôt transformé par l'auteur en *dilatateur à quatre branches*; le *dilatateur de Morel-Mackenzie à trois branches ;* le *dilatateur trachéal de Schrœtter à trois branches ;* le *dilatateur à quatre branches de Moure* (1880) ; le *dilatateur de Bar* (1897) préconisé par Morris ; le *dilatateur à deux branches parallèles de Constantin Paul* ; le *spéculum dilatateur des cordes vocales et élévateur de l'épiglotte de Dionisio* (1892), introduit par manœuvre de tubage et utilisé avec succès par l'auteur dans plusieurs cas.

D'une façon générale, ces instruments peuvent s'introduire, soit de haut en bas par manœuvre de tubage au doigt ou mieux sous le contrôle du laryngoscope, soit de bas en haut par voie trachéale. Egidi, qui utilise ce dernier mode d'introduction du dilatateur, a recours à l'anesthésie générale, mais habituellement la dilatation n'est qu'un premier temps opératoire, pour permettre le curettage des granulations sous-glottiques et l'introduction ultérieure du tube laryngien. Cet auteur l'utilise même dans les rétrécissements serrés et même dans les cas de diaphragme cicatriciel, fermant complètement le larynx. Si l'on n'a pas recours à l'anesthésie générale, il faut, bien entendu, utiliser l'anesthésie locale.

Là dilatation peut être faite uniquement avec un dilatateur à deux ou plusieurs branches. On maintient l'instrument aussi longtemps que le malade peut le supporter. Cette méthode employée isolément est fort longue, les séances doivent être en pratique fréquemment répétées.

Corradi fait en effet aux dilatateurs les reproches suivants : introduction difficile, douloureuse, parfois impossible ; déglutition des liquides très gênée après la dilatation ; insuffisance habituelle de longueur des valves dilatatrices, auxquelles on ne peut pas donner les dimensions suffisantes pour dilater tout le rétrécissement ; ulcération de pression au contact des branches

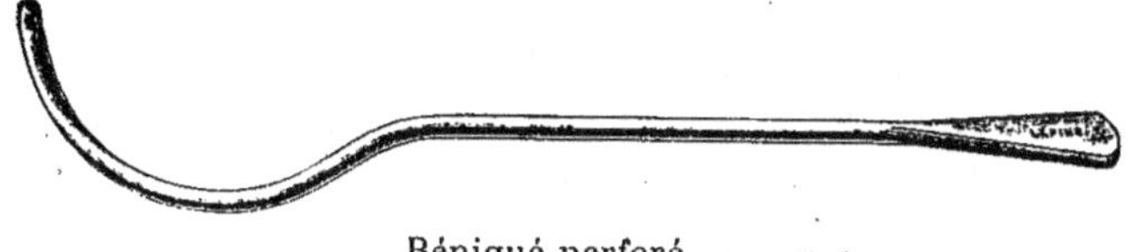

Béniqué perforé.

du dilatateur. Collinet rejette leur emploi, *sauf après trachéotomie* ; la surveillance, dans ce dernier cas, est en effet plus facile et l'on agit moins à l'aveugle.

En somme, ces reproches sont mérités et pourraient faire condamner complètement la méthode des dilatateurs. Cependant, elle doit être conservée, car elle peut donner et a donné un certain nombre de bons résultats, lorsqu'elle est utilisée après trachéotomie par la plaie trachéale et surtout comme le fait Egidi, c'est-à-dire de façon momentanée pour forcer un rétrécissement infranchissable et permettre d'autres moyens de dilatation.

### E. — Cathéters métalliques.

Les cathéters métalliques font, comme les dilatateurs, de la dilatation intermittente. Leur emploi suppose la trachéotomie préalable, car les instruments employés sont pleins et métalliques. Trois catégories d'instruments peuvent être utilisés : les *Béniqué; les cathéters de Garel; les cathéters de Boulay.*

a) *Les Béniqué* s'utilisent, soit comme cathétérisme explorateur, soit comme cathétérisme dilatateur.

Généralement introduits de bas en haut par voie trachéale, ils peuvent néanmoins, mais avec plus de difficultés à cause de leur malléabilité, franchir le larynx de haut en bas, par intubation au doigt ou mieux au laryngoscope. L'un de nous les utilise surtout comme cathétérisme explorateur et comme premier temps de la dilatation caoutchoutée permanente. Le Béniqué, introduit de bas en haut, porte à son extrémité un orifice, où il est facile de fixer le fil sans fin bucco-trachéal, qui permet toutes les manœuvres ultérieures de dilatation, sans avoir à recourir à un nouveau passage du Béniqué.

Nous n'avons pas utilisé ces Béniqué comme procédé de dilatation méthodique progressive, mais on peut essayer de le faire ; Desprès et Lucas Championnière préconisent leur emploi. Le seul inconvénient que nous leur trouvions, est leur grande malléabilité, qui ne leur permet pas de franchir des rétrécissements très serrés.

*b) Les cathéters de Garel* sont rigides et, contrairement aux Béniqué, ce sont des instruments de force. *Les cathéters métalliques de Garel* se composent d'une série de mandrins, de calibres différents, en cuivre, dont la courbure se rapproche de celle des pinces œsophagiennes. L'auteur, en effet, a émis pour principe que : plus on doit pénétrer bas dans le larynx, plus la

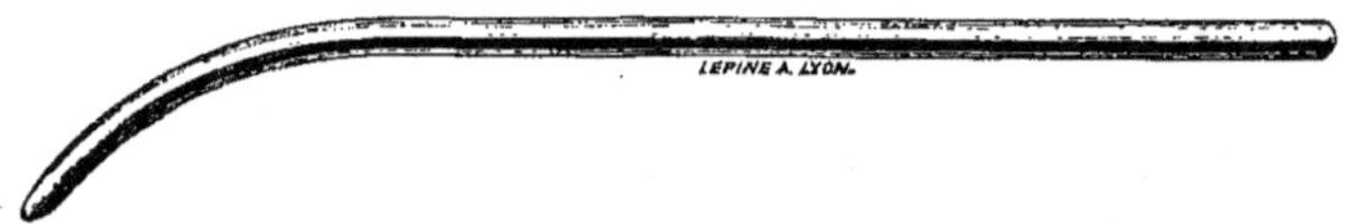


Dilatateur Garel.

courbure doit se rapprocher de celle des instruments œsophagiens. L'introduction se fait de haut en bas, avec le miroir laryngoscopique, ou bien au doigt comme un tubage. Dans tous les cas, l'opérateur ne doit pas forcer, pour éviter les fausses routes ; l'extrémité du mandrin arrive dans la canule très largement fenêtrée, cela va sans dire. La dilatation étant intermittente nécessite des séances fréquentes ; le traitement est habituellement fort long et les résultats assez irréguliers, comme d'ailleurs avec la plupart de ces méthodes de dilatation très intermittente.

*c)* Comme les cathéters de Garel, *les cathéters de Boulay* sont également rigides, en métal blanc nickelé, courbés et gradués. Les tiges dilatatrices sont au nombre de sept, elles ont un diamètre de deux à cinq millimètres, avec un demi-millimètre de gradation par tige. Elles sont fixées, par une vis de pression, sur un manche commun, fort et pesant pour être bien en main. Rectilignes et cylindriques dans les deux tiers postérieurs, elles sont incurvées dans le tiers antérieur, et leur extrémité laryngée est façonnée en cône.

La canule est une canule externe, deux fois plus épaisse que les canules ordinaires ; elle présente une large fenêtre à sa partie convexe et, à sa partie concave, une autre fenêtre, qui permet le passage de fines sondes en gommes, pour les rétrécissements très étroits.

Boulay, qui a maintes fois utilisé son instrumentation avec succès, surtout chez l'enfant, décrit le manuel opératoire de la façon suivante :

« Commencez par substituer à la canule trachéale, que porte habituellement l'enfant, la canule fenêtrée spéciale, et montez sur le manche un cathéter de calibre moyen. L'enfant étant alors placé dans la position laryngoscopique et maintenu par un aide, si cela est nécessaire, faites lui ouvrir la bouche, saisissez sa langue de la main gauche munie d'une compresse et éclairez la paroi postérieure de son pharynx, comme si vous alliez pratiquer la laryngoscopie.

Deux cas peuvent se présenter suivant que, dans ces conditions et sans le secours de miroir laryngien, l'épiglotte est ou non accessible à la vue.

Si l'épiglotte est visible, saisissez de la main droite la sonde préparée avant l'examen et portez son extrémité en arrière de l'épiglotte ; ramenez l'instrument à vous, de façon qu'il vienne en contact de celle-ci ; faites alors descendre rapidement le cathéter dans le larynx, en suivant la face postérieure de l'épiglotte.

Si l'épiglotte n'est pas visible, deux moyens s'offrent à vous pour pénétrer dans le larynx :

1° Portez l'instrument sur le fond de la gorge, et titillez avec son extrémité la paroi postérieure du pharynx ; vous provoquez ainsi un réflexe nauséeux et par conséquent une élévation du larynx ; profitez du court instant où l'épiglotte se montre à vous, pour exécuter la manœuvre précédemment décrite.

2° Si vous échouez par ce procédé, faites tenir la langue de l'enfant par un aide ; de votre main gauche devenue libre, introduisez dans la gorge un miroir laryngoscopique, au moyen duquel vous vous guidez pour faire pénétrer la sonde dans le larynx. Le cathéter étant entré dans le larynx, maintenez-le, lui et son manche, exactement dans le plan médian, pour éviter toute fausse route et tentez de franchir le rétrécissement par une pression progressive, mais qui doit rester modérée. Il n'y a qu'un signe de certitude de la pénétration de la sonde au delà du rétrécissement, c'est la vue de l'extrémité métallique de la sonde dans la lumière de la canule, où elle sera descendue le plus souvent avec un brusque ressaut. Maintenez-la en place quelques secondes, une minute si possible, selon la tolérance de l'enfant et retirez-la.

Si vous échouez, recommencez l'opération avec un cathéter de numéro immédiatement inférieur et ainsi de suite jusqu'à ce que vous réussissiez. Si vous passez aisément, tentez de faire passer la sonde du calibre immédiatement supérieur. Le cathétérisme exécuté, retirez la canule fenêtrée et remettez en place la canule ordinaire.

Dans les séances suivantes, il faut chercher à passer des sondes de plus en plus grosses. Ces séances sont répétées tous les jours, ou tous les deux jours, jusqu'à ce que le larynx admette les sondes les plus volumineuses, ce qui demandera un temps pouvant varier de quelques semaines à plusieurs mois.

Le plus souvent la dilatation ne se fait que fort lentement et il. faut quelquefois plusieurs semaines avant d'arriver à passer la sonde d'un numéro immédiatement supérieur.

D'ailleurs ce passage d'une grosse sonde n'indique pas toujours que le rétrécissement est dilaté, à priori il signifie seulement que celui-ci est dilatable. En effet, les tissus infiltrés présentent souvent une consistance élastique, qui leur permet de se laisser refouler aisément par la sonde ; mais à peine celle-ci est-elle retirée que ces bourrelets d'infiltration reprennent leur volume primitif ; l'orifice, momentanément agrandi par la présence de la tige dilatatrice, se resserre immédiatement, comme le ferait une bague élastique.

Lorsqu'on a obtenu une dilatation suffisante pour que le larynx admette un tube d'un numéro très inférieur à celui que comporterait normalement l'âge de l'enfant, *il y a avantage de substituer le tubage au calibrage*. On se trouve en effet dans les conditions d'un rétrécissement large, justiciable du traitement par l'intubation, les progrès sont alors plus rapides et l'on peut ainsi en quelques semaines obtenir une dilatation qui permettra de tenter bientôt le décanulement. ».(Boulay, *Journ. des Praticiens*, 1901).

Assez récemment, au Congrès international de médecine de Madrid, 28 avril 1903, Poli (de Gênes) a présenté une série de sondes métalliques, destinées à faire de la dilatation progressive dans les sténoses laryngées, à travers l'ouverture trachéale. Les sondes, dont la courbure est analogue à celle des sondes urétrales, ont une section triangulaire dans leur partie qui vient au contact de la glotte ; elles sont de plus pourvues sur leur convexité d'un canal destiné à permettre la respiration pendant l'application de la sonde et peuvent par conséquent dispenser du port continu de la canule pendant la dilatation.

Les cathéters métalliques, malgré l'autorité des auteurs qui les utilisent, présentent des inconvénients qu'il faut bien connaître.

On doit déployer une certaine force pour franchir le rétrécissement de haut en bas, une fausse route peut en être la conséquence. Pareil accident est arrivé à M. Garel, qui a constaté avec M. Rochet, au cours d'une laryngofissure, une fistule œsophagolaryngée créée par le mandrin. De plus, il faut être très expert en laryngoscopie et en manœuvres intralaryngées pour pouvoir passer et avec les cathéters rigides, il n'est pas toujours possible de franchir un trajet sténosé très oblique. De plus, cette méthode de dilatation a l'inconvénient d'être très intermittente et, pour nous, *c'est son défaut capital, qui rend incertain le résultat.* La dilatation faite de bas en haut avec des tiges demi-rigides plus ou moins flexibles, est certainement moins difficile et moins dangereuse.

Nous devons ajouter d'ailleurs que, quel que soit l'instrument employé, la dilatation intermittente faite par le catheter n'est, de l'avis unanime, qu'un moyen préparatoire pour rendre la sténose plus large et permettre ensuite de la dilatation continue et par suite bien plus efficace par l'iutubation ou par les tubes de caoutchouc.

A côté de ces cathéters, employés couramment par certains auteurs pour la dilatation des sténoses laryngées et trachéales hautes, rappelons que Schrœtter et Pieniazeck ont utilisé des cathéters métalliques, *pour la dilatation des rétrécissements trachéaux bas et bronchiques*, dans quelques cas spéciaux, quand le cathéter élastique se retournait, notamment pour la dilatation de la bronche gauche. Souvent en effet, le cathéter non rigide n'entre pas dans la bronche gauche, qui ne suit pas l'axe trachéal, il se retourne et file dans la bronche droite. En cas de doute sur l'introduction, il est bon, dit Pieniazeck, de contrôler par la trachéobronchoscopie, à l'aide de son entonnoir trachéal par exemple.

### F. — *Dilatation par la méthode de Schrœtter.*

Cette méthode, très utilisée jusqu'à l'intubation d'O'Dwyer, a été découverte en 1873 et vantée par de nombreux auteurs, notamment Ganghofner (1880), Hering (1880).

L'appareil se compose d'une série de tiges creuses en caoutchouc durci, dont l'extrémité interne est triangulaire comme la glotte, tandis que l'autre extrémité se termine sous forme d'un tube droit et recourbé, pour protéger l'opérateur contre le rejet des mucosités. A la partie inférieure, il existe trois œillets : un postérieur, deux latéraux ; l'appareil ne risque donc pas de se boucher. Il existe une série de douze tubes, de diamètres progressivement croissants, allant de neuf millimètres à vingt et un millimètres dans le sens antéro-postérieur et de huit à quatorze millimètres dans le sens transversal.

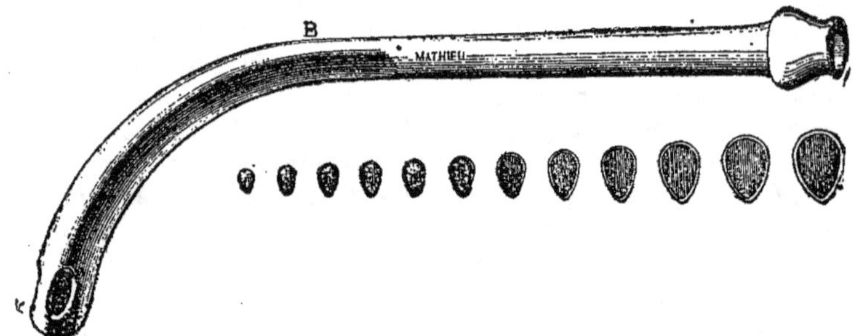


Dilatateur de Schrœtter avant trachéotomie.

Actuellement Mathieu construit cet appareil en métal et supprime le petit tube droit, existant dans l'appareil de Schrœtter ; mais beaucoup d'opérateurs préfèrent encore le tube en caoutchouc durci, malgré ses inconvénients d'asepsie, car il est plus léger et mieux toléré pour le larynx. Avant d'introduire le tube, on doit le chauffer légèrement et le vaseliner, pour faciliter l'introduction ; de même l'anesthésie cocaïnique peut être utile chez les nerveux et surtout pour les premières séances. L'introduction se fait au doigt ou au laryngoscope, comme dans la méthode d'O'Dwyer. Quand le tube est dans le larynx (circonstance indiquée par le bruit canulaire, les quintes de toux et le rejet de mucosités), il faut relever fortement l'extrémité buccale et pousser sans forcer, par un vrai cathétérisme de douceur. Si l'instrument ballotte dans le larynx, on doit en passer immédiatement un plus gros, qui quelquefois force un peu contre le rétrécissement. Si le tube s'obstrue par les mucosités (Baumgarten) on doit l'enlever, le nettoyer et le replacer. Le tube est laissé en place quelques minutes dans les premières séances ; bientôt cependant le malade le supporte une demi-heure, une heure et parfois plus. Les séances doivent être répétées souvent, tous les jours même si cela est possible, et dans ces conditions le cathétérisme, s'il est bien supporté, donne une dilatation rapide et la sténose a peu de tendance à se reproduire.

Au début de chaque séance, il est bon d'employer le dernier numéro passé, mais si ce dernier ne peut être introduit, on doit prendre un numéro plus faible et augmenter progressivement sans jamais recourir à une manœuvre de force.

Cette méthode a donné des succès dans les sténoses aiguës, mais nous n'avons à nous occuper ici que des cas chroniques.

Schrœtter, Koch, Hering, Gouguenheim, Pieniazeck la préconisent pour les cas chroniques, même après trachéotomie, soit en enlevant momentanément la canule, soit en employant des canules largement fenêtrées. Pourtant Pieniazeck ne considère pas le tube de Schrœtter comme pratique chez l'enfant. Les bons résultats de la méthode de dilatation par les tubes de Schrœtter dans les sténoses chroniques du larynx, apparaissent dans une statistique très documentée de Rundström (*Archives für laryng.*, 1899). Cet auteur a réuni vingt-huit cas traités de la sorte. L'étiologie de ses sténoses chroniques est la suivante : Syphilis, 8 cas ; typhus, 3 cas ; sclérome, 7 cas ; périchondrite, 1 cas ; diphtérie, 1 cas ; érysipèle, 1 cas ; cause inconnue, 7 cas.

Les résultats obtenus par la dilatation au bout d'un temps variable sont classés de la façon suivante :

> Très bons résultats. Respiration normale.. 20 cas
> Amélioration........................... 5 —
> Insuccès............................... 1 —
> Mort (bronchite et tuberculose pulmonaire). 2 —

La méthode de Schrœtter présente donc de nombreux avantages : elle est d'application facile pour un médecin exercé aux manœuvres laryngées; l'introduction du tube est rapide ; il est en général bien toléré tout au moins par l'adulte qui supporte le tube sans inconvénient au bout de quelques séances. Enfin ce procédé a l'énorme avantage de pouvoir être confié au malade lui-même, qui, lorsqu'il est suffisamment exercé, peut faire sa dilatation sans le secours du médecin. Des faits de ce genre ont été vus par Gouguenheim et sont d'une application courante dans la clinique de Schrœtter. Ils ne présentent d'ailleurs rien d'étonnant et l'un de nous, dans le service de M. Garel, a vu un malade porteur d'une sténose chronique du larynx, qui était arrivé à s'introduire lui-même un tube d'O'Dwyer, ce qui est une manœuvre autrement difficile qu'un cathétérisme à l'aide du tube de Schrœtter.

La méthode de Schrœtter enfin ne permet pas seulement de dilater les rétrécissements laryngiens ou laryngo-trachéaux. Elle peut servir dans les sténoses trachéales même basses, siégeant au quatrième ou cinquième anneau trachéal et même au delà. Schrœtter (*maladies de la trachée, 1896*) déclare qu'on peut introduire ses cathéters laryngiens profondément dans la trachée. Il peut être nécessaire cependant, dans les cas de sténoses trachéales basses, de modifier la courbure du tube, qui peut être un obstacle à son introduction dans les parois inférieures de la trachée. Molinié (de Marseille) rapporte, dans les *Annales de Lermoyez*, 1899, l'observation d'un adulte, porteur d'un double diaphragme trachéal (le second bas situé), qu'il a traité et guéri par dilatation, à l'aide des tubes de Schrœtter, dont la courbure avait été diminuée de façon à permettre leur introduction.

On peut adresser cependant quelques reproches au procédé de Schrœtter. Signalons la possibilité de fausses introductions œsophagiennes, qui n'ont pas plus d'importance que pour l'intubation ; l'immobilisation nécessaire du malade dans une situation pénible pendant toute la durée de la séance ; les érosions et les ulcérations produites quelquefois par cet appareil (Hering, 1880).

Pour les éviter, le cathétérisme doit être fait avec douceur, le tube laissé moins longtemps et les séances plus espacées en cas de douleur.

Comme pour toutes les méthodes de dilatation intermittente, il faut longtemps pour dilater un rétrécissement un peu serré ; et on peut trouver des sténoses infranchissables par ce procédé.

L'obstruction du tube n'est pas un danger à redouter à cause de la multiplicité des œillets et son ablation est si facile que cette complication, si elle se produit, n'a aucune importance.

Il existe cependant une complication grave ; c'est, comme l'a signalé Schrœtter en 1886, l'asphyxie due au gonflement respiratoire et qui nécessite parfois la trachéotomie. *Aussi Schrœtter conseille-t-il à l'opérateur d'avoir toujours sous la main les instruments à trachéotomie.*

En somme, la méthode de Schrœtter a rendu d'énormes services, surtout dans les cas de scléromes du larynx. Depuis l'intubation, elle a été supplantée par la méthode d'O'Dwyer, plus difficile, mais plus rapide, parce que le tube laissé à demeure fait de la dilatation permanente et non du cathétérisme momentané.

### G. — *Dilatation par les olives métalliques de Schrœtter.*

La dilatation des sténoses laryngées après tubage ou trachéotomie peut se faire, *chez les trachéotomisés*, avec la méthode déjà ancienne des olives métalliques.

Dès 1872, Tredelenbourg utilise des olives métalliques composées de deux parties vissées et traversées par un fil, dont l'extrémité trachéale sert à l'introduction et l'extrémité buccale à l'extraction. On peut passer, à l'aide d'une sonde, un fil, de bas en haut ; on y attache le fil trachéal de l'olive et par des tractions on fait passer l'olive de haut en bas. On introduit l'extrémité trachéale du fil à travers la fenêtre de la canule et on la fixe à son pourtour ; le fil supérieur s'attache autour de l'oreille comme pour le tubage d'O'Dwyer. Ce procédé n'est plus employé, tandis que le procédé de Schrœtter par les olives est d'un emploi courant.

Schrœtter a préconisé, en 1873, son appareil composé d'un introducteur, muni d'une tige creuse, d'un crochet pour le fil et d'olives triangulaires en étain à angles mousses au nombre de vingt-quatre. Le n° 1 de la série a 8 millimètres dans le sens antéro-postérieur et 6 millimètres de large, le n° 24 a 20 et 16 millimètres. Chaque numéro augmente de un demi-millimètre dans les deux sens. Ces olives triangulaires, à angles mousses, ont leurs deux extrémités renflées en bouton, dont le supérieur est percé d'un petit orifice pour fixer le fil. Pour compléter la série, M. Garel, trouvant les numéros inférieurs beaucoup trop gros, a fait construire des olives plus petites. De plus, pour faciliter la pénétration basse laryngée, il redresse notablement la courbure de la tige et des mandrins de Schrœtter.

Voici le manuel opératoire : on passe d'abord un fil double assez long dans l'orifice du renflement supérieur de l'olive ; puis on tire le fil avec le crochet passé dans la tige introductrice et on amène ainsi l'olive au contact de l'introducteur ; l'un et l'autre s'emboîtent et le fil étant fixé autour des manettes de l'introducteur ne forme plus qu'une seule tige rigide. On introduit l'appareil de haut en bas, comme pour le tubage d'O'Dwyer, soit à la main, soit mieux au laryngoscope.

La glotte franchie, le malade se met à tousser et éprouve une sensation spéciale, signe d'une bonne introduction, dit Malfilâtre ; on achève la pénétration, l'extrémité inférieure de l'olive passe à travers la large fenêtre de la canule. M. Garel insiste sur la nécessité d'avoir une fenêtre large et longue pour que l'olive passe sûrement. Le fil supérieur buccal est fixé autour de l'oreille ; on peut même, comme le fait Hering, le faire passer par le nez. L'extrémité inférieure est retenue par la pince fixatrice de Schrœtter, mais comme elle gêne la respiration canulaire, Hering la remplace avantageusement par un tube, situé à l'intérieur de la canule et creusé à sa surface d'un sillon, admettant tout juste l'étranglement du cathéter. Szeparowicz relie purement et simplement au moyen d'un fil de soie l'étranglement inférieur de l'olive à la canule trachéale. En cas d'étroitesse de l'orifice supérieur du larynx, Schrœtter conseille de passer de bas en haut par la voie trachéale ; il fait pénétrer par

l'orifice de la canule une sonde fine munie d'un fil à son extrémité, franchit le larynx et retire le fil par la bouche. Cette introduction plus douloureuse et plus compliquée est préconisée par
Hering, 1881, et Subliner, 1891.

On doit laisser l'olive quelques heures au début, car elle provoque de la douleur, puis, lorsqu'il y a accoutumance, on la
laisse vingt-quatre heures ou même plus. Pour l'enlever, on
supprime la fixation inférieure (pince ou fil), on tire le fil buccal
ou bien, si celui-ci a cassé, on enlève l'olive avec une pince laryngienne. A moins de phénomènes inflammatoires, il faut faire
l'introduction tous les jours jusqu'à dilatation suffisante. A ce
moment, Schrœtter conseille l'emploi de sa sonde avant trachéotomie utilisée jusqu'à guérison absolue.

Cette méthode, entre les mains de Schrœtter, de Hering, de
Malfilâtre, de Pieniazeck, malgré sa très longue durée, a donné
des résultats. Signalons notamment une statistique déjà ancienne
de Schrœtter : onze cas de périchondrites, presque toutes syphilitiques, complètement guéries par ce procédé ; une autre de
Hering, trente-cinq cas comprenant cinq cas syphilitiques et
ayant donné : huit guérisons complètes, quatorze insuccès, quatorze améliorations avec conservation de la canule trachéale.
Malfilâtre, sur quatre cas syphilitiques, rapporte : une guérison
complète, deux améliorations, un insuccès.

Récemment Rundström (Arch. fur laryng., 1899) signale
vingt cas traités par les olives de Schrœtter, dont sept syphilis,
huit fièvres typhoïdes, deux varioles, une tuberculose et deux
de causes inconnues. Il rapporte : treize guérisons, six améliorations, un insuccès. Il mentionne que, dans ces cas, il y avait
50 % de sténoses graves. Aussi l'auteur conseille-t-il « dans
les sténoses trachéotomisées depuis longtemps et où la lumière
est si petite que le tube à intubation, que l'on peut introduire,
est trop petit pour la respiration, de commencer le traitement
avec les olives de Schrœtter et de faire ensuite l'intubation ».

Pieniazek emploie couramment les olives de Schrœtter, soit
comme moyen de dilatation interne employé seul ou combiné
à l'intubation, soit pour dilater des sténoses cicatricielles basses
laryngo-fissurées.

En somme, cette méthode présente des avantages évidents ;
elle a donné d'assez nombreux succès dans des cas graves. Néanmoins, nous devons en signaler les inconvénients :

a) l'introduction des premières olives est difficile, souvent
douloureuse et nécessite, ainsi que le dit Schrœtter, une accoutumance progressive du malade.

*b*) le séjour prolongé de l'olive provoque parfois des ulcérations et des phénomènes inflammatoires, obligeant de suspendre momentanément la dilatation et d'employer ensuite des olives plus petites.

*c*) Pieniazeck reproche à cette méthode d'être inefficace pour les sténoses siégeant au voisinage immédiat de la fissure trachéale et sous ce rapport l'olive de Schrœtter est inférieure à l'intubation.

*d*) C'est enfin une méthode qui a souvent besoin de se compléter par d'autres modes de dilatation ; si le rétrécissement est très serré, il faut déjà le dilater un peu par le mandrin, les fils, les caoutchoucs et à la fin du traitement il est nécessaire habituellement de terminer par de l'intubation d'O'Dwyer ou par du tubage intermittent à l'aide des sondes de Schrœtter.

### *H. — Dilatation par les fils.*

La dilatation par les fils a été très rarement employée, et il faut bien le dire de suite, uniquement dans les cas de sténose très serrée qui actuellement seraient justiciables de la laryngostomie. David Newmann, 1888, et De Roaldès, 1892, ont fait la dilatation à l'aide de fils qui, en se gonflant, dilatent le conduit et permettent l'introduction ultérieure de tubes dilatateurs. Newmann put guérir ainsi deux cas de sténose très serrée du larynx, produite par des blessures de cet organe résultant de tentatives de suicide, et un cas de sténose syphilitique. Ces cas avaient résisté aux méthodes de dilatation habituelles. Cet auteur introduit, par la bouche, ou par une ouverture au niveau du rétrécissement trachéal, un stylet très fin à travers le conduit rétréci, jusqu'à ce qu'il ressorte par l'orifice de la canule ; à l'extrémité du stylet sont attachés deux fils à ligature, auxquels on fait traverser le rétrécissement et qu'on lie ensuite extérieurement. Au bout de peu de temps, ces fils se gonflent et se meuvent librement là où ils pouvaient à peine passer au début. A l'extrémité de l'un de ces deux fils, on en attache quatre nouveaux, que l'on fait ressortir de la même façon que les deux premièrs par la bouche ; on ajoute ainsi successivement un nombre de fils de plus en plus grand, jusqu'à ce que la lumière du rétrécissement soit assez forte pour admetre une sonde urétrale de n° 10. On fait alors la dilatation par une autre méthode ; Newmann et De Roaldès ont employé, après dilatation par les fils, un tube de Sundorf (laminaire). De Roaldès a utilisé dans les mêmes conditions les olives de Schrœtter et les tubes d'O'Dwyer.

### I. — **Dilatation par les caoutchoucs et les sondes en gomme.**

La dilatation par les caoutchoucs et les sondes en gomme est actuellement une méthode d'un emploi pas assez courant, mais susceptible de donner d'excellents résultats.

Son application est ancienne.

Dans la première moitié du xix⁰ siècle, un médecin lyonnais, Reybard, mettait à demeure dans le larynx des sondes élastiques pour obtenir la dilatation laryngée.

Schmidt, cité par Pieniazeck, a pu également, en 1865, guérir par la dilatation avec des sondes en caoutchouc une sténose laryngée par périchondrite cricoïdienne.

Bruns, depuis 1874, a, maintes fois, utilisé les sondes en gomme.

Parmi les auteurs plus récents, nous citerons : Héring, en 1881, qui préconise, après l'emploi des laminaires, la dilatation laryngée par les caoutchoucs ; Stœssel, 1885, qui guérit un canulard porteur d'une sténose laryngée consécutive à une plaie par arme à feu, en introduisant de bas en haut, par la plaie trachéale, des drains de caoutchouc. L'auteur insiste sur les bons effets de cette dilatation. Golding Bird utilise le même procédé avec succès en 1885 chez un canulard trachéotomisé pour un croup.

Thost, 1890, dans un cas de sténose après trachéotomie, fait de la dilatation laryngée chez un enfant canulard, en introduisant dans le larynx des bougies coniques en gomme à tige coudée à angle droit et introduites par la plaie trachéale.

Nous citerons encore Corradi, 1895, Secretan, 1896 qui, comme complément de la méthode des laminaires, utilisent des sondes en gomme et des drains en caoutchouc.

La même année, Werner (deuxième réunion de laryngologistes du sud de l'Allemagne, 1895) préconise le procédé de Thost.

Un certain nombre de laryngologistes ont dans ces dernières années, utilisé cette méthode de dilatation laryngée.

Il faut citer tout particulièrement le Professeur Pieniazeck, Celui-ci fait systématiquement de la dilatation laryngée et trachéale à l'aide de fragments de sondes urétrales et œsophagiennes, dont le calibre est approprié à l'âge du malade. Depuis 1894, il insiste, à plusieurs reprises, notamment dans son traité : *Verengerungen der Luftwege* 1901, et *Annales de Lermoyez* 1906, sur les avantages de cette méthode qu'il applique non seulement au traitement des sténoses laryngées chez des canulards, mais aussi au traitement des sténoses trachéales hautes et trachéales basses, pour les dilater et combattre l'affaissement de la paroi postérieure de la trachée.

Dans cet ordre d'idées, doit être signalée sa *canule improvisée en caoutchouc mou* utilisée dans les rétrécissements trachéaux.

Pieniazeck a même utilisé, dans le cas de sténoses laryngées, de petits ballons introduits vides d'air par la plaie trachéale, puis gonflés et obturés quand ils sont en place. On comprend que cette méthode très ingénieuse ne soit pas d'un emploi très sûr et surtout très facile. L'auteur lui-même l'a actuellement abandonnée.

En dehors de Pieniazeck, il faut citer :

Ebstein, qui préconise à *la Société Viennoise de laryngologie, 4 février 1897*, un nouveau mode de dilatation des sténoses laryngiennes consécutives à la trachéotomie ». Il introduit par la plaie trachéale des *tubes de caoutchouc très tendus*.

Nous dirons bientôt quelques mots de la méthode d'Ebstein.

Maydl, Koschier, Boulay 1897, ont utilisé la méthode de dilatation simple, par la mise en place dans le larynx de tubes de caoutchouc. Kohler, 1903, emploie également des tubes de caoutchouc.

Nous rappellerons encore que Martin et l'un de nous [1] ont récemment étudié la dilatation caoutchoutée.

La même année [2], nous avons montré à la *Société des sciences médicales de Lyon* un canulard très amélioré par l'emploi des tubes de caoutchouc, mais non décanulé. Plus tard ce malade a dû être laryngostomisé, car il était cicatriciel.

Très souvent utilisée, la dilatation caoutchoutée n'a jamais été décrite dans une étude d'ensemble. Généralement elle a cédé le pas à la méthode plus classique de l'intubation. Nous considérons cependant qu'elle constitue un procédé d'application généralement facile et dont les avantages sont précieux, car le tube de caoutchouc, bien toléré par le larynx, n'entraîne pas d'accidents de décubitus. Cette opinion a été défendue par le Professeur Killian, qui, à *la réunion des laryngologistes du sud de l'Allemagne, 1906*, recommande tout particulièrement *de délaisser les méthodes dilatatrices avec des instruments durs, méthodes qui amènent souvent de l'irritation et des ulcérations de pression pour les remplacer par des méthodes plus douces, notamment par la dilatation méthodique avec des tubes de caoutchouc*

---

1. Martin et Sargnon. *Congrès de chirurgie*, 1906.
2. Barlatier, Rabot et Sargnon. *Société des sciences médicales*, Lyon, 1906.

*mous*. C'est pour cette raison qu'il préconise l'emploi de *canule en T en caoutchouc rouge* après laryngofissure, dilatée à ciel ouvert.

La dilatation caoutchoutée est d'ailleurs une méthode très générale, appliquée couramment en dehors du larynx pour l'urèthre, le rectum, l'œsophage. On trouvera dans la thèse de M. Martin (thèse de Lyon, 1903) une étude d'ensemble de la dilatation caoutchoutée, appliquée brillamment par son père M. le Dr Martin. Il n'est pas fait mention dans cette thèse d'observations nouvelles concernant le larynx et la trachée.

Les principes généraux de la méthode appliquée au larynx et à la trachée, sont les mêmes que ceux étudiés dans la thèse de Martin. L'auteur distingue deux façons de faire de la dilatation caoutchoutée : *la méthode du caoutchouc non tendu — la méthode du caoutchouc tendu*. Cette dernière peut se schématiser de la façon suivante d'après Martin : choix d'un tube de caoutchouc, très vaseliné, introduit très tendu sur un mandrin.

Après extraction du mandrin, le tube revenant à ses premières dimensions, fait une dilatation forte du conduit sténosé.

Ces deux méthodes restent les mêmes pour le larynx, et nous allons les retrouver dans cette étude. Cependant, seule la méthode du caoutchouc non tendu doit être considérée comme très pratique pour le larynx. La méthode du caoutchouc tendu, en effet, n'a bien été utilisée pour le larynx et la trachée que par Ebstein ; elle mérite le nom de *procédé d'Ebstein*. Nous-mêmes avons utilisé plusieurs fois le caoutchouc tendu, mais dans un but d'exploration laryngée, de haut en bas, et non pour faire de la dilatation méthodique.

Nous voulons envisager simplement dans ce chapitre la dilatation caoutchoutée utilisée comme méthode de *dilatation interne sans aucune opération préalable*.

Cette méthode est applicable surtout au canulard simple et à la rigueur au tubard secondairement trachéotomisé (car son emploi suppose une trachéotomie préalable) à condition qu'il ne s'agisse pas de cicatrice serrée, comme cela s'observe habituellement chez le tubard canulard grave.

En dehors de ces cas, nous verrons plus loin que la dilatation caoutchoutée est utilisable après intervention endo-laryngée (section d'une membrane laryngée ou trachéale). Nous l'étudierons au chapitre des méthodes mixtes.

Nous verrons aussi qu'elle est *tout spécialement indiquée* après intervention externe : laryngofissure *et surtout laryngostomie dilatée à ciel ouvert*.

*Comment agit le caoutchouc ?*

Laissons de côté la méthode d'Ebstein, d'un emploi très restreint. Il est évident que dans ce cas le caoutchouc agit en faisant une dilatation brusque. Lorsqu'on retire le mandrin, le caoutchouc reprend ses dimensions premières, et c'est à l'élasticité du tube qu'est due la dilatation.

Le caoutchouc non tendu agit autrement et de façon plus douce, surtout s'il s'agit de tube de caoutchouc mou. Un tube demi-dur fait une dilatation comparable à celle obtenue avec un instrument métallique mais avec plus de douceur.

Un tube de caoutchouc rouge (sonde de Nélaton ou drain) fait de la dilatation constamment élastique, très douce, sans provoquer d'ulcération. C'est une méthode excellente de dilatation interne. Le caoutchouc rouge utilisé après incision interne, ou après opération externe fait macérer la plaie et amène progressivement ainsi que nous l'avons vu nettement après laryngofissure, l'élimination du tissu cicatriciel et la formation d'un revêtement épidermique solide. La compression constante exercée sur les tissus épaissis, et les végétations, comme on les observe chez les canulards, amène petit à petit la résorption au moins partielle de ces obstacles

Il est nécessaire de signaler que le caoutchouc laissé longtemps au contact des tissus s'impreigne de macération et devient fétide ; aussi devra-t-on le changer fréquemment. Il est bon également de l'employer très vaseliné, ce qui pour nous facilite l'épidermisation, en évitant les ulcérations et les traumatismes au niveau du rétrécissement.

*Manuel opératoire.* — L'introduction des caoutchoucs se fait comme nous l'avons dit soit de haut en bas soit de bas en haut.

*Introduction de haut en bas.* — Avec une sonde en gomme suffisamment rigide l'introduction peut se faire sans mandrin ; mais avec la sonde de Nélaton le mandrin est absolument nécessaire pour donner de la rigidité à l'ensemble de l'instrument et permettre à la sonde d'entrer dans le vestibule laryngien et de forcer le passage glottique. Cette introduction se fait par véritable manœuvre de tubage ; il est donc inutile de la décrire. L'un de nous emploie à cet effet comme nous l'avons signalé à propos des méthodes d'exploration un mandrin sur lequel on tend le caoutchouc. Autant que possible il faut prendre une sonde de Nélaton non percée. Cette instrumentation a été indiquée précédemment. Le plus souvent nous l'employons comme méthode d'exploration, mais lorsque nous pouvons passer par ce procédé et conduire la sonde jusqu'à l'orifice trachéal, nous enlevons la canule, nous explorons avec le miroir de Clar, l'orifice trachéal dilaté avec un spéculum du nez, nous saisissons là sonde avec une pince, et la ramenons extérieurement par la fistule trachéale, après avoir retiré au préalable le mandrin introducteur. Nous devons ajouter cependant que cette méthode, relativement difficile, n'est pas utilisée habituellement par les auteurs qui préfèrent l'introduction de bas en haut.

*Introduction de bas en haut. Procédé d'Ebstein* (caoutchouc tendu). — Voici la description qu'en donne Collinet. « Ebstein emploie des tubes de caoutchouc très tendus sur un cathéter métallique. L'extrémité supérieure de la sonde ne doit pas dépasser le vestibule laryngien ; après l'introduction on retire le cathéter et on coupe le tube au ras de la partie supérieure de la plaie trachéale. En reprenant son volume primitif la sonde dilate la sténose et se pose elle-même dans le rétrécissement ; on place ensuite une canule à trachéotomie ordinaire. Cette dilatation élastique agit très énergiquement et n'irrite pas le larynx. On peut laisser le tube vingt-quatre heures en place. Pendant un jour ou deux il n'y a pas à craindre qu'il ne tombe. » Nous n'avons pas utilisé le procédé d'Ebstein qui est évidemment logique et mérite d'être essayé.

*b) Procédés des caoutchoucs non tendus.* — C'est le procédé habituellement utilisé, notamment par Thost, Stœssel, Bird, Boulay, Corradi. Nous l'utilisons habituellement, car l'introduction de bas en haut est relativement facile, tandis que l'introduction de haut en bas, chez le canulard non anesthésié, échoue parfois par suite du spasme des cordes. L'opération comprend trois temps.

1° *Le passage d'un cathéter de bas en haut jusque dans la cavité buccale.* — Ce cathéter est généralement métallique (de préférence un béniqué fin, que nous employons muni d'un œillet à son extrémité pour pouvoir attacher le fil). On peut employer aussi une sonde demi-molle, mais l'introduction en est plus difficile car en butant sur l'éperon trachéal antérieur, elle a une tendance habituelle à filer en bas dans la trachée. On peut aussi utiliser une sonde de caoutchouc mou, mais alors montée sur un mandrin métallique demi-rigide ; tige de cuivre par exemple ou béniqué mince. D'une façon générale les difficultés d'introduction tiennent à l'éperon trachéal antérieur ; c'est le premier obstacle et le plus important pour nous. Il est parfois nécessaire de dilater la plaie trachéale avec un dilatateur à trois branches, ou avec le dilatateur bivalve d'Egidi. Le deuxième obstacle est constitué par la lumière laryngée plus ou moins serrée. Ajoutons enfin que les soudures laryngo-trachéales ou laryngiennes ou même seulement les sténoses cliniquement très serrées constituent naturellement une impossibilité matérielle pour utiliser ce procédé.

c) *Descente du fil bucco-trachéal.* — Le cathéter, une fois arrivé dans la bouche, est amené au dehors avec une pince ou avec le doigt ; on y fixe un fort fil de soie et on retire de bas en haut le cathéter qui entraîne avec lui le fil, dont l'une des extrémités sort alors par la trachée, l'autre extrémité restant dans la bouche.

3° *Fixation et passage du drain.* — Le drain de caoutchouc rouge très vaseliné est traversé par l'extrémité trachéale du fil. Comme caoutchouc nous employons soit un drain dont l'extrémité a été arrondie à la flamme (comme pour les canules de caoutchouc) et bourrée de gaze pour éviter le passage des liquides dans la trachée, ou bien l'extrémité d'une sonde, ce qui nous évite de le garnir de gaze et de l'arrondir artificiellement. Le calibre à donner au drain est naturellement variable suivant le degré de perméabilité de la sténose et ne peut être déterminé que par tâtonnements. Le drain, naturellement très vaseliné, est tiré de bas en haut, à l'aide du fil buccal, mais on doit aider la pénétration en poussant avec l'autre main le bout inférieur. Les premières fois on est habituellement obligé d'enlever la canule avant toutes les manœuvres, mais dès que le trajet est constitué on peut la laisser en place. Si l'on enlève la canule, un aide doit se tenir prêt à l'introduire, munie du Krishaber, pour remédier aux accidents asphyxiques qui sont à redouter.

Le drain est donc en place dans le larynx ; le fil supérieur sera fixé autour d'une oreille comme un fil de détubage ou bien supprimé, tandis que le fil inférieur sera noué autour du cou et servira de fil sans fin.

*Quelle longueur donner au drain ?* Il y a plusieurs façons de procéder. On peut faire ressortir le caoutchouc très long du côté buccal et du côté trachéal, auquel cas on complètera l'anse de caoutchouc par un fil, qui unit ses deux extrémités. Ce n'est pas le procédé que nous utilisons habituellement, car il occasionne de la gêne buccale, qu'il est préférable d'éviter. Nous amenons le drain jusqu'au niveau des aryténoïdes sans le dépasser, ce dont nous nous assurons par le toucher digital, mais en bas nous laissons dépasser le drain de deux ou trois centimètres. Nous avons donc la possibilité de refouler le drain de bas en haut ce qui nous permet de supprimer sans inconvénients le fil de détubage, qui par lui-même est une gêne et peut amener à la longue de petites ulcérations au niveau de l'épiglotte ou de la commissure des lèvres. Ajoutons aussi que l'enfant peut très facilement tirer sur le fil de détubage, aussi préférons-nous d'ordinaire le supprimer. On peut encore, tout en laissant le drain sur les aryténoïdes, l'enfouir complètement en bas entre la trachée et la convexité de la canule, mais alors il faut, pour le sortir facilement, que cette extrémité inférieure soit biseautée et solidement fixée. Dans ce cas il est nécessaire de laisser le fil supérieur pour faire la manœuvre du fil sans fin. Ajoutons aussi que c'est alors surtout que le tube devra être fermé pour éviter la déglutition des liquides dans la trachée. Nous préférons habituellement le deuxième procédé qui, pour nous, ne présente qu'un inconvénient, c'est de créer à la partie supérieure et latérale de la canule un canal artificiel d'aspect fongueux, mais dont la cicatrisation se fait très rapidement sitôt la dilatation terminée. Par contre, nous y voyons le gros avantage de détruire l'éperon trachéal antérieur qui constitue un très sérieux obstacle au rétablissement de la respiration normale.

*Quand faut-il changer le caoutchouc ?* La conduite peut être très variable ; on peut le laisser parfois huit jours, habituellement moins. Personnellement, nous avons constaté qu'au début la dilatation caoutchoutée produit une macération des tissus qui amène une élimination et un peu d'irritation de la plaie avec sécrétion abondante et formation de croûtelles. Nous avons l'habitude de changer le caoutchouc au début tous les trois jours, plus tard nous le laissons jusqu'à huit jours, mais jamais plus. En toutes circonstances, dès que la fétidité survient nous l'enlevons pour le remplacer par un autre.

*Comment faut-il le remplacer ?* Le procédé est très simple. Si le fil de détubage existe, une simple traction amène le drain dans la bouche ; en cas contraire, nous refoulons de bas en haut le caoutchouc, que nous allons chercher dans le pharynx avec deux doigts ou avec une pince guidée sur l'index. Au fil inférieur on adapte naturellement le nouveau caoutchouc que l'on place comme précédemment. Pour que la dilatation élastique soit bien supportée, il ne faut pas augmenter rapidement le calibre de la sonde ; sauf au début dans la période de tâtonnements on ne devra pas dépasser deux numéros ; parfois, lorsque la dilatation sera assez avancée, on devra maintenir un certain nombre de fois le même numéro.

*La durée de la méthode* est habituellement de quelques semaines, comme dilatation interne sans opération préalable.

Nous avons observé quelques accidents bénins qui se réduisent à des *déplacements, des ulcérations légères et des troubles de la déglutition*. *Le déplacement du drain en haut* provoque des nausées et des vomissements ; il faut vérifier au doigt la position du tube et si ce dernier dépasse un peu les aryténoïdes le refouler au doigt en faisant ou non des tractions sur le fil inférieur. *Le déplacement du drain en bas* s'observe surtout quand ce dernier ne dépasse pas la glotte. Il a une tendance dans ce cas à se recourber en arrière et peut arriver à se loger derrière la canule, car il est repoussé en bas par l'éperon trachéal antérieur. En pareil cas l'enfant accuse de la gêne et s'il y a un fil de détubage, il éprouve de la douleur, car le fil alors trop tendu peut occasionner des *ulcérations* au niveau de la partie supérieure du larynx. Ces ulcérations, léger accident que nous avons observé, siègent au vestibule laryngé ou à la commissure des lèvres ; elles sont dues au fil supérieur mis trop tendu ou tiré en bas par le tube déplacé. Il ne s'agit pas là d'ulcérations graves ; ce sont simplement des exulcérations. Pour les éviter nous supprimons habituellement le fil supérieur. Si cet accident de déplacement en bas, avec ou sans ulcération, s'est produit, il faut enlever le drain et tout remettre en place. Dans un cas, chez un enfant de dix-sept mois, nous avons observé à la suite d'un déplacement du tube en bas, ayant amené vraisemblablement des exulcérations de l'orifice supérieur du larynx, des troubles de déglutition qui ont duré une quinzaine de jours, sans gravité d'ailleurs. Les liquides et même les purées pas très épaisses ressortaient par la canule. Nous avons dû cesser la dilatation et la simple mise au repos du larynx, combinée avec une alimentation épaisse, a suffi pour amener la guérison sans que nous ayons été obligés d'employer le tamponnement suscanulaire utilisé en pareil cas par Piéniazeck, et que nous avons eu l'occasion d'employer dans une autre circonstance chez un autre malade. Nous rappelons que pour éviter les accidents de déglutition trachéale il faut utiliser, au début, tout au moins, les drains fermés.

Ces quelques inconvénients sont peu de choses en comparaison des énormes avantages que présente cette méthode C'est tout d'abord *la rapidité de la dilatation*. On gagne très vite une quinzaine de numéros, trois ou quatre semaines suffisent habituellement: Quand chez un larynx d'enfant de cinq à six ans nous arrivons par exemple au numéro 30 (soit une dilatation de plus d'un centimètre) nous ne cherchons pas trop à obtenir plus, mais seulement à maintenir le résultat.

Dans ce but, avant de supprimer complètement la dilatation, nous employons à plusieurs reprises le même numéro.

*La dilatation interne caoutchoutée est très bien supportée.* — Elle ne provoque pas de douleur, si elle n'est pas trop rapide ; elle n'ulcère pas le larynx (sauf quand le tube se déplace et reste déplacé de longues heures). *L'alimentation est facile* ; l'enfant n'interrompt pas sa vie habituelle, sauf les deux ou trois premiers jours ou par prudence, de crainte d'une poussée fébrile, on le garde au lit. Ajoutons enfin que la dilatation caoutchoutée *fait un massage énergique des articulations laryngées*, favorise les résorptions de l'œdème chronique. Elle permet très bien d'agir sur les rétrécissements souples et larges, mais elle n'a pas d'action sur les cicatrices serrées.

Tous ces avantages n'existent bien entendu que pour *la dilatation interne caoutchoutée permanente*, et s'appliquent non seulement à la dilatation laryngo-trachéale que nous venons d'étudier mais aussi à la dilatation permanente trachéale, telle que la pratique Pieniazeck avec des canules caoutchoutées. Ils se retrouvent, mais seulement de façon partielle, *quand la dilatation caoutchoutée est intermittente*.

*La dilatation caoutchoutée intermittente* s'applique, en effet, aux rétrécissements du larynx et de la trachée :

*a) Pour le larynx et la partie supérieure de la trachée*, Bruns (de Tubingen), dès 1874, utilisait déjà des bougies élastiques coniques introduites de bas en haut et qui plus facilement supportées que les cathéters en ébonite de Schrœtter pouvaient rester en place pendant deux heures. Thost en 1890 emploie des bougies coniques en gomme à tige coudée à angle droit qu'il introduit de bas en haut.

*b) Pour la partie inférieure de la trachée et même pour les bronches*, Pieniazeck a utilisé également des bougies et des sondes en gomme.

Nous ne faisons d'ailleurs que signaler cette dilatation intermittente, qui, tout au moins en ce qui concerne le larynx et la partie supérieure de la trachée, doit céder le pas à la dilatation continue.

### J. Dilatation par les tiges de laminaires

La dilatation par les tiges de laminaires est un procédé ancien. Il a été préconisé en 1881 par Hering, puis repris, en 1895, par Corradi qui décrit longuement le manuel opératoire (*Gazette des sciences médicales de Venise*). Il est appliqué par Secrétan en 1896. Corradi en 1897 rapporte l'observation d'une fillette de cinq ans, canularde depuis un an à cause d'une atrésie presque complète du larynx, chez laquelle il fit avec succès de la dilatation par les tiges de laminaires (*Archivio di otol., rinol. e laryng.*, février 1897). Plus récemment ce procédé est utilisé par un certain nombre d'auteurs, en particulier par Boulay.

Le manuel opératoire est simple. Corradi utilise « des cylindres de laminaires, gradués par série de 10 suivant leur grosseur et longs de deux à trois centimètres et une canule spéciale munie d'un orifice au niveau de la convexité ». L'application du procédé comprend trois temps :

1° *Le passage d'un fil de soie dans le larynx.* — On procède de façon très simple en introduisant d'abord de bas en haut une bougie anglaise de tout petit calibre, à l'extrémité de laquelle est fixé un fil de soie solide et qu'on retire par la plaie trachéale. A ce moment le larynx est traversé par le fil dont une extrémité ressort par la bouche et l'autre par l'orifice inférieur.

2° *Le passage de la tige de laminaire.* — On doit la choisir d'un calibre approprié au rétrécissement et s'assurer de sa parfaite conservation dans le liquide où on la tient en réserve (éther iodoformé d'habitude). On fixe cette tige de laminaire au fil inférieur et en tirant sur le bout buccal on la met en place dans le larynx. On doit avoir eu soin précédemment de munir la laminaire d'un fil de soie fixé à la partie inférieure.

3° *La fixation de la tige de laminaire.* — C'est alors qu'on utilise la canule spéciale de Corradi. Le fil inférieur de la laminaire est introduit dans l'orifice de la canule, celle-ci est mise en place dans l'orifice trachéal, et en tirant sur le fil on met l'extrémité inférieure de la laminaire en contact avec la convexité de la canule. Le fil supérieur est alors fixé à l'oreille de l'enfant. On s'assurera, avant de tout laisser en place, que la tige de laminaire affleure seulement le vestibule laryngé, condition nécessaire pour qu'elle soit supportée.

La dilatation doit être continuée pendant six à douze heures (Boulay). Au bout de ce temps la tige de laminaire a acquis environ le quadruple de son calibre initial et doit être retirée ; l'extraction est faite par la voie buccale, à cause du gros calibre de la tige et par traction sur le fil supérieur qui doit par conséquent être très solide.

La dilatation par les laminaires est très bien supportée par l'enfant et ne produit habituellement ni sphacèle, ni irritation, si la tige ne reste pas trop longtemps en place. Elle fait une dilatation très rapide, et doit être surveillée attentivement à ce point de vue car si la sténose n'est pas facilement dilatable, il peut résulter des accidents douloureux et du sphacèle dus à l'excès de pression sur le larynx.

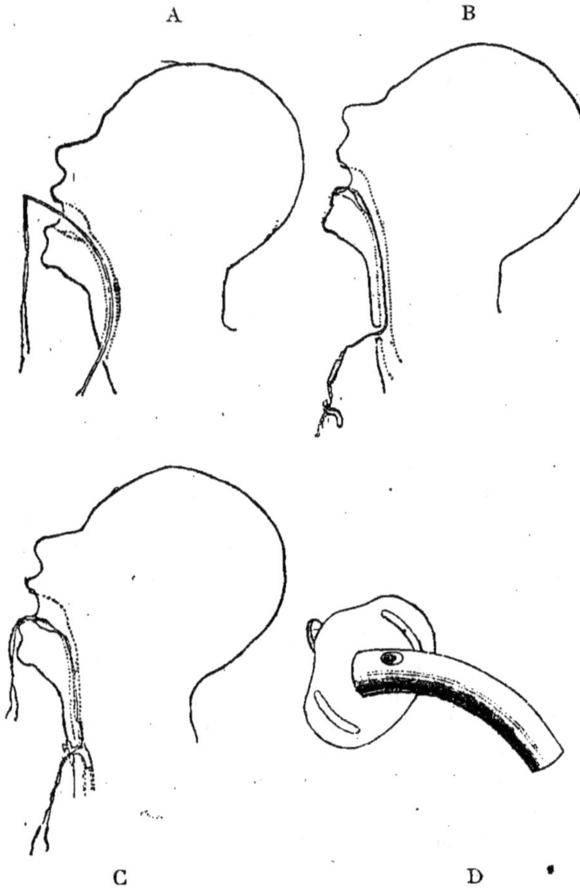



Dilatation par des tiges de laminaires (méthode de Corradi-Hering).
A. B. C. Différents temps de l'opération.
D. Canule fenêtrée.

Le procédé n'est applicable qu'à des rétrécissements qui ont une certaine extensibilité et qui sont déjà suffisamment perméables. Une des observations de Boulay se rapporte à un enfant dont la sténose était serrée et Boulay dut, avant de pouvoir introduire une tige de laminaire, commencer la dilatation avec des bougies filiformes laissées en place ; trois jours après la laminaire fut introduite et bien supportée.

Nous n'avons pas utilisé le procédé de Corradi et n'avons pas d'opinion personnelle sur ce sujet. Corradi, Boulay et un certain nombre d'autres ont fait avec succès de la dilatation par ce moyen, sans avoir d'accidents. Le procédé a d'ailleurs été utilisé comme agent de dilatation momentanée et Corradi notamment l'a associé à l'emploi des sondes en gomme. « Dans les intervalles entre les différentes applications des cylindres de laminaires nous introduisons dans le larynx, dit-il, par le même procédé un tube de gomme molle, qui maintient la dilatation et peut rester en place deux à trois jours et même davantage, c'est-à-dire jusqu'au moment de l'introduction d'un nouveau cylindre de laminaire. ». Plus tard la dilatation est continuée par l'emploi exclusif des sondes en gomme ou par l'intubation.

Pieniazeck, dans son traité des rétrécissements des voies respiratoires, Egidi dans son ouvrage (Intubation et trachéotomie, 1906), signalent ce procédé sans y insister beaucoup.

### Dilatation par l'intubation

Nous abordons avec ce chapitre, une méthode classique des plus importantes et des mieux étudiées.

Depuis 1890 surtout, l'intubation a été appliquée au traitement des rétrécissements laryngés, et laryngo-trachéaux. Nous allons dans un rapide historique citer la plupart des auteurs qui l'ont utilisée.

*Historique.* — L'intubation, comme moyen de traitement des sténoses, a été utilisée dans deux conditions très différentes :

1° *Un certain nombre d'auteurs, rejetant le plus possible la trachéotomie secondaire chez le tubard, ont recours à l'intubation dilatatrice.* — Telle est la ligne de conduite adoptée et conseillée par O' Dwyer, Bokay, Ganghofner, Von Ritter, Bonain, Egidi.

2° *Un certain nombre d'autres (et ce sont les plus nombreux) utilisent l'intubation après trachéotomie.* — Parmi eux la plupart ont employé le *tube ordinaire* ; d'autres ont utilisé le *tube à fixation trachéale* dont l'emploi est plus récent. Nous citerons parmi ces derniers, Schmiegelow en 1894, Killian en 1895, John Rogers en 1905, Citelli et Nicolaï en 1906.

Ranke est un des premiers en 1890 qui ait appliqué l'intubation au traitement des canulards. A la même époque nous citerons encore Anderson et Gampert. Peu à peu la méthode s'est généralisée dans tous les pays, si bien qu'il est impossible de citer tous les nombreux auteurs qui ont eu recours à l'intubation. Nous signalerons cependant :

*Scholmeley, Glaser, Guyer, Illberg* (1893), *Schmiegelow, Toti, Waxham, Delavan, Simpson, Bokay* (depuis 1893).

*Eklund, l'un de nous et son élève Ferroud* (1894), *Levrey* (1895), *Killian, Schwalbe, Baginski, Egidi* (1897), *Longo, Damieno* (1897), *Baer.*

En 1899, Bonain a utilisé chez un enfant de seize mois, canulard, l'intubation qui a donné un rapide succès; Egidi depuis 1897 l'a utilisée très fréquemment; le professeur C. Comba (1901) a fait également l'intubation chez des enfants canulards.

En 1901 (*Boletin de laryngologia, otologia y rhinologia*), le docteur R. Vargas (de Valladolid) rapporte la première guérison obtenue en Espagne, après trachéomie, dit-il, au moyen de l'intubation par la méthode d'O'Dwyer. Enfin mentionnons tout particulièrement le professeur Pieniazeck, qui a traité beaucoup de canulards par l'intubation avec ses tubes triangulaires qu'il emploie depuis nombre d'années.

*Instrumentation.* — Chez les non trachéotomisés, ou bien lorsque l'opérateur, avant de faire l'intubation, enlève la canule, sans vouloir faire de la fixation trachéale, on peut employer un tube quelconque, long ou court, classique ou modifié, peu importe; c'est une question de préférence personnelle et d'adaptation à la lésion. Mais si la canule est laissée en place, à moins qu'il ne s'agisse d'une trachéotomie très basse, le tube court seul peut être utilisé; ou bien il faut employer des canules absolument spéciales, telle que *la canule extraordinairement fenêtrée de Stœrck*, dont toutes les parois postérieure et latérales sont absentes. On peut aussi dans le même ordre d'idées employer au lieu de semblables canules des dilatateurs tels que le dilatateur bivalve d'Egidi.

Nous ne voulons pas énumérer ici tous les tubes longs utilisables ; tous ceux dérivés de la série d'O'Dwyer, avec leurs modifications plus ou moins heureuses, sont employés. Faisons cependant une place à part pour les séries atypiques de tubes : en particulier la *série de Massei.* Ce sont des tubes de longueur et de calibre différents, dont les uns ont une petite tête et un corps volumineux, les autres une grosse tête et un corps très mince. O'Dwyer et Bonain conseillent des tubes ayant des têtes et des ventres de calibres différents. C'est le même principe que la série atypique de Massei. Indiquons aussi de façon toute spéciale *les tubes triangulaires de Pieniazeck,*

Cet auteur a bien voulu nous envoyer un modèle de ses tubes, avec de très nombreuses explications résumant sa pratique. Il nous dit, en particulier, ceci : « ils sont comme ceux d'O'Dwyer à l'extrémité supérieure, mais triangulaires au niveau de la glotte, plus ronds au milieu et un peu plus courts que les tubes d'O'Dwyer ». Pour chaque âge l'auteur a fait faire deux tubes, l'un moins large, l'autre plus large.

Mentionnons encore avec Bonain, *le tube à tête surélevée* pour le traitement des fongosités développées dans le vestibule du larynx, tube imaginé par Dillon-Brown, et avec Citelli (Congrès de Milan, 1906), le tube spécial employé en cas d'œdème inflammatoire de l'entrée du larynx

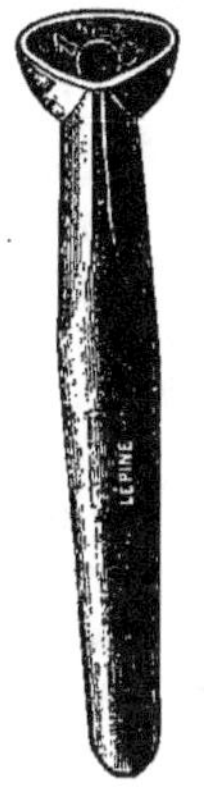

Tube de Piciniazeck

avec tuméfaction marquée de l'épiglotte. C'est un tube avec un segment dépassant la tête et s'adaptant parfaitement à l'introducteur et à l'extracteur d'O'Dwyer (Voir plus loin la figure du tube de Citelli à tête surélevée).

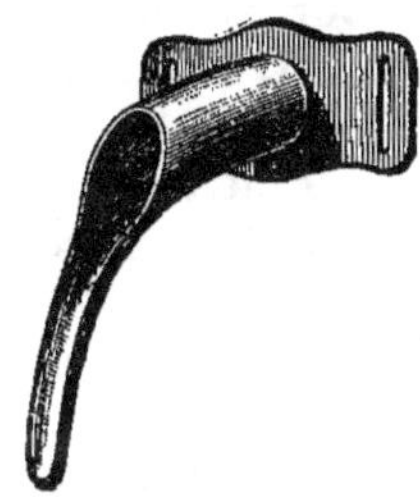

Canule de Stœrck.

Quel que soit le modèle employé, devons-nous préférer le tube en ébonite au tube en métal ? N'ayant pas l'expérience du tube en ébonite nous ne pouvons nous prononcer, mais nous devons constater que beaucoup d'opérateurs préfèrent le tube en ébonite plus léger et mieux supporté.

A côté de ces tubes, signalons encore *les appareils avec fixa-*

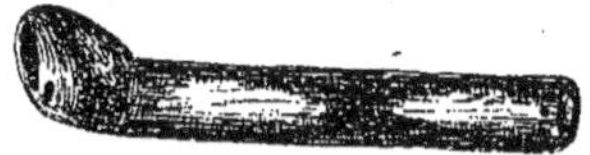

Tube de Dillon-Brown à tête surélevée pour le traitement des fongosités développées dans le vestibule du larynx.

*tion trachéale*. Nous les décrirons séparément en étudiant leur manuel opératoire, mais nous devons déjà faire remarquer que toutes les fois que la fixation trachéale se fait à l'aide d'une vis, il est bon que la vis et le tube ne soient pas de même matière, pour éviter les incrustations qui créeraient d'énormes difficultés de détubage.

Mentionnons encore *les tubes médicamenteux* imaginés par

O' Dwyer : tubes de gélatine alunée, vantés par Fisher, 1903, Moltchanow, Bonain, Bokay, John Rogers, 1905, et d'ichtyol gélatiné utilisés par Tanturri.

*Manuel opératoire.* — Nous éliminons naturellement de ce chapitre l'intubation faite pour dilater une cicatrice ou une membrane laryngo-trachéale après incision préalable. C'est un point que nous envisagerons particulièrement en étudiant les méthodes mixtes, avec opération sanglante et dilatation par voie interne. Pour les mêmes raisons, nous renvoyons à un autre chapitre l'étude de l'intubation après opérations par voie externe, telles que la laryngofissure.

L'intubation proprement dite se fait soit d'une façon intermittente, soit d'une façon continue en laissant le tube à demeure.

*La dilatation intermittente par le tubage*, méthode employée par Bokay, consiste à mettre un tube dans le larynx pendant un temps très court. C'est plutôt une méthode *préventive* de la sténose, qu'une méthode vraiment dilatatrice. En faisant chaque jour un tubage de courte durée, Bokay a pu éviter la sténose cicatricielle.

Le plus habituellement on a recours à la *dilatation continue par l'intubation.*

L'intubation ainsi faite, varie suivant qu'on l'utilise *avant trachéotomie chez le tubard ou après trachéotomie.* Même dans ce dernier cas, on peut ou bien laisser refermer la plaie trachéale, dont l'occlusion est en général très rapide (quelques jours à peine), ou bien maintenir béant l'orifice trachéal en employant les tubes à fixation inférieure.

### A. Intubation sans trachéotomie

Nous n'avons pas besoin d'indiquer comment doit être fait le tubage sans trachéotomie. Nous avons assez longuement exposé, à propos du traitement prophylactique, les données cliniques si bien indiquées dans l'ouvrage de Bonain.

Voici les conseils donnés par Boulay pour le traitement par l'intubation des rétrécissements larges sans trachéotomie :

« Le diamètre de la sténose étant apprécié approximativement au laryngoscope, on prépare à la fois tout ce qu'il faut pour un tubage et pour une trachéotomie, si celle-ci n'a pas été faite ; il est, en effet, à craindre que les tentative de tubage, si elles échouent, amènent une crise spasmodique nécessitant l'ouverture immédiate de la trachée.

Si le tubage réussit, on laisse le tube en place pendant vingt-quatre à trente heures ; au bout de ce temps, on détube l'enfant et on laisse, autant que possible, son larynx au repos pendant deux à trois heures ; ce délai passé, on introduit soit un tube de calibre supérieur, si possible, soit le même tube, et on le laisse encore en place pendant le même laps de temps. On continue ainsi le traitement jusqu'à ce qu'on arrive à passer le tube qui convient à l'âge de l'enfant. A ce moment, on espace les séances de tubage et on en réduit plus ou moins la durée selon la façon dont respire le malade dans leur intervalle. On ne peut établir de règles fixes à cet égard ; dans quelques cas, des séances quotidiennes d'une demi-heure à une heure de durée, pendant quinze jours consécutifs, peuvent suffire à amener la guérison, alors que chez d'autres malades il faut un traitement continu pendant cinq, six, huit mois et plus pour obtenir un résultat définitif. Dans les cas rebelles il y a parfois intérêt à prolonger le séjour du tube pendant plusieurs jours consécutifs. Dans tous les cas, il ne faut cesser le traitement qu'une fois la certitude acquise que la sténose n'a plus aucune tendance à la reproduction. » Boulay, *Journal des Praticiens*, 1901.

Le manuel opératoire que décrit Boulay est classique. Tous les auteurs qui ont eu recours à l'intubation avant trachéotomie pour traiter une sténose laryngée ont procédé de même, espaçant ou rapprochant les séances de tubage, augmentant ou diminuant la durée du séjour du tube, suivant les indications tirées de chaque cas particulier. Il est à remarquer que ce traitement nécessite une surveillance continue de l'enfant et souvent un temps très long. *L'intubation n'est efficace que lorsqu'elle est faite de façon très méthodique et sans interruption longue, qui exposerait à perdre une partie de la dilatation précédemment obtenue.* Galatti et Von Ritter ont observé le fait et disent qu'on est obligé quelquefois de placer un tube d'un numéro ou deux plus petit pour regagner petit à petit le calibre antérieur.

### B. Intubation après trachéotomie.

En étudiant maintenant l'intubation faite après trachéotomie, nous voulons surtout nous occuper des cas où l'on maintient béant l'orifice trachéal, en laissant la canule en place ou bien en la remplaçant par un dilatateur.

On peut, en effet, pratiquer l'intubation chez un canulard sans se préoccuper de l'orifice trachéal. Cette conduite est adoptée par un certain nombre d'auteurs. Rappelons que dans ce cas l'orifice trachéal se referme très vite. Au bout de cinq à six jours, il ne permet plus d'introduire une nouvelle canule. A partir de ce moment, l'opérateur se trouve placé dans les conditions du tubage fait sans trachéotomie, c'est-à-dire que des accidents respiratoires peuvent survenir du fait du *rejet ou de l'obstruction brusque du tube*, et nécessiter d'urgence la réouverture de la trachée et la mise en place d'une canule, si l'on ne peut pas réussir à retuber de suite l'enfant. Cette trachéotomie d'urgence faite dans des conditions toujours défectueuses, est un danger auquel est exposé le malade dans les premiers jours du traitement tout au moins. Une surveillance médicale attentive, qui, le plus généralement est difficile en clientèle, peut diminuer ces dangers ; il n'en reste pas moins vrai qu'on n'évitera les accidents asphyxiques brusques qu'en maintenant béant l'orifice trachéal, qui servira à assurer la respiration.

On peut, de façon très simple, arriver à ce résultat en laissant en place la canule ou bien en la remplaçant par un dilatateur. L'intubation est alors facile, avec un tube long en employant une canule très fenêtrée, ou bien avec un tube court en laissant à demeure une canule ordinaire, si la trachéotomie est suffisamment basse.

De ces deux façons de procéder, la seconde nous paraît préférable.

Les canules fenêtrées, tout au moins celles qui sont assez largement fenêtrées pour permettre le passage du tube, sont généralement dépourvues de canule interne. Elles sont de ce fait d'un nettoyage difficile lorsqu'elles sont encombrées de mucosités trachéales. Nous préférons, dans la mesure du possible, ne pas employer de canules aussi largement fenêtrées que celles utilisées pour l'intubation avec un tube long.

A notre avis, bien que nous préférions à l'intubation, la dilatation caoutchoutée, que nous utilisons en laissant la canule, le procédé de choix en matière d'intubation après trachéotomie consiste à mettre un tube court en laissant à demeure une double canule fenêtrée ou non.

De la sorte, nous pouvons, à un moment donné, obturer l'orifice canulaire avec un petit bouchon de caoutchouc et la respiration se fait alors uniquement par les voies naturelles. A la moindre alerte, la première personne venue peut enlever le bouchon et retirer la canule interne.

Nous ne voulons pas insister davantage sur la technique de l'intubation. Ce serait absolument hors de propos ; tout le monde la connaît au moins théoriquement. Nous tenons à dire, cependant, que l'intubation chez les tubards et les canulards est une opération infiniment plus délicate et plus difficile que dans les sténoses aiguës, quoique de gravité moindre, parce que le danger n'est ordinairement pas immédiat.

Une des grosses difficultés consiste à choisir le tube approprié au degré de la sténose. Quand on peut faire la laryngoscopie, le tâtonnement est moins long, mais, en cas contraire, chez le tout petit, par exemple, il faut toujours avoir plusieurs numéros différents tout prêts avant de commencer l'opération.

Enfin, étant données les difficultés d'adapter très exactement le tube au degré et à la forme de la sténose, il est préférable de laisser un fil solide à demeure (de la bonne soie plate). Cette

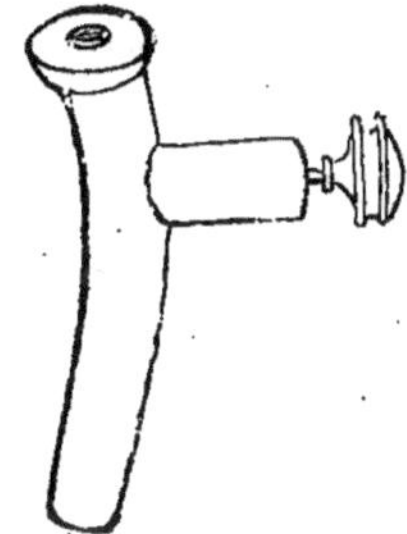

Tube de Schmiegelow à fixation trachéale.

précaution est utile, mais elle nous paraît surtout indispensable quand la trachéotomie n'a pas été faite ou quand, après trachéotomie, on laisse se fermer la plaie trachéale.

Nous avons déjà signalé qu'on pouvait maintenir béant l'orifice trachéal en remplaçant la canule par un dilatateur. Tel est le *dilatateur bivalve d'Egidi* dont nous avons déjà parlé et qu'il est inutile de décrire de nouveau. ·

Abordons maintenant l'étude de procédés en général plus récents, destinés à amener *la fixation inférieure du tube en conservant l'orifice trachéal.*

Quelques-uns de ces procédés datent déjà d'un certain nombre d'années.

Nous empruntons à l'ouvrage de Bonain la description du procédé d'O'Dwyer et du procédé de Schmiegelow.

Bonain signale que pour maintenir l'ouverture trachéale chez l'enfant trachéotomisé O'Dwyer « s'est servi avec succès dans plusieurs cas d'un bouton d'ébonite imaginé par Pitts et Brook, monté sur une plaque, comme la canule à trachéotomie. Chez l'adulte pour maintenir pendant la dilatation l'ouverture trachéale béante, il conseille de placer simplement dans la trachée une petite canule bouchée à l'extérieur et ne gênant pas trop l'introduction du tube laryngien ». Bonain préfère la canule de Stœrck. Schmiegelow cité par Bonain a le premier utilisé chez les sujets trachéotomisés un tube spécial avec fixation inférieure par la plaie trachéale : « Un bouton s'adapte au tube de Schmiegelow à l'aide d'un pas de vis pénétrant par l'ouverture trachéale. ». L'auteur n'a pas été satisfait de ce mode de fixation, ainsi que le rapporte Killian en 1895 (traitement par l'intubation des sténoses laryngotrachéales après trachéotomie, deuxième réunion des laryngologistes du Sud de l'Allemagne à Heidelberg).

A ce même Congrès, Killian cite neuf observations, datant des trois dernières années, de canulards pour croup avec granulations, gonflement sous-glottique et cordes immobilisées en position médiane. Après avoir fait le diagnostic causal aussi minutieusement que possible et après curetage des granulations, l'auteur a utilisé un tube en ébonite, qui cause moins d'ulcérations que le tube en métal. Ce tube, dit-il, doit dépasser la fistule trachéale d'environ un centimètre et demi à deux centimètres et dans la sténose profonde il peut descendre assez bas dans la trachée. Tous les angles et les rebords doivent être très mousses et les tubes du début ne doivent pas s'introduire à frottement. Il y a un fil supérieur buccal fixé à l'oreille de l'enfant ou fil de détubage (Killian déconseille la fixation nasale du fil qui amène de l'irritation, du gonflement et de la gêne de la respiration nasale) et un fil inférieur de fixation qui passe par la plaie trachéale. Ce dernier traverse la paroi antérieure du tube.

Le mandrin introducteur doit dépasser le tube, pour faciliter l'introduction en cas de spasme des cordes. Enfin l'auteur a employé des boulons trachéaux, munis d'une plaque externe de fixation, en caoutchouc durci. Le fil trachéal traverse le boulon percé sur toute sa longueur et se fixe à une anse de la plaque de fixation.

L'intubation est faite comme d'habitude, mais l'aide enlève la canule quand le tube arrive à son contact. A l'aide d'un petit crochet courbé à angle droit, fin et court, on ramène le fil inférieur par la plaie trachéale, on le noue et on le fixe. Ces tubes sont assez bien supportés mais nécessitent une surveillance attentive. Ils s'obstruent facilement, s'il y a des complications pulmonaires. Il faut en cas d'alerte sortir d'abord le boulon trachéal, puis le tube et par l'orifice remettre en place une canule.

Le premier tube est laissé deux à trois semaines en place. Il faut préparer un second tube avant de faire l'intubation, et pour faciliter la deuxième intubation, Killian conseille, en retirant le tube, de garder une anse de fil trachéo-buccal qui facilite l'introduction par traction trachéale.

Quand l'enfant respire relativement bien l'auteur supprime le boulon et ne garde que la plaque de fixation.

Il ne faut songer à l'éloignement définitif du tube que lorsque l'enfant respire facilement et sans bruit après l'extubation ; on attend deux à trois heures et on observe le petit malade assis, couché, courant et même dans le sommeil. On doit d'ailleurs se tenir prêt à faire une nouvelle intubation d'urgence dans les

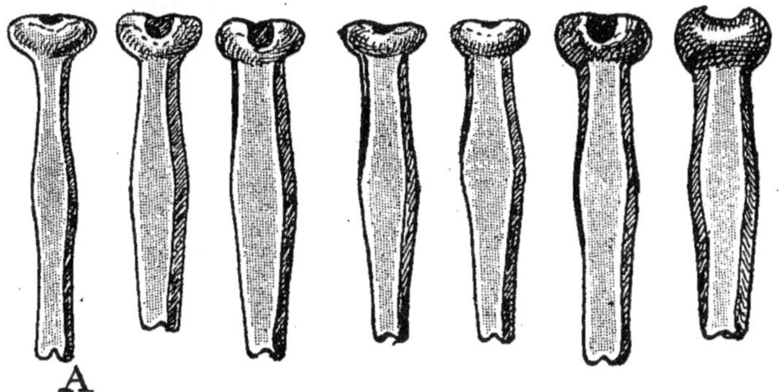

Série des tubes spéciaux de John Rogers à renflements plus gros que ceux d'O'Dwyer.

vingt-quatre heures qui suivent et pendant longtemps encore examiner minutieusement le larynx.

A la fin du traitement, les petits malades sont habituellement enroués par irritation laryngée, mais l'enrouement disparaît bientôt tout seul.

L'auteur concluait à cette époque « qu'en suivant bien ses règles on peut presque avec sûreté éviter les cas malheureux et guérir les cas graves ».

Tout récemment : John Rogers (*the Américan Journal*, novembre 1905), dans un article très important, recommande très fortement l'emploi des tubes à fixation trachéale chez les canulards. Il distingue :

1º *Le tube normal* ou série typique des sept tubes d'O'Dwyer pour enfants et des dix tubes pour adultes fabriqués par Ermold.

2º *Le tube spécial* qui a la même longueur que le tube normal, mais où la portion resserrée au-dessous de la tête et du renflement est plus grosse dans le diamètre transversal d'1/32 de *inch* (le inch vaut 2 centimètres 54). Le renflement doit avoir un diamètre transversal de 3/32 de inch plus grand que le cou du tube pour éviter l'expulsion spontanée. Dans les cas de

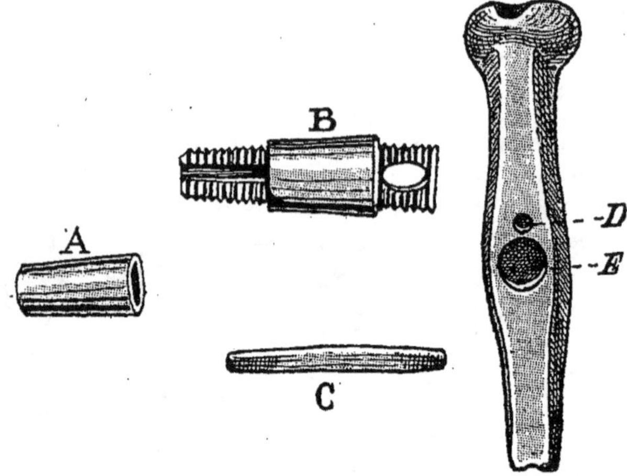


Tube tamponné de John Rogers divisé en ses différentes pièces.
D. Tube perforé en E. — B. Tampon. — C. Aiguille de fixation du tampon.
— A. Bouchon de fermeture.

laryngite hypertrophique l'auteur dit que cette différence est trop minime, qu'il faut 4 ou 5/32 de inch et déclare que la vie des malades peut tenir à cette différence.

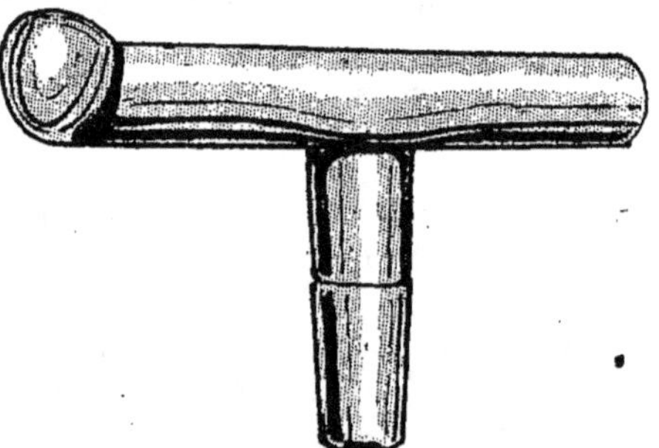

Tube tamponné de John Rogers en place.

3° *Le tube tamponné* est un tube muni d'un tampon, s'adaptant exactement dans une perforation de la paroi antérieure d'un tube normal ou d'un tube spécial à travers la fistule trachéale. Ce tampon est percé à son bout intérieur d'un trou dont la grandeur correspond exactement à la lumière du tube. Le tampon est muni d'une aiguille qui le retient et qui quand le tampon est en place l'empêche de se tourner et de boucher ainsi

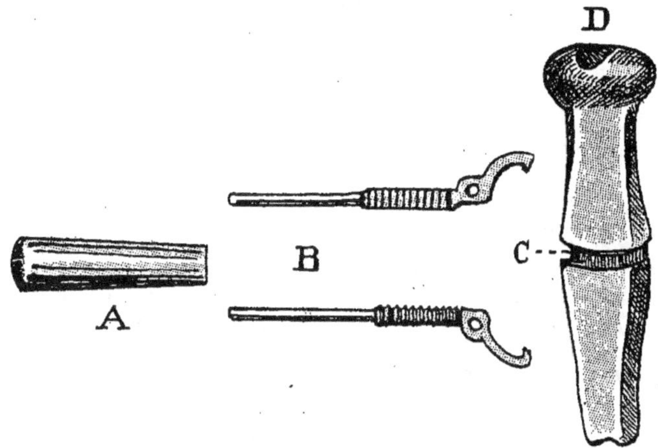



Tube cramponné de John Rogers divisé en ses différentes pièces. D. Tube avec ses canelures latérales C. — B. Crampons s'adaptant dans les canelures. — A. Bouchon de fermeture de crampons.

la lumière du tube. Pour pratiquer cette perforation antérieure, il faut prendre au préalable le niveau exact de la fistule trachéale.

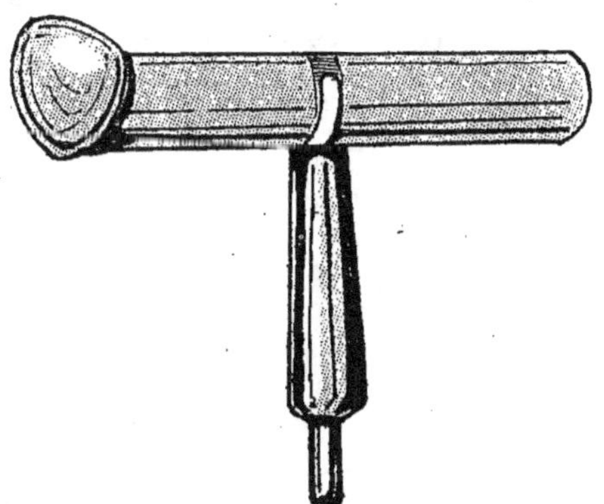

Tube cramponné de John Rogers en place.

4° *Le tube cramponné* est muni d'une paire de crampons mobiles en métal en forme de forceps. Il se fixe au niveau de deux canelures sur la paroi latérale du tube, les crampons sont maintenus en place par un anneau vissé autour d'eux. Généralement les tubes sont en ébonite mais l'auteur insiste sur ce fait que tampons ou crampons ne doivent pas être faits de la même matière que le tube pour éviter la soudure par incrustation.

Les tubes tamponnés et cramponnés sont de sûrs garants contre l'expulsion et la fermeture prématurée de l'orifice trachéal, chose très importante à cause de l'obstruction. Le tube est laissé en place un mois à six semaines, mais il faut le nettoyer de temps en temps en enlevant le tampon ou les crampons.

L'auteur alterne suivant les cas la série de ses tubes et emploie tantôt l'un tantôt l'autre.

Dans le travail de John Rogers, auquel nous empruntons les détails précédents, sont donnés les résultats d'une statistique de 22 cas. Ces résultats sont les suivants :

*Trois morts* 1° néphrite et pneumonie

        2° asphyxie par antoextubation

        3° asphyxie par obstruction d'un tube métallique.

*Deux insuccès*

*Sept malades encore en observation.* « Je ne considère pas, dit John Rogers, un malade comme guéri avant l'expiration d'au moins une année après la dernière intubation sans aucun signe de sténose ». Parmi ces sept malades, cinq gardent encore leur tube, mais ont été très améliorés (trois d'entre eux peuvent respirer naturellement par le larynx pendant quelques heures ou quelques journées, et deux autres sont restés sans tube pendant un intervalle de une à trois semaines. Les deux autres malades, dit John Rogers, semblent guéris, mais l'année exigée n'est pas encore passée.

*Dix guérisons* : Tous les malades de cette catégorie n'ont présenté aucun trouble respiratoire depuis plus d'un an et quelques-uns depuis quatre à cinq ans. Tous parlent, mais la voix est, suivant les cas, ou parfaite ou enrouée.

John Rogers n'a pas utilisé exclusivement chez ces 22 malades ses tubes à fixation trachéale. Il a employé également des tubes simples sans fixation inférieure : tubes normaux ou tubes spéciaux, et maintes fois il a dû pratiquer au cours du traitement plusieurs trachéotomies chez le même malade et même plusieurs laryngofissures.

Une de ses observations est ainsi résumée :

*Sténose due à de la laryngite hypertrophique après intubation pour diphtérie laryngée, compliquée de cicatrice résultant de plusieurs trachéotomies et laryngotomies ; obstruction par spasme des adducteurs et granulations ; guérison par un traitement de deux ans et demi par le tubage spécial. Durée de la sténose six ans.*

Nous notons que chez cet enfant opéré pour la première fois à trois ans, il y a eu en six ans outre un grand nombre de tubages avec les tubes normaux, spéciaux, tamponnés et cramponnés *quatre trachéotomies et trois laryngofissures.* Malgré ces multiples incidents, le malade a guéri « avec une bonne voix un peu enrouée ».

Le professeur Citelli (de Catane) a communiqué en septembre 1906 à la Société italienne d'otologie et de laryngologie à Milan[1] un nouveau tube avec fixation trachéale inférieure : « Ce sont des tubes elliptiques ordinaires D'O'Dwyer, à travers le bout antérieur desquels on a pratiqué deux tunnels par tubes à un niveau tel que l'un des deux correspond à la plaie trachéale, même si elle est faite un peu bas. De cette façon il sera facile à l'aide d'un crochet flexible ad hoc, pourvu d'un chas à son extrémité, de faire passer à travers la plaie trachéale un fil de soie dans ce tunnel, pour en faire sortir les deux chefs par la plaie et les attacher autour du cou. Si par précaution on veut maintenir béante la plaie trachéale, on pourra placer entre les deux chefs du fil, soit un tampon de gaze aseptique soit un cylindre stérilisé en verre. La méthode essayée sur le cadavre a très bien réussi ; nous ne savons pas si elle a été employée sur le vivant.

Enfin Citelli signale encore que Nicolaï utilise aussi les procédés de fixation trachéale inférieure. Nous n'avons pu nous procurer cet appareil. Citelli ajoute que le procédé de Nicolaï comme ceux de Killian, de Rogers et de Schmiegelow, est moins simple que le sien, car il nécessite des tubes spéciaux, tandis que le sien peut ainsi bien servir pour les cas aigus que pour les cas chroniques, avant comme après la trachéotomie.

*Quand faut-il commencer l'intubation ?* — Nous rappellerons brièvement ce que nous avons dit précédemment à propos du traitement prophylactique.

Tant que les phénomènes inflammatoires laryngés sont aigus, il y a danger à faire de la dilatation. Le tube, et surtout le tube métallique d'O'Dwyer, expose à des ulcérations graves en raison même de la fragilité de la muqueuse. Il faut attendre la fin de l'inflammation laryngée. C'est d'ailleurs le conseil donné par

---

1. Voir *Archives internationales de laryngol.*, janvier-février 1907.

la majorité des auteurs qui font l'intubation préventive et curative de la sténose, Killian, en 1895, estimait qu'après la diphtérie cinq à six semaines sont nécessaires avant de commencer l'intubation. Il recommande d'attendre tant que le pouls est irrégulier et fréquent pour éviter les accidents mortels par paralysie cardiaque. Egidi dans son traité récent partage la même opinion.

Les auteurs qui font chez le tubard de l'intubation prolongée sans trachéotomie estiment que la dilatation faite à l'aide de tubes de calibres et de formes appropriés permet de combattre les progrès de la sténose laryngée.

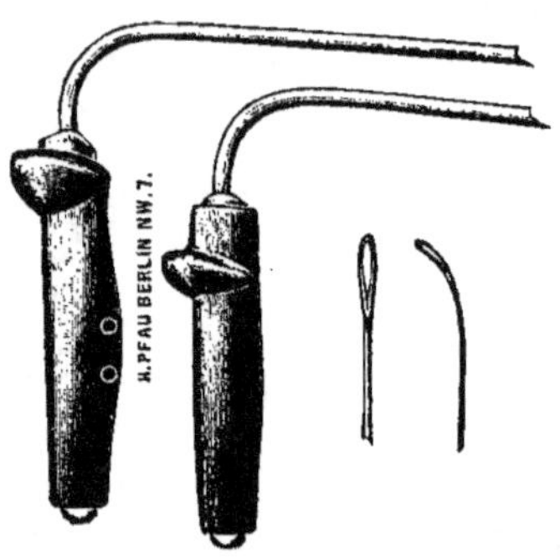


Tube de Citelli.

Le tube de droite à tête surélevé est employée en cas d'œdème ou d'obstacle de l'orifice supérieur.

Le tube de gauche est un tube de fixation trachéale, tout à fait à droite de la figure, les deux aiguilles pour le passage du fil.

Notre opinion sur cette question est la suivante. A l'intubation prolongée, qui expose aux détubages avec asphyxie brusque parfois mortelle, nous préférons la trachéotomie secondaire après laquelle nous attendons un certain temps pour que les accidents laryngés aigus aient cessé. Nous ne commençons le traitement local que lorsque ce délai est passé, en ayant soin toutefois de ne pas attendre trop longtemps, car le port prolongé de la canule favorise l'évolution vicieuse des cicatrices. En pareil cas d'ailleurs nous préférons utiliser la dilatation par le caoutchouc plutôt que l'intubation, car toute chance de mort brusque est ainsi supprimée.

Il est évident que lorsque le malade est un canulard depuis longtemps, l'intubation peut être faite très à froid et par conséquent les mêmes accidents ne sont plus à redouter.

Les soins à l'intubé ne présentent rien de bien spécial : ce sont absolument les mêmes que pour une intubation primitive et il est inutile de les rappeler. Il faut cependant signaler la nécessité, pour certains tubes à fixation trachéale laissés longtemps, de les nettoyer par leur ouverture trachéale. La surveillance du malade, quand on laisse sa canule en même temps que le tube, est facile. On n'a rien à redouter du côté du tube, mais quand la canule est enlevée, qu'il s'agisse d'un tube à fixation trachéale ou d'un tube ordinaire il faut une surveillance médicale attentive et permanente.

*Combien de temps faut-il laisser le tube?* — Il ne s'agit plus là de cas aigus ; la même prudence ne s'impose donc pas. Le tube est habituellement laissé une huitaine de jours quand il s'agit de tubes ordinaires. Mais certains auteurs ont pu les laisser beaucoup plus longtemps : témoin le cas d'O'Dwyer où le même tube resta dix mois sans gros inconvénient sauf l'encroûtement de matières calcaires. Il s'agissait d'une syphilitique adulte qui avait gardé son tube tout ce temps sans venir se montrer, et qui guérit après détubage. Il faut tenir compte de l'âge du malade, l'adulte supportant bien mieux le tubage prolongé que l'enfant.

En ce qui concerne les tubes à fixation trachéale la durée de séjour est évidemment plus longue. Schmiegelow les a laissés un mois ; Killian deux à trois semaines ; John Rogers de un mois à six semaines.

La durée totale du temps de l'intubation ne peut être évidemment appréciée même de façon approximative. Quelques malades ont guéri après quelques séances d'intubation. Chez d'autres le traitement a duré six mois, un an et plus ; chez d'autres enfin, malgré la longueur du traitement, l'intubation a dû être abandonnée sans avoir fourni de résultats satisfaisants.

Le détubage pratiqué à des intervalles variables, suivant les cas se fait à la pince, par manœuvres mixtes, ou par manœuvres externes, ou bien encore avec le fil.

Lorsqu'on se sert de pinces extractrices on emploie soit l'extracteur d'O'Dwyer, soit la pince extractrice de Rabot, modifiée par Ferroud, soit dans les cas difficiles, lorsque la tête du tube est descendue au niveau des cordes par exemple, la pince à courbure œsophagienne imaginée par Garel en pareil cas. En cas de détubage particulièrement compliqué (chute du tube dans la trachée) nous n'hésiterions pas à essayer, en dehors de toute urgence bien entendu l'extraction sous le contrôle de la laryngoscopie directe chez l'enfant, quitte à pratiquer une trachéotomie en cas d'insuccès.

Quand le tube très petit est descendu au niveau de la glotte, on peut aussi, si l'orifice de trachéotomie a été conservé par la canule laissée en place, le rechercher par laryngoscopie directe sous-glottique rétrograde et l'extraire par cette voie ou en le refoulant de bas en haut.

Ces descentes du tube sont possibles et existent, étant donné qu'il s'agit de larynx sténosés pour lesquels on commence souvent la dilatation par le n° 1 de la série d'enfants. Bien entendu dans les cas compliqués toutes ces manœuvres doivent être précédées d'une radioscopie, quand il n'y a pas urgence bien entendu.

L'extraction peut se faire aussi par manœuvres mixtes suivant le procédé de l'un de nous que nous n'avons pas à décrire ici (procédé Rabot).

Enfin l'extraction peut se faire uniquement par manœuvres externes (procédé de Bayeux, s'il s'agit de tubes courts, et surtout procédé du professeur Marfan, qui a le grand avantage de s'appliquer au tube moyen et même au tube long avec plus de difficultés bien entendu).

A cause des difficultés d'extraction que l'on a dans les sténoses chroniques, le procédé de choix est à notre avis l'extraction par le fil.

A défaut d'une surveillance médicale constante la conservation du fil permet à une garde malade intelligente de détuber facilement l'enfant en cas d'accidents respiratoires.

Quand il s'agit de tubes à fixation trachéale le détubage est naturellement plus complexe et nécessite une connaissance accomplie de chaque appareil utilisé.

*Résultats fournis par l'intubation.* — L'intubation compte à son actif de nombreuses guérisons. Quelques-unes ont été très rapides. Un certain nombre d'observations se rapportent à des malades chez lesquels quelques séances de dilatation par le tube ont suffi à rétablir la respiration laryngée. Il s'agit dans ces cas de sténoses purement fonctionnelles. Les sténoses anatomiques, à plus forte raison celles qui sont dues à un processus cicatriciel ne fournissent pas de guérisons aussi rapides. Ce sont alors des formes graves, qui peuvent encore guérir par l'intubation, mais qui nécessitent cependant un traitement de longue durée. Il s'agit de mois, parfois même d'années.

Certains auteurs ont pu guérir ainsi complètement des malades indécanulables, depuis trois et cinq ans (Pitts et Broock) et même six ans (Bokay).

Rundström (Stockolm Hygiœa, 1899, *Arch. für Laryngol.*, 1900) relate quarante-deux cas de sténose chronique du larynx et de la partie supérieure de la trachée traités par l'intubation. Les résultats obtenus sont :

Respiration normale.................... 32 cas
Amélioration........................... 5 —
Insuccès............................... 1 —
Mort................................... 4 —

Malheureusement dans les sténoses serrées il est impossible de passer un tube. Aussi faut-il commencer le traitement en pareil cas, en dilatant par d'autres méthodes jusqu'à ce qu'il soit possible d'utiliser l'intubation.

A côté de ses succès l'intubation compte de nombreux insuccès dans les sténoses très cicatricielles.

En résumé l'intubation présente des avantages. Elle est habituellement bien supportée, si toutefois elle est pratiquée après cessation des phénomènes inflammatoires. Elle donne des succès rapides dans les sténoses fonctionnelles. Elle peut même guérir, mais en général au bout d'un temps long, les sténoses cicatricielles surtout les sténoses larges et dilatables.

S'il s'agit de diaphragme mince l'intubation est une méthode excellente et rapide, mais elle nécessite quelquefois pour être efficace l'incision préalable de la membrane (Massei).

L'intubation est un procédé de dilatation facile à graduer qui agit, ainsi que l'ont montré O'Dwyer et Bonain en amenant du massage du larynx, et surtout des cordes en adduction, en mobilisant les articulations crico-aryténoïdiennes. « Dans ce but, O'Dwyer signalé par Bonain, conseille de se servir de préférence pour ce traitement de tubes cylindriques en caoutchouc durci pour déterminer un plus grand écartement des cordes vocales ».

Enfin l'intubation amène la résorption des tissus hypertrophiques notamment de l'hyperplasie habituelle des cordes chez les canulards.

Elle a par contre moins d'action sur le tissu nettement cicatriciel, sauf sur les cicatrices minces, extensibles. Son effet sur les cicatrices épaisses nettement fibreuses et non incisées est très contestable. L'intubation prévient la cicatrice bien plus qu'elle ne la guérit.

Il ne faudrait pourtant pas croire que l'intubation n'ait que des avantages. Elle présente en effet de très réels inconvénients, les uns d'ordre général, les autres variables avec les procédés employés.

*Inconvénients généraux.* — Tout d'abord ils se rattachent à l'introduction du tube. Il faut pouvoir passer. Or il est des malades trachéotomisés qu'on ne peut pas tuber uniquement à cause du spasme. Nous avons déjà mentionné le fait observé chez des enfants très nerveux. En pareil cas nous avons dû renoncer à l'intubation et pourtant de bas en haut nous franchissions très facilement le larynx avec un Beniqué. De haut en bas toute manœuvre était impossible.

Il faut passer prudemment et cette prudence est indispensable, si l'on ne veut provoquer ni ulcération ni hémorragie. L'intubation est une opération difficile et comme le disait l'un de nous [1] « elle est et restera toujours une opération à la portée de quelques-uns seulement ».

Le professeur Egidi qui a obtenu d'excellents résultats par l'intubation chez les canulards signale le danger de confier l'intubation à des personnes inexpérimentées (*Congrès de Rome*, 1906).

Personnellement nous considérons l'intubation dans les sténoses chroniques, comme moins dangereuse mais moins facile que dans les sténoses aiguës. L'introduction du tube est souvent très difficile et chez un malade porteur d'une sténose laryngée chronique nous n'essayons l'intubation qu'après avoir préparé les instruments pour la trachéotomie.

Une fois le tube passé, il faut qu'il reste. Or les larynx rétrécis rejettent facilement le tube. C'est un fait bien connu. Il est très difficile d'avoir toujours des tubes exactement appropriés aux dimensions de chaque larynx rétréci.

O'Dwyer et Massei signalent le maintien impossible du tube quand le cartilage cricoïde est détruit. Le tube en place peut s'obstruer ; il se bouche certainement moins souvent que dans les sténoses aiguës, mais le fait n'en existe pas moins et nécessite comme le disait Killian en 1895, la surveillance constante par une garde-malade intelligente, qui saura détuber à l'aide du fil. Enfin le tube une fois enlevé, le malade peut paraître très bien respirer, mais petit à petit le tirage revient, nécessitant de nouvelles intubations de durée progressivement moins longues. L'intubation expose en effet à des récidives.

Enfin le tubage n'est applicable qu'aux sténoses laryngiennes et trachéales hautes, c'est-à-dire juxtalaryngiennes. Il est juste d'ajouter que dans la majorité des cas c'est à ce niveau que siège la sténose.

Après ces inconvénients généraux à la méthode, signalons ceux inhérents à chaque procédé.

1. Rabot. Journal des médecins praticiens de Lyon, 31 octobre 1906.

A. *La canule est laissée en place.* — Les inconvénients sont à peu près nuls si le tubage est correctement fait. L'extubation, l'obstruction du tube sont possibles sans danger pour le malade. Il n'est pas indispensable de faire une surveillance aussi attentive. C'est le procédé de choix.

B. *On supprime la canule et on met un tube à fixation trachéale.* — Le tube peut s'obstruer et comme on le laisse longtemps il faut le nettoyer de temps en temps. La fixation trachéale peut s'incruster, ce qui rend parfois son ablation impossible. Enfin l'ablation même normale de la fixation trachéale nécessite un opérateur exercé. Une pareille méthode suppose donc une surveillance très sérieuse. Dans le deuxième cas traité par Killian il y eut mort par asphyxie dans la nuit par obstruction du tube, le secours médical étant arrivé trop tard.

C. *On enléve la canule et on laisse se fermer l'orifice trachéal.* — Nous revenons alors aux inconvénients de l'intubation faite à l'exclusion de toute trachéotomie. L'expulsion et l'obstruction du tube sont des dangers permanents pour le malade.

Dans la discussion qui a suivi la communication de Killian en 1895, Werner signale ces dangers et rappelle que Schmiegelow a perdu plusieurs malades par expulsion du tube dans des sténoses chroniques. Parmi les observations que nous connaissons, il est des cas où l'expulsion du tube a entraîné des accidents asphyxiques nécessitant une trachéotomie nouvelle faite en extrême urgence et exposant au maximum la vie du malade.

L'obstruction du tube est certainement moins à redouter que son expulsion. Il est préférable en pareil cas pour permettre un détubage rapide, de laisser le fil à demeure. De cette façon, en cas d'asphyxie due à l'obstruction du tube, une garde intelligente peut détuber facilement l'enfant.

L'intubation faite avec des tubes courts, en conservant la canule nous paraît donc le procédé de choix. C'est à lui qu'on doit recourir chez le canulard toutes les fois qu'il sera possible de le faire. Dans ces conditions l'intubation reste une bonne méthode de dilatation laryngée.

### Dilatation par les tubes de Killian

Cette méthode, utilisée depuis peu, est applicable au traitement des sténoses trachéales basses et même trachéo-bronchiques. Elle sert à la fois à l'exploration et à la dilatation. Nous l'avons étudiée précédemment ; elle permet un diagnostic précis.

Comme méthode de traitement, elle est applicable aux rétrécissements syphilitiques, au sclérome, qui n'entrent pas dans le cadre de notre étudé. Elle n'est passible d'aucune objection sauf bien entendu d'être intermittente. C'est d'ailleurs un reproche à adresser à certaines méthodes de dilatation laryngée et à toutes les méthodes de dilatation des rétrécissements trachéaux bas et trachéo-bronchiques.

## La thiosinamine

Après avoir exposé les différents procédés de dilatation interne du larynx, nous voulons étudier, en quelques mots, un agent thérapeutique plusieurs fois utilisé comme adjuvant de la dilatation.

Employée pour la première fois par von Hebra, la *thiosinamine* possède la propriété de ramollir le tissu cicatriciel. Elle a rendu des services, ainsi que la *fibrolysine* (natrosalicylate de thiosinamine) dans le traitement des cicatrices consécutives aux lupus, des rétrécissements de l'urètre, de l'œsophage et dans le traitement de la surdité par otite adhésive (Horeau : thèse de Paris, 1907 ; Lermoyez et Mahu : *Presse médicale*, 22 juin 1907).

L'action de la thiosinamine s'exerce sur le tissu conjonctif pathologique formé autour d'une perte de substance. Elle ramollit ce tissu conjonctif pathologique sans agir sur le tissu conjonctif sain (Mendel). Elle agit moins nettement sur le tissu cicatriciel. Cependant Combes (de Lausanne) a récemment rapporté à la Société Vaudoise de Médecine du 2 décembre 1905 plusieurs observations qui tendent à démontrer que les brides cicatricielles, les adhérences et mêmes les sténoses cicatricielles peuvent être favorablement influencées par ce médicament.

*La thiosinamine n'est réellement efficace que si on lui associe une thérapeutique mécanique.* Elle devient alors un utile adjuvant de la dilatation interne et c'est à ce titre que nous l'envisageons.

En ce qui concerne le larynx, la thiosinamine, quelquefois utilisée, a rarement donné des résultats positifs.

Dans l'observation V de la thèse d'Eymeoud, chez une enfant canularde depuis un an, traitée précédemment par le tubage, par la dilatation à l'aide de bougies métalliques, plusieurs fois décanulée, mais chaque fois avec la nécessité de recourir à une nouvelle trachéotomie, six injections de 0,10 centigrammes de thiosinamine en solution à 1/10 furent faites en l'espace de trois semaines (*voir obs. VI des laryngostomies*).

Quelques jours après, l'enfant put être décanulée, mais on dut cette fois encore recourir, 5 jours après, à une nouvelle trachéotomie.

Une observation de Deygas et Descos rapportée à la Société des Sciences médicales de Saint-Etienne (*Loire Médicale*, janvier 1907) concerne un tubard canulard chez lequel les injections de fibrolysine ont été utilisées en même temps que l'électrolyse. Le résultat obtenu fut satisfaisant, mais le succès doit être rapporté à l'électrolyse.

Enfin Combes à la Société Vaudoise de Médecine, décembre 1905, rapporte une observation intéressante, concernant un enfant de trois ans porteur d'une sténose laryngée consécutive à la trachéotomie : « Après six injections de fibrolysine dans les fesses, les crises de suffocations disparurent et la sténose du larynx dessinée chaque semaine par le professeur Mermod diminua rapidement. »

Personnellement, nous n'avons pas eu recours à la thiosinamine, pour le traitement des sténoses laryngées consécutives au tubage et à la trachéotomie. Garel et l'un de nous ont fait à Lyon des essais de ce médicament pour les sténoses cicatricielles de l'œsophage sans obtenir de résultats positifs.

## II. — Interventions sanglantes ou non sanglantes par voie interne avec ou sans dilatation (méthodes mixtes).

Les interventions par voie endolaryngée (section d'une bride cicatricielle, incision, excision ou destruction électrolytique d'un rétrécissement) ne sont généralement efficaces et n'ont un résultat durable, que lorsqu'on leur associe des manœuvres de dilatation ultérieures. Ces procédés de dilatation nous sont connus et nous voulons, dans ce chapitre, étudier surtout comment on peut agir par voie interne sur le rétrécissement.

Nous étudierons donc séparément : *Les incisions et excisions sanglantes endolaryngées et l'électrolyse.*

**A. Les incisions et excisions sanglantes endolaryngées. —** Chez le tubard canulard, deux voies permettent d'aborder la sténose. On peut utiliser la voie buccale, mais aussi la voie trachéale, c'est-à-dire l'orifice canulaire par lequel on peut aborder une sténose sous-glottique et sus-canulaire, ou bien un rétrécissement trachéal sous-jacent à la canule.

Voie laryngée supérieure

I. *Laryngoscopie indirecte*. — Avant la méthode d'exploration directe de Killian, le miroir a permis d'explorer et d'aborder la région glottique et sous-glottique.

Plusieurs interventions de ce genre ont été couronnées de succès. Nous signalerons notamment les interventions pratiquées par Hoffmann 1885, Baron 1895, Morris Asch 1897, Ebstein 1898, Castex 1899 et surtout par Massei depuis 1892, sous le contrôle de la laryngoscopie indirecte. Parmi les insuccès, nous rappellerons le cas d'Otto Seifert et d'Albert Hoffa (1888) qui guérit ultérieurement par la laryngofissure. Les incisions suivies de dilatation avaient échoué à cause de l'épaisseur de la cicatrice.

Nous passons sous silence des observations plus récentes qui trouveront leur place à la fin de ce travail.

*Le Manuel opératoire* est des plus simples. Après l'anesthésie locale minutieuse à la cocaïne et à l'adrénaline du pharynx et du larynx, on incise sous le contrôle du laryngoscope la membrane ou la cicatrice. Ce sont surtout les brides cicatricielles ou les membranes qui sont justifiables de cette intervention.

Nombreux sont les instruments à lame cachée ou non cachée utilisables ou utilisés en pareil cas, et que nous ne voulons pas décrire. Une extrême prudence de la part de l'opérateur est absolument indispensable.

L'excision peut également être pratiquée et on peut utiliser avec succès, différents modèles de pinces emporte-pièces à prise médiane ou latérale.

La galvano-puncture peut aussi rendre des services.

Si l'obstacle respiratoire est dû à l'hypertrophie des cordes placées en adduction exagérée, on peut les extirper sur une plus ou moins grande surface. Cette méthode déjà ancienne, a été conseillée par O'Dwyer. Nous empruntons à l'ouvrage de Bonain la citation suivante :

« En 1886, O'Dwyer le premier, dans un cas de paralysie incurable des dilatateurs de la glotte, a réséqué une partie des deux cordes vocales et pratiqué ensuite l'intubation. Un tube cylindrique en ébonite fut laissé à demeure dans le larynx pendant plus de dix mois et détermina la béance permanente du larynx. Cet auteur pense que la résection des cordes vocales n'est pas nécessaire et qu'il suffit de la simple incision d'une seule corde suivie de l'introduction d'un tube cylindrique, jusqu'à ce que la

corde incisée ait été fixée en position d'abduction. La valve for-
mée par la juxtaposition des cordes à l'inspiration est ainsi
détruite et la respiration se trouve assurée de manière satisfaisante [1]. La résection des cordes non suivie d'intubation ne donne
pas de résultat durable et G.-B. Hope de New-York [2] a publié
un cas dans lequel une portion de chaque corde ayant été enlevée, la sténose se reproduisit après un bon résultat temporaire
et la trachéotomie dut être pratiquée de nouveau. » (Bonain,
p. 230).

A côté de ces procédés méthodiques d'incision ou d'excision
par laryngoscopie indirecte, nous signalons sans y insister, qu'on
peut utilement effondrer et dilacérer les rétrécissements membraneux du larynx par l'emploi de sondes métalliques ou du tube
d'O'Dwyer. Il ne peut être question dans ce cas évidemment
que de membranes minces, cédant facilement à la pression et
qui se laissent facilement dilater après avoir été déchirées.

Les interventions par voie laryngée supérieure présentent
toutes, quel que soit le procédé employé, l'avantage de pouvoir
être faites en conservant la canule, et par conséquent en se mettant à l'abri des crises de suffocations.

Elles sont généralement faciles chez l'adulte et chez l'enfant
âgé docile. Chez eux, on peut répéter les explorations aussi souvent qu'il est utile. Chez le sujet jeune ou indocile, on se heurte
à de telles difficultés opératoires, qu'il est impossible de recourir à ces méthodes.

En ce qui concerne les canulards et tubards canulards, nous
considérons que les interventions par voie laryngée supérieure
ne sont applicables qu'à un tout petit nombre de cas, à cause de
la nature et du siège des lésions.

Les succès sont obtenus uniquement dans les cas de membranes, encore faut-il qu'elles soient glottiques ou sus-glottiques.
Les membranes sous-glottiques peuvent, dans une mesure beaucoup plus restreinte, bénéficier des incisions ou des excisions
par voie buccale.

Les sténoses cicatricielles étendues ou serrées, lésions habituelles des tubards canulards graves, ne peuvent pas être traitées de la même façon. Nous considérons cependant que la
méthode est bonne lorsqu'il s'agit de cicatrices haut placées, par
exemple de cicatrices épiglottiques ou du vestibule laryngé.
L'incision ou mieux l'excision sont susceptibles dans ces cas de
donner des succès opératoires.

1. O'Dwyer, *New-York Medical Journal*, 28 décembre 1895.
2. G. B. Hope, *New-York Medical Journal*, 21 décembre 1895.

L'intervention n'est d'ailleurs que le premier temps du traitement. On obtiendra, en effet, de résultats durables qu'en faisant, et pendant un temps plus ou moins long suivant la nature des lésions, de la dilatation et du calibrage du larynx.

II. *Laryngoscopie directe.* — Actuellement, la méthode d'exploration directe de Killian peut permettre de traiter utilement par la voie laryngée supérieure des malades jeunes ou indociles qu'il était impossible de laryngoscoper. Le procédé est rationnel et mérite d'être utilisé.

Nous ne connaissons pas d'exemple de canulard, dont on ait traité le rétrécissement en s'aidant de la laryngoscopie directe. Nous croyons cependant qu'on peut obtenir des succès de la sorte, en ayant soin évidemment de dilater progressivement et longtemps après avoir incisé ou excisé.

VOIE TRACHÉALE

I. *Voie sous-glottique rétrograde.* — Malgré les progrès des méthodes d'exploration directe, l'examen de la région sous-glottique semble avoir été jusque-là un peu délaissé. Bonain rapporte cependant que le Professeur Killian (*Münch. med. Woch.*, n° 28, 1895) a utilisé la voie rétrograde pour reconnaître la nature et le siège de la sténose, en dilatant l'orifice trachéal à l'aide d'un spéculum bivalve. Il a pu de la sorte, curetter, cautériser au nitrate d'argent les granulations de la région sous-glottique, puis mettre à demeure dans le larynx son tube à fixation trachéale déjà étudié.

Comme la laryngoscopie, l'exploration de la région sous-glottique par voie rétrograde peut être faite :

a) *par l'examen indirect au miroir de Czermack.* — C'est le procédé utilisé par Pieniazek.

b) *par trachéoscopie directe rétrograde sous-glottique.* — C'est la méthode que nous employons habituellement. Pour examiner la région sous-glottique d'un canulard nous procédons de la façon suivante :

Nous enlevons la canule et nous commençons par explorer au miroir de Clar l'orifice canulaire. Ce premier examen nous permet de reconnaître l'éperon trachéal antérieur sus-canulaire, dirigé obliquement en bas et en arrière. Plusieurs fois nous avons trouvé cet éperon trachéal immobile et déjà fixé par des cicatrices, et souvent des végétations sus-canulaires plus ou moins pédiculées et plus ou moins flottantes. Le même examen nous permet de vérifier si l'angle trachéolaryngien à ouverture postérieure est très accentué, cas habituel chez le canulard.

Cette exploration achevée nous dilatons et maintenons béant le trajet canulaire à l'aide d'un spéculum bivalve ou mieux du dilatateur bivalve d'Egidi qui nous a rendu de précieux services. Puis si l'espace est suffisant pour nous permettre l'introduction d'un des miroirs de Pieniazeck (fait inconstant chez l'enfant et même chez l'adulte s'il est porteur d'une petite canule) nous cherchons à voir les lésions sous-glottiques. L'existence de l'éperon trachéal est un obstacle à cet examen, mais s'il est mobile il est possible de le récliner légèrement en avant.

Jusqu'ici nous n'avons utilisé cet examen au miroir que comme moyen de diagnostic; nous espérons cependant pouvoir l'utiliser comme traitement. En cas de membrane sous-glottique, nettement constatée, mince et peu résistante à l'exploration au stylet, nous n'hésiterions pas à la sectionner sous le contrôle de la vue. Nous avons observé, avec le prof. Delsaux, une membrane que nous aurions pu traiter ainsi, mais il s'agissait d'une membrane épaisse, récidivée après laryngofissure ; ce cas était donc justifiable uniquement de la laryngostomie.

Nous avons cherché à perfectionner l'examen sous-glottique rétrograde. Nous employons dans ce but *notre trachéoscope fenêtré* déjà signalé.

L'emploi du trachéoscope fenêtré est aussi simple que possible. Le canulard est placé en position de Rose. Nous enlevons la

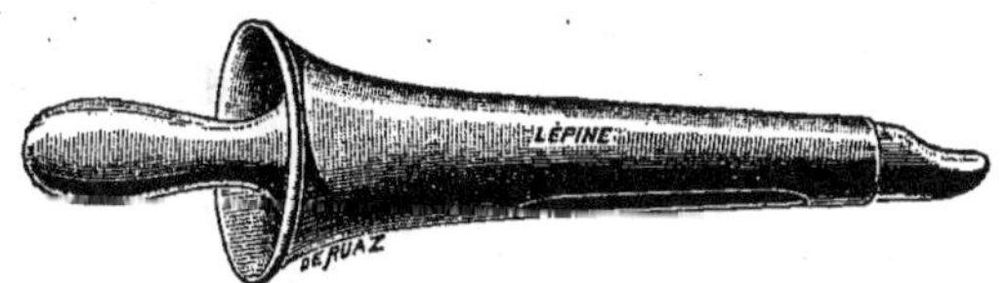


Trachéoscope fenêtré (D<sup>r</sup> Sargnon).

canule et sous le contrôle du miroir de Clar nous introduisons le trachéoscope muni de son mandrin, obliquement de bas en haut en passant derrière l'éperon trachéal pour le soulever. Cette dernière manœuvre ne peut être faite que par un opérateur expérimenté ; si les cicatrices et la soudure laryngées sont bas situées, immobilisant l'éperon trachéal, il est impossible de le relever.

L'appareil en place, nous enlevons le mandrin ; la respiration un instant interrompue se rétablit et nous explorons assez facilement, sans crainte d'accidents respiratoires, les parois posté-

rieures et latérales de la région sous-glottique. La paroi antérieure échappe toujours plus ou moins complètement à l'exploration.

Nous avons l'habitude de compléter nos données visuelles par
une exploration soigneuse au stylet et par un cathétérisme
rétrograde avec un béniqué.

Dans les cas où les difficultés d'examen tiennent à l'éperon
trachéal il peut être utile de relever l'éperon avec un petit
crochet ou même de le sectionner sur la ligne médiane ou de le
réséquer tout au moins partiellement. L'exploration devient
alors facile ; mais nous pensons que ces interventions faites sur
l'éperon trachéal ne sont pas seulement destinées à faciliter
l'exploration laryngée, mais peuvent devenir une méthode de
traitement. Le principal obstacle respiratoire chez le canulard
non tubard nous paraît être dû à la cloison oblique en bas et en
arrière, que forme l'éperon trachéal refoulé par la convexité de
la canule.

Nous avons utilisé ces moyens d'exploration sous-glottique
dans un but de diagnostic, et pas encore comme méthode de
traitement. Nous pensons cependant que les sténoses sous-
glottiques peuvent bénéficier d'une intervention faite par la voie
sous-glottique rétrograde sous le contrôle de la vue.

Rien en effet ne nous paraît plus facile, si l'on a une vue
nette sur la région sous-glottique, *de traiter chirurgicalement
l'éperon sus-canulaire*, ou de pratiquer la *laryngotomie interne
sous-glottique directe rétrograde*. Il est évident qu'une pareille
intervention serait réservée au traitement de rétrécissements
membraneux minces et bas situées facilement accessibles par
voie trachéale.

Ce n'est pas là une vue théorique. Nous avons pu récemment
faire sur un canulard un diagnostic très précis entre la syphilis
et l'enchondrome et même faire une biopsie du cartilage thyroïde. Nous estimons qu'il serait très facile, si l'on rencontrait
des granulations, de les curetter et de les exciser sous le contrôle de la vue.

### Méthode d'Egidi

La voie sous-glottique est depuis assez longtemps utilisée par
Egidi pour pratiquer le curettage des granulations laryngées,
suivi de dilatation. L'intervention est faite sans éclairage direct.

La méthode d'Egidi date de plusieurs années. Elle est décrite longuement par l'auteur notamment dans son « Traité sur l'intubation, 1906 ».

Egidi expose son procédé de la façon suivante :

« Je commence à faire une exploration de la plaie trachéale en enlevant la canule après avoir chloroformisé le malade. J'excise tout le cercle de tissu cicatriciel externe, qui se forme toujours autour de la canule après quelques mois. J'ai ainsi un plus large champ d'observation. Je râcle ensuite les végétations et le tissu fongueux, qui se trouve presque toujours dans la zone sous-glottique et trachéale, produit par l'irritation longue et continue exercée par la canule. De cette façon, je reproduis la lumière laryngée inférieure ; ensuite je cherche à examiner l'ouverture laryngienne avec un petit miroir qui me sert de guide et immédiatement j'introduis la pince à deux branches de Trousseau dans la plaie trachéale de bas en haut, pour dilater la partie inférieure du larynx. en général fortement sténosée et rompre les brides cicatricielles. Pour maintenir la dilatation, j'introduis par la bouche un tube d'un cm. qui entre avec difficulté habituellement, mais franchit l'obstacle. En cas d'insuccès de l'introduction du tube, je remets la canule pendant trois à quatre jours, puis je recommence la dilatation avec la pince de Trousseau, suivie d'intubation. Je remets la canule trachéale, en laissant le tube dans le larynx ; j'emploie notamment mon dilatateur bivalve qui permet le passage d'un tube long, ou bien le tube court de Bayeux. L'enfant garde canule et tube pendant deux à trois jours, puis nouvelle chloroformisation, ablation de la canule, vérification de la position du tube, qui est refoulé avec une pince par la plaie trachéale, et retiré par la bouche avec le doigt. Introduction immédiate d'un tube plus gros laissé en place deux à trois jours avec la canule. A chaque séance, on passe un numéro plus gros. La dilatation laryngée est bientôt suffisante et la canule est enlevée définitivement. On enlève alors le tube, on laisse la canule en la bouchant progressivement, d'abord une demi-heure, puis une heure, puis toute une journée. Dans la nuit, la fermeture de la canule provoque d'abord une respiration difficile et de la cyanose. Quand l'enfant respire bien la nuit, la canule fermée, on peut décanuler. »

Il faut alors une surveillance minutieuse de l'enfant, surtout la nuit ; parfois il survient de la gêne respiratoire obligeant à remettre la canule.

*« Avec ce traitement que j'emploie depuis de nombreuses années, j'ai pu débarrasser de leurs canules quelques enfants en employant habituellement un mois environ pour les diverses*

*séances. Il y a pourtant des cas dans lesquels j'ai employé huit
mois, dix mois, un an et dans un cas seize mois ; le résultat
est difficile à obtenir il faut s'armer de grande patience mais
on finit par vaincre, grâce surtout à l'intubation. »*

La méthode d'Egidi est ingénieuse, rationnelle ; elle a d'ailleurs donné de bons résultats à son auteur, mais elle a été
généralement peu suivie. Bien que nous n'en ayons pas l'expérience, nous croyons qu'elle comporte quelques inconvénients.
Elle nécessite une série d'anesthésies générales, presque à
chaque changement de tubes ; de plus elle est un peu aveugle.
Le curettage des granulations se fait bien sous le contrôle de la
vue, mais il n'en est pas du tout de même de la divulsion forcée.
Il est des cas où la sténose est très serrée, où même la soudure
est totale et étendue sur plusieurs centimètres. Il faut alors une
dilatation prudente et les cas de soudure étendue ne sont pas
justifiables de cette méthode. La durée du traitement est extrêmement variable. Il est impossible de prévoir, avec le procédé
d'Egidi, au bout de combien de temps se produira la guérison,
tandis qu'avec la laryngostomie en pareil cas à quinze jours ou
un mois près, on a la certitude du succès.

Nous estimons toutefois que la méthode d'Egidi rend des
services dans les sténoses cicatricielles larges et même dans les
sténoses moyennes.

II. *Voie trachéale basse.* — L'opérateur a bien plus rarement
l'occasion d'intervenir par des méthodes mixtes pour les lésions
sténosantes trachéales basses et trachéobronchiques.

En dehors des lésions produites par le décubitus canulaire
inférieur (granulations, brides cicatricielles, membranes) il s'agit
de lésions qui ne relèvent ni du tubage ni de la trachéotomie.
C'est surtout la syphilis et rarement la tuberculose. A l'étranger, sclérome et syphilis sont les causes les plus fréquentes. Avec
le prof. Delsaux et le D<sup>r</sup> Blondiau (de Charleroi) l'un de nous a
observé, à côté des papillomes sus-canulaires récidivants, des
papillomes trachéaux situés au-dessous de l'extrémité inférieure
de la canule et retardant par conséquent la laryngostomie.

Signalons comme s'étant occupés surtout et les premiers des
sténoses trachéales basses, le Professeur Schroetter et son élève
Pieniazeck, les inventeurs de la trachéoscopie inférieure. Pieniazeck et ses élèves ont longuement étudié ces questions surtout
depuis l'emploi de plus en plus fréquent et d'ailleurs tout récent
de la trachéobronchoscopie.

En France la question a été peu étudiée. Signalons cependant
le travail de Molinié.

Le manuel opératoire est assez simple. C'est une trachéoscopie inférieure, avec *un tube de Killian ordinaire* ou mieux le *trachéoscope à mandrin* du même auteur. Si l'exploration doit aller jusqu'à la bronche, on utilise après l'exploration de la trachée le *bronchoscope fenêtré*. Nous n'avons pas à décrire le manuel opératoire de ces manœuvres ; rappelons seulement que, au cours de l'exploration, l'emploi sous le contrôle de la vue de *sondes demi-molles*, de *béniqués* ou de *stylets rigides* peut permettre une exploration ou un diagnostic plus complet.

L'intervention suit en général immédiatement l'exploration. Elle consiste, pour les cas qui ne sont pas justifiables uniquement d'un traitement interne, dans l'ablation des granulations avec des *pinces droites* et du corps étranger quelquefois cause de la lésion, dans la cautérisation des granulations avec le *porte nitrate droit du professeur Schroetter*, l'ablation des papillomes etc. S'il s'agit de brides cicatricielles et surtout de membranes congénitales ou acquises (cette lésion est la plus fréquente dans la partie inférieure de la trachée) il faudra sectionner l'obstacle sous le contrôle de la vue *au couteau à lame cachée ou non* ou le dilacérer avec *une sonde, un béniqué, un dilatateur de Schroetter*, à courbure plus faible, introduits par voie buccale ou trachéale (Seifert, 1894 ; Molinié). Après ces manœuvres, s'il s'agit de tissu cicatriciel, il faut maintenir la dilatation. La lésion siège-t-elle dans la trachée cervicale ou thoracique supérieure, il faut, comme le conseille Pieniazeck, recourir surtout à la dilatation permanente caoutchoutée, la plus efficace et la mieux supportée. Le meilleur procédé c'est l'emploi de la *canule improvisée ou non en caoutchouc rouge*, mais suffisamment longue pour dépasser l'obstacle.

S'agit-il au contraire d'une sténose cicatricielle au voisinage de la bifurcation ou dans la bronche; la dilatation est alors intermittente, soit avec une *longue canule de caoutchouc*, soit sous le contrôle de la vue, avec des sondes, des béniqués, des cathéters caoutchoutés, des sondes de Schroetter, utilisées pour les bronchosténoses et également avec le tube trachéobronchique qui agit lui-même comme agent de dilatation.

Nous n'avons jamais eu l'occasion, chez nos canulards, de pratiquer semblable dilatation ; chez un adulte, dont l'observation est citée à la fin de ce travail, nous avons traité un gonflement trachéal par décubitus canulaire, par l'emploi intermittent de canules improvisées en caoutchouc rouge.

L'ÉLECTROLYSE

L'électrolyse est une méthode extrèmement récente, puisque

le premier cas que nous connaissions date de 1899. C'est une observation de Parker, communiquée à la Société de laryngologie de Londres du 3 mars 1899, concernant un homme de 32 ans, porteur d'une laryngite hypertrophique améliorée par l'électrolyse et l'ablation de petites portions de tissu à la pince. Il y eut plusieurs récidives.

Au Congrès de 1900, section de laryngologie, Boulay et Boulai ont communiqué une observation très intéressante :

Jeune homme de 19 ans, trachéotomisé depuis l'âge de trois ans et ayant subi de nombreuses tentatives de décanulement. Cautérisation, ablation de tissu fibreux à l'emporte-pièce, dilatation par des procédés divers ; pas de résultats. Le rétrécissement de quatre à cinq millimètres de diamètre. va depuis les bandes ventriculaires jusqu'à la région sous-glottique. *Après huit séances d'électrolyse, la glotte devient plus perméable. Suppression de la canule après vingt séances.*

Collinet, dans son rapport à la Société française de laryngologie, 1902, signale le procédé et rappelle que Jurasz le conseille pour les synéchies du voile du palais ; que Stecht l'a utilisé pour un rétrécissement de la portion inférieure du pharynx, masquant presque complètement le larynx ; que Gründwald recommande soit l'électrolyse à l'aiguille, soit l'électrolyse linéaire. Personnellement, Collinet propose d'essayer l'électrolyse linéaire avec un électrolyseur souple ou rigide introduit par voie trachéale ou buccale. Il se base sur les résultats obtenus dans le traitement des rétrécissements de l'urètre, de l'œsophage et du pharynx, mais il n'apporte aucun document nouveau.

Tout récemment, Descos et Deygas (Société des sciences médicales, 1906, in *Loire médicale*, janvier 1907) ont publié un cas guéri par l'électrolyse, avec un clou électrolytique introduit par voie buccale. L'enfant put être décanulé, puis détubé, mais onze jours après, il mourut de syncope. Ci-joint d'ailleurs le résumé de cette intéressante observation.

Enfant de six ans et demi, tubard canulard à la suite du croup. Sténose cicatricielle sous-glottique serrée. Traitement par l'électrolyse ; première tentative infructueuse avec une aiguille à tricoter à pointe mousse, ayant la courbure laryngienne et engaînée d'un caoutchouc isolateur, sauf sur le dernier centimètre ; deuxième tentative avec une tige en forme de clou ; introduction forcée ; quatre minutes d'électrolyse progressive jusqu'à trente milliampères. Dilatation consécutive avec des *béniqués jusqu'au n° 40*, puis des *dilatateurs métalliques de Schrœtter*, n°s 3 et 4, puis avec des *tubes d'abord simples, puis alunés. Injection de fibrolysine.* Détubage et décanulement de l'enfant après deux mois de tubage. Guérison apparente ; mort onze jours après par syncope.

Nous devons faire remarquer que l'autopsie a démontré que le larynx refait avait un diamètre de cinq millimètres, ce qui paraît un peu juste pour un enfant de six ans et demi. La laryngostomie donne couramment en pareil cas dix millimètres et elle laisse plus ou moins longtemps une soupape de sûreté.

Voici la technique employée par Boulay : « Après cocaïnisation préalable avec une solution de chlorhydrate de cocaïne à 1/30, on introduit, sous le contrôle du miroir, une aiguille spécialement construite à cet effet dans le larynx. Nous l'enfonçons de quatre à cinq millimètres en plein tissu de sténose ; elle est reliée au pôle négatif ; le pôle positif est représenté par une large électrode de métal recouverte de peau imprégnée d'eau salée, sur laquelle le malade appuie la main droite ; de la gauche, il maintient lui-même sa langue. C'est donc de l'électrolyse unipolaire. On fait passer le courant progressivement et lentement sans à-coups ; il est élevé en dix à douze secondes à l'intensité de trois à quatre milliampères. La durée du séjour de l'aiguille est de deux à trois minutes en moyenne. Nous faisons deux et quelquefois trois applications en des points différents à chaque séance. Le plus souvent les séances sont parfaitement tolérées. La production abondante de la salive, que le malade arrive cependant à déglutir pendant que l'électrode est en place, nous force presque toujours à interrompre l'électrolyse, bien plus que la douleur, qui est relativement minime, mais particulièrement désagréable. Quelquefois la sensibilité ne peut être suffisamment atténuée qu'après plusieurs attouchements à la cocaïne. »

Une seule fois, Boulay et Boulai ne purent introduire l'aiguille.

Boulay utilise « comme électrode active une forte aiguille en platine iridié montée sur un support isolant à courbure laryngienne. La portion métallique de l'aiguille non utilisée est paraffinée. » Comme courant, c'est une batterie galvanique à grande surface donnant deux ampères et soixante-dix volts. Il doit être gradué et parfaitement mesuré pour éviter la secousse galvanique. Dans ce but, les appareils employés étaient le rhéostat continu et à grande résistance au graphit de Lenondowsky et le galvanomètre apériodique de d'Arsonval-Gaiffe.

Descos et Deygas ont d'abord essayé d'introduire dans le rétrécissement une aiguille à tricoter à pointe mousse, ayant la courbure intralaryngienne et engaînée dans un caoutchouc isolateur.

sauf le dernier centimètre. L'introduction fut impossible à cause
de la dureté du tissu cicatriciel. Ils ont alors utilisé une tige en
forme de clou servant d'électrode positive ; l'électrode négative
était représentée par une plaque, de la largeur de la main, appliquée sur l'épaule droite. Ils ont fait passer un courant de trente
milliampères pendant cinq minutes. Une séance a suffi pour
détruire le tissu cicatriciel et permettre ensuite la dilatation
méthodique par des béniqués, des dilatateurs métalliques de
Schrœtter, puis l'intubation simple et enfin l'intubation avec des
tubes revêtus de gélatine alunée.

A signaler dans les jours qui ont suivi l'électrolyse, de la douleur, de la salivation, de la température entre 38° et 39° et le
rejet de mucosités purulentes.

Dans la discussion qui suivit la communication de MM. Descos
et Deygas, M. Martel fit remarquer que plusieurs séances à dix
milliampères comme pour l'urètre auraient peut-être suffi au lieu
d'une séance à trente milliampères. Une aiguille de platine
aurait peut-être été préférable.

Tels sont les documents que nous connaissons sur la question
de l'électrolyse. Que devons-nous en conclure ? Certainement la
méthode est bonne, surtout chez l'adulte et l'enfant docile ; dans
les autres cas, elle est d'une application bien difficile, surtout en
ce qui concerne la fixation de l'aiguille. Le tissu cicatriciel,
comme l'ont montré Descos et Deygas, détruit par l'électrolyse,
amène de le suppuration, et de cette façon le rétrécissement
devient perméable ; mais à ce moment il reste encore à le dilater.
C'est là un travail de patience plus ou moins long, plus ou moins
facile, habituellement fait à l'aveugle. Dans le cas de Boulay et
Boulai, l'électrolyse seule a suffi et a donné un calibre suffisant.
Cependant les auteurs constatent qu'il y a encore un certain
degré de rétrécissement. Dans l'observation de Descos et Deygas,
l'autopsie a démontré un calibre du larynx de cinq millimètres.
Le calibrage est insuffisant, à notre avis, pour un enfant de six
ans et demi ; il faudrait dix millimètres au moins en pareil cas.

Nous croyons donc que l'électrolyse, méthode dont l'application est très difficile chez le tout petit, donne le calibre minimum
compatible avec l'existence, ce qui est dangereux en pratique,
car il faut prévoir les sténoses ultérieures, soit spasmodiques,
soit inflammatoires (rougeole, coqueluche, diphtérie) et aussi les
besoins respiratoires de plus en plus grands de l'enfant à mesure
qu'il grandit. Pour éviter les sténoses ultérieures de l'adoles-
cence, nous estimons qu'il faut obtenir la dilatation maxima et
nous croyons que, dans les cas graves, on ne peut y arriver

qu'en sectionnant le cricoïde, point normalement le plus rétréci du larynx et siège constant de la sténose cicatricielle chez le tubard canulard. Un agrandissement considérable du canal nous paraît impossible sans la section cricoïdienne.

Ce même reproche s'adresse aussi à l'intubation et à la dilatation caoutchoutée que nous ne conseillons d'ailleurs pas pour les cas graves, justifiables, à notre avis, de la laryngostomie.

### III. — **Opérations sanglantes par voie externe.**

Elles comprennent :
.1º *La trachéotomie basse;*
2º *Les laryngofissures;*
3º *Les laryngostomies et trachéolaryngostomies;*
4º *Les laryngectomies;*
5º *Les plastiques.*

#### 1. — Trachéotomie basse.

En étudiant l'étiologie des sténoses laryngées consécutives à la trachéotomie, nous avons insisté sur la nécessité de ne pas faire de trachéotomie haute et d'intercricothyroïdienne, qui exposent plus que la trachéotomie vraie à la production de rétrécissements laryngés. Ce danger est surtout à redouter chez l'enfant, mais il existe aussi chez l'adulte ; *la trachéotomie haute doit être réservée aux cas d'extrême urgence* et l'opérateur doit laisser en pareil cas la canule le moins de temps possible au contact de la région du cricoïde.

Moure, Schmiegelow et récemment Navratil, ont montré les inconvénients des trachéotomies hautes, intéressant le cartilage cricoïde, surtout graves, lorsque la canule doit rester en place un temps assez long. A plusieurs reprises Moure revient sur cette question (*Académie de médecine,* août 1900, Traité, 1904 et 1907, *Congrès de chirurgie,* 1906 et, tout récemment, *Journal de médecine de Bordeaux,* 21 juillet 1907). Pour cet auteur l'occlusion laryngée, d'abord passagère puis définitive, est le fait de l'immobilisation des cartilages aryténoïdes, basculés en avant par suite de l'écartement des deux moitiés du cartilage cricoïde. A l'obstacle ainsi formé s'ajoute une infiltration œdémateuse de la région sous-glottique.

« Il s'agit d'une sténose inflammatoire chronique, sans formation fibreuse de tissu cicatriciel, comme on en observe à la suite de quelques tubages et certaines laryngites ulcéreuses graves. »

Au point de vue thérapeutique les conclusions de Schmiegelow et de Moure sont les suivantes :

Il faut éviter la trachéotomie haute. « Le point important, dit Moure, pour ne pas couper le cricoïde c'est de le prendre comme point de repère et comme limite de son incision cutanée à la partie supérieure.

« Si pour une raison quelconque, on a dû pratiquer la trachéotomie intercricothyroïdienne chez un enfant ou un adolescent il faut se hâter d'enlever la canule le plus tôt possible de manière à éviter la sténose laryngée, glottique et sous-glottique qui ne tarderait pas de se produire sous l'influence du port prolongé du corps étranger trachéal.

« Si la sténose est constituée, le premier soin du chirurgien devra être de mettre la canule dans la trachée, *au-dessous du point élevé où elle était placée*, en ayant soin de laisser au moins un anneau entre les deux incisions, pour éviter que le tube canulaire ne remonte dans sa première situation.

« Ceci fait, la respiration étant assurée, on attend patiemment que le temps fasse son œuvre, que l'infiltration se résorbe peu à peu et que les aryténoïdes reprennent leur fonctionnement, sinon tout à fait normal, au moins suffisant pour assurer la libre entrée de l'air dans les voies aériennes supérieures.

« A cette période, on peut, après s'être assuré par l'examen direct de la perméabilité du larynx, décanuler l'enfant non sans l'avoir habitué pendant quelques semaines au moins à respirer par les voies naturelles, la canule étant fermée. »

Telle est la conduite adoptée par Moure. « Dans les quelques cas que j'ai eu à traiter, dit-il, j'ai mieux fait par la patience ou le déplacement du tube canulaire, que par la dilatation que l'on avait fait subir à ces jeunes opérés, dilatation la plupart du temps inefficace et quelquefois même nuisible par les ulcérations et les synéchies cicatricielles qu'elle occasionnait. »

Les dangers des trachéotomies hautes et des intercricothyroïdiennes sont démontrés. Les faits observés par Moure et Schmiegelow existent et nous admettons la possibilité de sténoses laryngées consécutives à l'incision du cartilage cricoïde chez l'enfant surtout.

Mais au point de vue du traitement, nous n'avons jamais eu besoin de recourir à une nouvelle trachéotomie, faite au-dessous de la première chez des canulards enfants et adultes. Lorsqu'il s'agissait d'une lésion uniquement œdémateuse, sans tissu cicatriciel, avec une perméabilité suffisante du larynx, c'est-à-dire dans les cas qui pour Moure et Schmiegelow guérissent par la trachéotomie basse, nous avons eu recours à la dilatation caoutchoutée. Cette méthode, que nous avons déjà étudiée dans un chapitre précédent, nous a donné d'excellents résultats et nous a permis un décanulement très rapide. La dilatation caoutchoutée est bien supportée. Elle redresse l'éperon trachéal, fait résorber l'œdème laryngé et mobilise les aryténoïdes, et nous la considérons en pareil cas comme la méthode de choix, pour débarrasser rapidement le malade de sa canule.

On peut aussi, à l'exemple de Ricardo Botey (*Congrès de laryngologie de Paris*, 1907), faire dans les trachéotomies d'extrême urgence, d'abord une intercrico en position assise, puis une trachéotomie vraie, l'asphyxie n'étant plus imminente. En pratique nous déclarons que, sauf chez l'enfant, l'intercrico reste et restera une intervention utile dans les cas très graves d'extrême urgence avec une assistance insuffisante.

Ajoutons aussi que dans les lésions compressives (compressions de la trachée ou du récurrent) de la base du cou : cancers, lymphadénomes, tumeurs thyroïdiennes, on n'a pas toujours le choix. Le seul espace libre c'est quelquefois la membrane intercrico, où on peut pénétrer assez vite sans grosse hémorragie. L'un de nous vient d'observer un cas de cancer de l'origine de l'œsophage, diagnostiqué œsophagoscopiquement, comprimant les récurrents et ayant formé un vaste plastron prétrachéal au-dessus du sternum. Il fallait ou passer à travers des tissus infiltrés probablement néoplasiques et certainement hémorragiques ou faire une intercrico. C'est cette dernière opération qui a été pratiquée assez facilement, mais même avec une assez forte hémorragie. Le malade mourut cinq jours après de bronchopneumonie.

### 2. — Laryngofissures

*Définition.* — *La laryngofissure est l'ouverture médiane et verticale du larynx incisé en totalité ou en partie.*

*Historique.* — C'est une opération de date ancienne. Décrite par Desault en 1780, elle a été faite par Brauers, de Louvain, en 1833, par Maisonneuve, Vital, Coalés pour traiter les obstacles intra-laryngés, tels que cicatrices (Molinié, *Tumeurs malignes du larynx*, 1907).

Deux observations de Lefort 1867, de Dolbeau 1868, un cas personnel de Malfilâtre, sont rapportés dans la thèse de ce dernier : *Thèse de Paris*, 1885.

Le professeur Pieniazeck signale également dans ses « Verengerungen der Luftwege », page 325, que Jamson en 1823 a fait une laryngofissure dans un cas de sténose laryngée.

Actuellement les observations qu'on peut citer sont très nombreuses, même en se limitant aux cas où cette opération a été faite pour débarrasser un malade de sa canule.

Schuller, *Deutsche chirurgie*, 1880, a pu réunir vingt et une opérations de laryngofissures faites pour rétrécissements et oblitérations du larynx.

Le professeur Pieniazeck, *Deutsche chirurgie*, 1893, vol. 36, signale cinquante et une laryngofissures, dont quarante-deux ont été faites par lui.

Ründström, *in archives Semons fur laryngologie*, 1899, cite quatre-vingt-trois cas semblables se décomposant de la façon suivante :

| | |
|---|---:|
| Sténoses dues au sclérome | 29 |
| —      — à la syphilis | 14 |
| —      — à la fièvre typhoïde | 14 |
| —      — à un traumatisme | 10 |
| —      — au tubage et à la trachéotomie | 6 |
| —      — à la tuberculose | 3 |
| Autres causes (périchondrite, variole, membranes congénitales, cause inconnue) | 7 |

Nous rapportons à la fin de ce travail un certain nombre de laryngofissures faites pour sténose laryngée chez des malades porteurs d'une canule, mais dans notre historique nous voulons citer quelques noms en groupant les cas suivant la nature de l'affection causale.

La laryngofissure a été faite :

1° *Dans le sclérome laryngé*, par Polyak, 1898 ; Kuttner ; Gradenigo, 1899, Poli, 1899 ; Wolkowitsch, 1902 ; Schiller, 1904.

2° *Dans les sténoses consécutives à la fièvre typhoïde*, par Lüning, 1884 ; Hjort, 1886 ; Rackowitch, 1889 ; Sockolowski, 1890 ; Spicer, 1894 ; Dundas Grant, 1895 ; Von Mangoldt, 1900.

3° *Dans la syphilis laryngée*, par Havilland-Hall, 1892 ; Landgraf, 1888 ; Semon, 1894 ; par Rochet et Garel, 1896 ; par le professeur Jaboulay, 1898 (*Société des sciences médicales de Lyon*, 1899) ; John Rogers, 1905.

4° *Dans des affections laryngées diverses, telles que papillomes, diaphragmes cicatriciels, sténoses consécutives à une plaie*, etc., par Seifert ; Hoffa, 1888 ; Seiler, 1888 ; Eliasberg, 1891 ; Baron, 1895 ; Gradenigo, 1897 ; Gleitsmann, 1897 ; Gelesaroff, 1897 (observation rapportée dans sa thèse de Montpellier,

1897) ; Bokay, 1897 ; Kümmel, 1898 ; Castex, 1899 ; Polyak, 1899 ;
Von Lenart, 1899 ; Lenzmann, 1899 ; Cosh, 1901 ; par le professeur Gerber (de Königsberg). Un cas récent de Fallas (de Bruxelles) est publié dans le bulletin de la société belge d'oto-rhino-
laryngologie, 1907 : sténose laryngée consécutive à une plaie, traitée chez un canulard adulte par la thyrotomie faite par Delsaux
et Broeckaert, 1906, suivie de dilatation. Ce cas suivi de récidive a été ultérieurement laryngostomisé en 1907 par Delsaux et
l'un de nous.

5° *Dans les sténoses consécutives au tubage et à la trachéotomie.* Ce sont les cas qui nous intéressent plus spécialement.
Nous citerons : Schmiegelow, 1892 ; Boulay, 1897 ; Galatti, 1896 ;
Comba, 1900 ; L. de Ponthière, 1900 ; Hagenbach (plusieurs
observations rapportées par Galatti et Bokay) ; Baudrand ; Bokay
(six observations personnelles publiées dans son travail : *Uber das
Intubationstrauma*, 1901) ; Alapi, 1901 ; Wieland et Hagenhach,
1901 ; Herczel, 1901 ; Sophus Bentzen, 1901 ; John Rogers, 1905 ;
Schiffers, 1905 ; Tilden Brown, 1905 ; Polya (Owosi Hetilap,
n° 28). Rodolph Gubell : deux observations publiées dans :
*Deutsche Zeit fur chir.*, LXXVIII, 4-6 ; Braden Kyle, 1906 ; Zuppinger : deux observations citées dans son mémoire sur les
traumatismes de l'intubation ; John Winslow (de l'université de
Maryland), 1906 ; Fallas, 1907.

Signalons tout particulièrement les *professeurs Navratil et
Pieniazeck* qui ont fait un très grand nombre de laryngofissures.

*Navratil* a publié, depuis 1894, un certain nombre d'observations de canulards traités par la laryngofissure. Il s'agissait le
plus souvent de sclérome, syphilis, laryngite hypertrophique
sous-glottique, et habituellement chez l'adulte.

*Pieniazeck* rapportait en 1893 quarante-deux observations
personnelles. Actuellement il a fait plus -de trois cents laryngofissures pour sténoses laryngées de causes diverses. Il a décrit
son procédé opératoire dans la *Deutsche chirurgie*, 1893, puis
dans ses *Verengerungen der Luftwege*, 1901.

En décrivant le manuel opératoire de la laryngofissure spécialement adapté au traitement des sténoses cicatricielles nous
ferons de nombreux emprunts aux travaux de Pieniazeck et
aussi aux nombreux documents inédits qu'il a bien voulu nous
communiquer. Nous l'en remercions vivement.

### MANUEL OPÉRATOIRE

Nous n'indiquons ici que les points absolument spéciaux à la
laryngofissure pour sténose cicatricielle et passerons très vite
sur les autres détails bien connus et bien décrits.

Naturellement la question de trachéotomie préalable ne se pose pas, car toujours la trachéotomie primitive ou secondaire a été faite de longue date ; cela donne naturellement beaucoup plus de sécurité opératoire en supprimant la chute du sang dans la trachée et en diminuant notablement le choc opératoire.

L'*anesthésie* se fera donc par la canule, à l'aide d'une compresse ou en utilisant l'entonnoir qui s'adapte soit à la canule de Trendelenburg, soit à la canule plate de Moure. On utilise le *chloroforme*, comme le fait Pieniazeck. Nous préférons le chlorure d'éthyle au début de l'anesthésie, puis le mélange de Billroth moins toxique que le chloroforme où le mélange de Billroth seul. Naturellement l'anesthésie par l'éther est contre-indiquée, comme d'ailleurs dans toutes les opérations laryngo-trachéales.

Pieniazeck déconseille l'anesthésie locale et pourtant chez les malades difficiles à endormir et quand l'anesthésie générale est plus ou moins complètement contre-indiquée, l'anesthésie cocaïnique par infiltration (méthode de Schleich) rend autant de services pour la laryngofissure, que pour la trachéotomie.

La *position de Rose* supprime l'emploi des canules tampon qui ne sont pas à conseiller. Mieux vaut pour prévenir l'hémorragie faire un *tamponnement sus-canulaire* avec de la gaze non effilochée et rassemblée comme un Mickulicz, ou bien encore dès l'ouverture du larynx à sa partie inférieure, glisser par cette ouverture de haut en bas un tamponnement serré aseptique.

*1ᵉʳ temps. — Incision des parties molles.* — Elle varie naturellement suivant l'étendue de la laryngofissure. Pour les sténoses cicatricielles graves, il s'agit le plus souvent d'une *trachéolaryngofissure*, partant de l'orifice canulaire pour aboutir au bord supérieur du cartilage thyroïde. Si le larynx seul est touché, c'est alors la *laryngofissure typique*, laissant en cas de trachéotomie vraie un pont sus-canulaire plus ou moins long. La *cricotomie seule* est rarement utilisée. C'est surtout la *cricothyrotomie*, la *thyrotomie seule* et aussi la *trachéocricotomie*. Les incisions des parties molles varieront donc suivant chacun de ces types.

Avant d'ouvrir le conduit respiratoire il faut évidemment faire une hémostase soignée, d'autant plus nécessaire que par suite de la trachéotomie antérieure et aussi parfois des phénomènes de périchondrite externe, il y a formation de tissu cicatriciel exolaryngé, parfois vasculaire.

*2° temps. — Section du conduit aérien.* — Pieniazeck conseille de la faire avec un fort bistouri boutonné introduit de bas en haut et coupant de dedans en dehors. C'est le vrai moyen pour faire une incision très médiane, qui passe très exactement entre les cordes, et donner ainsi à son malade le meilleur résultat phonatoire.

C'est la conduite que nous observons quand il s'agit de faire une trachéolaryngofissure. Mais quand on laisse un pont suscanulaire il faut d'abord faire une petite boutonnière transversale, soit entre le cricoïde et le premier anneau trachéal, soit au niveau de la membrane intercricothyroïdienne. On peut en pareil cas utiliser ensuite le fort bistouri boutonné. Rappelons cependant que chez l'adulte et même chez l'enfant dont le larynx a été très irrité par une longue dilatation, l'ossification des cartilages est très fréquente et nécessite l'emploi de forts ciseaux ou mieux de cisailles spéciales comme le modèle de Moure. Nous avons observé cette ossification chez de tout jeunes sujets ; et même, chez plusieurs enfants, nous avons constaté une ossification cricoïdienne très marquée, alors que le thyroïde était cartilagineux. La section fut laborieuse, le rétrécissement portant au niveau du cricoïde.

Sitôt le larynx ouvert il faut écarter les valves avec de petits écarteurs et tamponner la cavité avec de la gaze imbibée d'une solution cocaïne et adrénaline. Ce tamponnement a pour but de faire de l'hémostase et d'anesthésier la muqueuse pour supprimer les réflexes qui subsistent même avec l'anesthésie générale, quand elle n'est pas poussée à ses extrêmes limites. En chirurgie laryngotrachéale il vaut mieux avoir une anesthésie incomplète intermittente qu'une anesthésie profonde souvent dangereuse. Comme formule anesthésiante Moure emploie :

| | |
|---|---|
| Chlorhydrate de cocaïne.......... | 1 gramme |
| Adrénaline 1/1000............... | 2 — |
| Eau distillée.................... | 10 — |

Nous utilisons la cocaïne à 1/10 avec quelques gouttes d'adrénaline à 1/1000.

*3° temps. — Excision du tissu cicatriciel.* — Une fois l'hémostase faite, avec le miroir de Clar on explore minutieusement la cavité respiratoire pour mesurer l'étendue des lésions, et en pratiquer l'excision. Pieniazeck, et de façon générale tous les auteurs, qui ont fait des laryngofissures dans les sténoses cicatricielles, pratiquent l'excision non seulement des cicatrices mais aussi des gros bourrelets muqueux obstruant la lumière du canal. Il faut dans la mesure du possible bien s'orienter pour ménager les cordes. L'excision des parties postérieures est tout particulièrement difficile, surtout au niveau du cartilage thyroïde, car il s'agit d'éviter l'œsophage. Dans les cas de soudure et d'atrésie presque complète du larynx, l'excision du tissu cicatriciel est chose très laborieuse et on ne sait pas toujours où il faut s'arrêter.

*4e temps. — Fermeture du larynx.* — La plupart des auteurs la pratiquent ; pourtant Schmiegelow, cité par Laurens, ne la fait pas et il laisse au bourgeonnement ultérieur le soin d'obtenir la soudure. Il panse la plaie à plat avec de la gaze iodoformée et change le pansement tous les jours.

Pieniazeck, qui fait presque toujours la suture d'emblée, ne la fait pas cependant si l'excision n'a pas été profonde ; il la renvoie à un peu plus tard.

La plupart des auteurs font la suture d'emblée, mais avec d'assez nombreuses variantes.

a) *les uns ne laissent rien dans le larynx.* — C'est la conduite conseillée par Moure, Laurens, von Zur Mühlen. La cicatrisation est beaucoup plus rapide, mais en fait de sténose on risque beaucoup plus de ne pouvoir faire de la dilatation ultérieure en tout cas plus difficile et d'avoir une récidive.

b) *d'autres suturent le larynx après avoir fait un tamponnement laryngé sus-canulaire.* — Pieniazeck conseille tout particulièrement cette méthode qui pour lui offre le double avantage de faire de l'hémostase et d'amorcer la dilatation. Bokay dans un de ses cas a utilisé ce procédé qui lui semble favoriser l'épidermisation (*Arch. de méd. infantile*, 1901). Felds-Leuden fait également un tamponnement après avoir suturé au catgut les bords postérieurs de la cicatrice excisée, puis suture les cartilages en avant à la soie (*Jahrb. fur Kinderheilk.*, 1902). Glück fait le tamponnement et, trois jours après, anesthésie son malade, enlève le tampon et fait la suture cartilagineuse et cutanée.

Par contre Schmiegelow, cité par Pieniazeck, condamne la méthode du tampon immédiat et lui reproche de glisser, de donner des nausées, d'infecter la plaie.

c) *Nombre d'auteurs mettent d'emblée en place l'agent de dilatation : tube, canule laryngée ou caoutchouc et suturent par dessus.* — Boulay conseille cette manière de procéder et insiste longuement dans son arcticle (*Journal des praticiens*, 1901) sur la dilatation par le tube de caoutchouc.

Quels moyens de dilatation emploie-t-on en pareil cas ? On peut utiliser :

*Un tube à intubation ; les olives métalliques ; une canule dilatatrice ; la dilatation caoutchoutée.*

*Comme tube à intubation* on utilise le tube ordinaire d'O'Dwyer, de préférence en ébonite (Bokay) ou un tube modifié. On peut aussi utiliser des tubes à fixation trachéale, car le tube ordinaire a le désagrément de pouvoir être expulsé.

Les *olives métalliques* et tout particulièrement les olives de Schrœtter ont été très employées. Elles ont été utilisées dans un cas opéré par Rochet et Garel.

Les *canules laryngées* utilisées sont habituellement des canules en T. Simpson (XXVIIIe Congrès de l'Association américaine de laryngologie, 1er juin 1906) en a montré différents types spécialement adaptés à la laryngofissure.

Signalons tout particulièrement la *canule de Boulay.* « C'est une canule courbe, dit cet auteur, analogue à une canule trachéale, mais plus courte et renversée, de façon à être introduite de bas en haut dans le larynx par l'orifice trachéal ; l'extrémité supérieure de la canule doit dépasser le niveau du point rétréci ; son extrémité inférieure taillée en biseau vient reposer sur la canule trachéale à la façon d'un cavalier sur une selle ; elle est munie d'une demi-plaque, qui se raccorde à la plaque de la canule trachéale. Tel est le modèle que j'imaginai pour un enfant dont j'ai rapporté l'histoire au congrès de Moscou ; elle donna d'ailleurs dans ce cas un mauvais résultat. De Ponthière qui en a depuis imaginé une analogue en aurait obtenu un résultat plus satisfaisant ».

Kummel et après lui de nombreux auteurs, notamment Capart fils (*Presse médicale belge*, janvier 1908) ont utilisé avec succès la *canule en verre de Mickulicz.* Cette canule fort longue est cylindrique, sauf au niveau de la glotte où elle est triangulaire. Elle présente une légère courbure cricoïdienne et à la partie antérieure une tige en T, véritable manche de la canule. Elle a donné d'excellents résultats entre les mains de Kummel, Gleitsmann, Thost. Malheureusement, elle présente quelques graves inconvénients. Il faut pour l'introduire faire de longues incisions de 6 à 8 centimètres ; pour la retirer on est obligé d'agrandir l'orifice trachéal. Le manche est susceptible de se briser, de même la canule. L'instrument doit être enlevé et replacé tous les deux ou trois jours.

D'une façon générale, toutes ces canules présentent, ainsi que le montre Boulay, le grave inconvénient de ne pas s'adapter exactement aux dimensions du larynx sténosé. Aussi Boulay conseille-t-il la dilatation caoutchoutée. « *Un simple tube de caoutchouc* à parois très épaisses et résistantes me paraît préférable. Les tubes de caoutchouc amianté, à lumière très fine et à parois par conséquent très épaisses, dont on se sert communément pour les appareils à injection de sérum, conviennent très bien à cet usage : ils ont l'avantage de pouvoir être stérilisés par séjour dans l'eau bouillante. Il est facile d'en préparer plusieurs de diamètres différents, afin de choisir au moment voulu celui qui s'adapte le mieux au calibre du larynx opéré. De même on lui donne aisément sur place la longueur voulue. Afin de permettre ultérieurement son extraction, son extrémité inférieure doit venir faire issue par la plaie trachéale ; pour qu'il n'obture pas celle-ci et pour qu'il ne s'oppose pas à l'introduction de la canule, on a soin de tailler en biseau très allongé ses 2 ou 3 centimètres inférieurs. Cette partie ainsi amincie se coude très facilement à angle droit et n'occupe qu'une petite place dans l'angle supérieur de la plaie trachéale où elle se couche sur la convexité de la canule sans gêner son passage. Pour plus de sécurité un fil de soie est attaché à l'extrémité inférieure du tube et fixé à la peau du cou avec une couche de collodion ».

L'auteur laisse son tube le plus longtemps possible, un mois au minimum.

Nous préférons la laryngostomie, véritable dilatation caoutchoutée à ciel ouvert, mais à défaut de cette intervention, nous préférerions la dilatation caoutchoutée aux tubes, aux canules et aux olives métalliques mis en place dans le larynx. Nous agirions différemment. En effet, une fois le caoutchouc enlevé, Boulay continue la dilatation avec le tube à intubation. Pourquoi ne pas faire la dilatation en plaçant un second tube de caoutchouc à l'aide du fil inférieur, en utilisant la technique que nous avons donnée en détail dans le chapitre de la dilatation interne à propos de la méthode caoutchoutée ? On pourrait aussi changer son caoutchouc aussi souvent qu'il est nécessaire, ce qui est préférable, car le caoutchouc s'altère au contact des mucosités. On ferait ainsi progressivement de la dilatation caoutchoutée jusqu'à guérison définitive sans avoir recours à aucune autre méthode.

*Comment faire la suture ?*

Quelques auteurs ne font pas la suture cartilagineuse. La plupart font la suture à deux plans : cartilagineux et cutané. C'est la conduite conseillée par Moure, par Laurens.

Moure suture le thyroïde par deux points perforants et utilise pour cela un perforateur, puis il suture la membrane cricothyroïdienne et la trachée. Il suture ensuite les muscles et la peau en laissant un drain à la partie inférieure de la plaie.

*5e temps. — La dilatation. —* C'est la partie la plus importante du traitement. La dilatation doit être faite très régulièrement et continuée fort longtemps jusqu'à ce qu'on soit sûr du calibre laryngé obtenu.

Les canules laryngées de différents modèles, qu'on peut mettre à demeure dans le larynx commencent cette dilatation. Elles sont laissées en place un temps variable, suivant qu'elles sont plus ou moins bien supportées, mais cette première dilatation du larynx obtenue ne dispense pas d'un calibrage régulier qui seul met à l'abri des récidives.

On peut employer dans ce but le *tube à intubation ordinaire, les cathéters de différents modèles.* Généralement c'est le tubage qui est préféré.

*Pieniazeck procède de la façon suivante* :

Il commence la dilatation deux à trois semaines après la laryngofissure, quelquefois huit ou dix jours seulement. Il utilise généralement *les dilatateurs de Thost,* de préférence à ceux de Schrœtter, qu'il utilise quelquefois, mais il a soin de faire de la dilatation, dans les cas graves et très cicatriciels, de bas en haut par l'orifice canulaire.

A la fin du traitement, il emploie *ses tubes triangulaires* : c'est d'habitude après la quatrième semaine qui suit l'opération. Le tube est changé toutes les semaines et l'intubation est continuée longtemps, car si dans les cas simples un mois de dilatation suffit, dans les cas ordinaires, et à plus forte raison lorsque le larynx est difficilement dilatable, c'est pendant de longs mois qu'il faut faire le calibrage du larynx.

Pieniazeck insiste tout particulièrement sur la nécessité de faire longtemps de la dilatation, même lorsque le larynx paraît très perméable. Il est bon de faire du tubage intermittent en laissant alors l'enfant respirer pendant quelques jours sans tube, puis en le retubant. On devra d'ailleurs mettre l'enfant en observation avant de le dire guéri.

Pieniazeck emploie depuis très longtemps ses tubes triangulaires, auxquels il reconnaît les avantages suivants : Ils suppriment l'angle de la paroi postérieure et empêchent la rétraction de la paroi antérieure au voisinage de la fistule.

ACCIDENTS

1° *Accidents immédiats. —* C'est *la bronchopneumonie* qui est le principal, presque le seul danger opératoire. On l'évitera dans la mesure du possible par de minutieuses précautions d'asepsie et surtout par des perfectionnements de technique destinés à prévenir la chute du sang dans la trachée. La position de Rose et surtout le tamponnement sus-canulaire, fait dans un but d'hémostase, sont à ce point de vue des précautions indispensables qui permettront d'éviter la broncho-pneumonie.

Cependant c'est une complication qu'on devra plus particulièrement redouter *chez les sujets affaiblis et surtout chez les enfants opérés lorsque persistent des poussées inflammatoires pulmonaires ou trachéales.*

Malgré tout, la bronchopneumonie est une complication rare, et tous les auteurs s'entendent sur le peu de gravité opératoire de la laryngofissure.

Goris, au treizième Congrès international de Paris, 1900, cite cent sept thyrotomies, faites pour des causes très diverses, parmi lesquelles deux observations de Schmiegelow pour sténoses cicatricielles du larynx avec seulement quatre morts par accidents respiratoires. Lui-même rapporte treize observations personnelles, sans complication inflammatoire.

Au même Congrès, Félix Semon s'exprime de la façon suivante : « Dans les sténoses laryngées, la thyrotomie sera probablement faite à l'avenir, plus souvent qu'elle n'est faite actuellement, lorsqu'on aura constaté combien elle est bénigne. »

Pieniazeck dit également : « Je n'ai pas de cas de mort et je tiens la laryngofissure pour une opération tout à fait bénigne dans les cas où la trachéotomie est déja faite. »

2° *Accidents tardifs. — Récidives.* — Le principal reproche à adresser à la laryngofissure c'est qu'elle ne permet pas d'éviter sûrement la récidive du rétrécissement cicatriciel excisé.

Un grand nombre d'observations de laryngofissures sont des insuccès parce que la sténose s'est reproduite ultérieurement malgré la dilatation. Après une amélioration, permettant quelquefois de décanuler l'enfant, si bien qu'on pouvait croire au succès définitif, le rétrécissement cicatriciel se reformait, on était obligé de replacer la canule, et toutes les tentatives de dilatation échouaient à partir de ce moment contre ce nouvel obstacle laryngé plus serré que la sténose précédente.

Certaines observations sont très instructives à ce point de vue.

Rappelons notamment une de celles de John Rogers.

*La guérison n'a été obtenue dans ce cas, qu'au bout de six ans de traitement après plusieurs trachéotomies et trois laryngofissures.*

Pieniazeck insiste tout particulièrement sur la récidive de la cicatrice qu'il a observée assez souvent ; il est très difficile de guérir ces malades par une nouvelle laryngofissure, car, en pareil cas, la dilatation est longue et souvent vouée à l'insuccès. Il connaît plusieurs exemples de malades qui n'ont pas pu être débarrassés de la canule, parce qu'ils venaient se montrer tardivement, lorsqu'il s'était formé une cicatrice circulaire du larynx.

Il faut savoir, dit Pieniazeck, que l'excision des parties latérales du larynx cicatriciel expose moins à la récidive que celle de la paroi postérieure, car à ce niveau la cicatrice est très difficile à enlever et tend fatalement à se reproduire. A plus forte raison, lorsqu'il s'agit de soudure totale du larynx, l'excision complète est presque impossible ; la dilatation est des plus difficiles et toujours longue, si bien que dans la plupart de ces cas, on ne réussit pas à guérir le malade.

*Le bourgeonnement de la muqueuse laryngée* peut également être un inconvénient sérieux quoique moins grave que la récidive cicatricielle. Les végétations laryngées peuvent être un obstacle au décanulement. Boulay l'a observé. Il a fait plusieurs laryngofissures chez des enfants, sans être très satisfait du résultat, à cause de récidives de polypes ou de rétrécissements consécutifs.

*Les fistules persistantes* sont un autre inconvénient. Elles sont dues à ce que la suture du larynx lâche partiellement au contact de la canule et du tube. Pieniazeck a observé plusieurs fois des difficultés semblables, aussi conseille-t-il de ne faire la dilatation que deux à trois semaines après la laryngofissure, lorsque le larynx est définitivement fermé. Nous avons signalé, à propos de l'emploi des canules laryngées, que leur principal danger était le défaut de cicatrisation de la plaie. Il est vrai que les fistules persistantes ne sont pas un accident grave, et qu'il est généralement possible d'y remédier ultérieurement par une plastique appropriée.

Résultats. — 1. *Résultats respiratoires.* — Malgré les dangers de récidives, souvent inévitables, la laryngofissure est, au dire de la majorité des auteurs, le traitement de choix des sténoses cicatricielles graves du larynx non justifiables de la dilatation interne, précédée ou non d'intervention sanglante par voie endo-laryngée. Cette opération a fourni d'ailleurs de très bons résultats et a permis des guérisons définitives.

Bokay la conseille dans le traitement des occlusions cicatricielles, et déclare exagérée l'opinion de Trumpp qui pense qu'en pareil cas, la laryngofissure n'a donné aucun résultat utile.

Galatti est également partisan de la laryngofissure qui donne des résultats malgré un traitement souvent long et angoissant. Il est nécessaire, dit-il, d'attendre très longtemps ce résultat.

Pieniazeck défend également la laryngofissure qui lui a donné de très beaux succès, sauf dans les cas de sclérome laryngé, maladie très grave et qui tend toujours à récidiver. « Dans les cas de sténoses cicatricielles, dit-il, après diphtérie, syphilis, etc., j'ai souvent constaté que le larynx, après le traitement, était resté large même au bout de plusieurs années ».

La statistique de Ründström, dont nous avons parlé au début, dans notre historique, est intéressante au point de vue des résultats de la laryngofissure. Elle porte sur quatre-vingt-trois observations de sténoses laryngées de causes très diverses, traitées par intervention sanglante. Les résultats sont les suivants :

| | | |
|---|---|---|
| 10 thyrotomies | respiration normale | 4 |
| | amélioration | 5 |
| | mort | 1 |
| 73 laryngofissures | respiration normale | 49 |
| | amélioration | 10 |
| | insuccès | 8 |
| | morts | 6 |

Signalons encore l'opinion de Moure, qui recommande la laryngotomie avec excision des parties fibreuses et dilatation consécutives dans le traitement des laryngosténoses cicatricielles, tout en reconnaissant que certaines d'entre elles très anciennes et très serrées sont au-dessus des ressources de la chirurgie. Il conseille actuellement pour ces derniers cas d'employer la laryngostomie.

Nous rappelerons enfin que Félix Semon, Goris, Navratil, conseillent la laryngofissure dans les rétrécissements cicatriciels graves.

Au Congrès de Paris 1900, Semon dit « la laryngotomie s'adresse à certains cas qui s'observent quelquefois dans lesquels la dilatation par les tubes d'O'Dwyer ou de Schrœtter n'a pas donné de résultat utile ou bien n'a pas pu être continuée assez longtemps pour empêcher la sténose de revenir. Dans ces cas, elle est une opération d'avenir ». Il a vu réussir plusieurs fois la thyrotomie avec résection des masses hypertrophiques appliquée à des malades qui avaient été jusque-là condamnés à porter leur canule, après insuccès de la dilatation interne.

La récidive du tissu cicatriciel doit être évidemment la grosse préoccupation de l'opérateur et nous verrons bientôt, dans le chapitre consacré aux plastiques, les procédés utilisés par un certain nombre d'auteurs pour prévenir la reproduction de la sténose.

2. *Résultats vocaux*. — Jusque-là, nous nous sommes occupés uniquement des résultats respiratoires, mais il est également intéressant de noter les résultats vocaux de la laryngofissure faite dans les cas de rétrécissement cicatriciel.

Nous rappellerons brièvement des faits bien connus actuellement, à savoir que le résultat vocal de la laryngofissure est variable, suivant que l'incision du thyroïde est ou n'est pas exactement médiane. Avec une incision très médiane passant entre l'insertion antérieure des cordes sans les intéresser, le résultat vocal est en général excellent. Après suture des deux lames thyroïdiennes exactement juxtaposées, la guérison s'obtient avec conservation d'une voix excellente dans la majorité des cas. Même après excision plus ou moins étendue des cordes vocales, la voix peut rester assez bonne.

Lorsqu'il s'agit d'une laryngofissure, faite pour sténose grave du larynx, à plus forte raison si les interventions intra-laryngées ont été répétées, la voix peut rester rauque pendant très longtemps. Il est constant d'ailleurs qu'elle s'améliore à la longue, car il est bien démontré actuellement qu'on peut parler de façon très satisfaisante avec des cordes vocales très modifiées et presque sans cordes vocales, avec de simples replis muqueux.

### 3. Laryngostomies et trachéo-laryngostomies.

#### Définition.

*Sous ce nom, nous désignons l'opération qui consiste dans la mise à l'air du larynx et de la partie supérieure de la trachée, d'une façon permanente ou temporaire, mais alors temporaire de longue durée.*

#### Historique.

Le mérite de l'application systématique de la laryngostomie au traitement des rétrécissements cicatriciels du larynx revient au professeur Killian (de Fribourg-en-Brisgau). Killian, en 1906, avait opéré ainsi trois rétrécissements graves du larynx, dont un chez un adulte à la suite de fièvre typhoïde.

Les observations de ces malades n'ont pas été publiés, mais Killian a montré, en 1906, à la Réunion des laryngologistes du Sud de l'Allemagne, *les canules caoutchoutées en T* qu'il utilise à la fin du traitement.

Cependant, avant Killian, d'autres laryngostomies ont été faites.

La première, à notre connaissance, est une opération faite par le professeur Ruggi, en janvier 1898. Il s'agissait, dans ce cas, ainsi qu'a bien voulu nous l'indiquer le professeur A. Canepele (de Bologne), d'un enfant de cinq ans, porteur de papillomes récidivants du larynx, trachéotomisé et devenu canulard, qui fut laryngostomisé le 26 janvier 1898, puis dilaté, et qui guérit après trois mois de traitement. Le cas fut publié par M. Nasi dans le journal *Clinica Chirurgica*, du 30 avril 1899, puis reproduit, en juin 1900, dans le journal *The Laryngoscope* et enfin dans l'*Internationales Centralblatt für Laryngologie* d'avril 1901. Ce même cas a été communiqué au Congrès de Rome, d'octobre 1907, avec d'autres semblables, par le professeur Canepele.

A Lyon, une laryngostomie fut faite en juin 1899 par le professeur Jaboulay. Il s'agissait d'un malade trachéotomisé en 1897 par le D$^r$ Garel, deux fois laryngofissuré par M. Jaboulay, puis laryngostomisé par lui[1]. Il y eut récidive complète, le larynx n'ayant pas été dilaté, et le malade subit ultérieurement une laryngectomie.

Depuis cette époque, d'autres laryngostomies furent faites.

En Italie, deux autres malades furent opérés par le professeur Ruggi. Il s'agissait dans un cas, d'une jeune fille de seize ans, atteinte également de papillomes récidivants du larynx, traitée successivement par une laryngofissure, suivie d'excision et de cautérisation au galvano, puis dilatée par les tubes de Schrœtter, le tout sans aucun succès. La malade avait une soudure presque complète du larynx. La guérison fut obtenue par une laryngostomie suivie de plastique trachéale.

Dans un second cas de Ruggi, il s'agissait d'un homme de vingt-huit ans, canulard depuis huit ans, à la suite de sténose laryngée probablement syphilitique ayant résisté à la dilatation. La laryngostomie permit d'obtenir une guérison définitive.

Un troisième cas italien appartient au professeur Canepele. C'est celui d'un jeune homme de vingt ans (sténose laryngo-tra-

---

1. JABOULAY. « Chirurgie des centres nerveux et des viscères », 1902, tome II, p. 246. — DESCOS. « Rétrécissement syphilitique du larynx ». *Compte rendu de la Société des sciences médicales de Lyon*, juin 1899.

chéale par périchondrite), resté canulard malgré la dilatation par le tubage et par les instruments de Schrœtter. Guérison par la laryngostomie.

Au Congrès de Rome, où tous ces cas ont été relatés par Canepele, MM. Melzi et Cagnola (de Milan) ont rapporté deux laryngostomies qu'ils ont faites en 1906, avec succès (voir *Arch. Ital. di Otologia*, 1908, fasc. 2).

Au Congrès de laryngologie belge de juin 1901, M. Béco conseillait, après la laryngofissure, le tamponnement du conduit laryngo-trachéal sans suture, si l'on a des craintes de récidives après une excision plus ou moins complète des masses papillomateuses. C'est donc la laryngostomie après excision des papillomes qu'il conseillait, mais il ne signalait pas de cas qu'il eût ainsi traité.

En 1905, Schiffers a publié un cas de sténose cicatricielle traité et dilaté par laryngofissure à ciel ouvert et fermeture spontanée; c'est plutôt un procédé intermédiaire entre la laryngostomie et la laryngofissure qu'une laryngostomie vraie.

Au Congrès de médecine de Lisbonne, en avril 1906, le professeur Grossmann (de Vienne) conseillait la laryngofissure, maintenue à ciel ouvert, pour permettre le traitement des tumeurs malignes du larynx par l'application des rayons X.

C'est en France qu'ont été fait jusqu'à ce jour le plus grand nombre de laryngostomies ; c'est à la région lyonnaise que revient le mérite d'avoir montré les avantages qu'on retire de cette opération.

Notre statistique personnelle comprend actuellement 11 laryngostomies, en partie opérées avec MM. Rabot, Garel, Vignard, Hau, Bonnamour.

Nous avons publié 5 de nos observations au Congrès de Laryngologie de Paris de 1907. Le plus ancien de ces cas remontait à novembre 1905 et avait été opéré par MM. Rochet, Garel Rabot, Nové-Josserand, Durand, Thévenot.

6 autres laryngostomies qui nous appartiennent sont plus récentes.

Nos malades opérés comprennent :

1º 8 tubards canulards enfants, parmi lesquels 2 opérés en dehors de Lyon, 1 à Paris avec M. le professeur Marfan, 1 à Marseille avec MM. Fournier et Piery;

2º 1 adulte opéré au Val-de-Grâce, pour rétrécissement laryngé consécutif au laryngotyphus, avec MM. les professeurs Sieur et Rouvillois;

3° 1 sténose membranoïde épaisse, traumatique (coup de couteau), ayant résisté à une laryngofissure et opérée récemment par le professeur Delsaux (de Bruxelles) et l'un de nous ;

4° 1 cas de papillomes récidivants, opéré par M. Beco (de Liège) et l'un de nous.

Nous reviendrons bientôt sur ces cas pour indiquer les résultats obtenus.

Outre nos cas personnels, nous connaissons, toujours dans la région lyonnaise :

3 cas de sténose cicatricielle du larynx, opérés par M. le professeur Collet. Le premier de ces cas a été publié par M. Collet au Congrès de laryngologie de Paris (mai 1907).

3 cas opérés à Saint-Étienne par MM. Viannay et Descos.

Un de ces cas a été présenté à la Société des Sciences médicales de Saint-Étienne par MM. Descos, Viannay et Mandy. Séance du 15 janvier 1908 (in *Loire Médicale*, 15 février 1908).

Pour compléter l'énumération des laryngostomies que nous connaissons actuellement, même inédites, nous citerons encore :

1 cas récemment opéré par M. Broca ;

3 autres cas récemment opérés à Bruxelles (1 par M. Jauquet, 1 par M. Goris, 1 par M. Cheval) ;

2 cas opérés en 1907 par M. le professeur Pieniazeck ;

1 cas opéré tout récemment à Gand par M. Brœkaerdt.

Il existe donc actuellement à notre connaissance :

14 laryngostomies faites dans la région lyonnaise, en y comprenant le cas du professeur Jaboulay.

3 laryngostomies faites à Paris (Marfan, Sargnon et Barlatier ; Sieur et Sargnon ; Broca) ;

1 laryngostomie faite à Marseille (Fournier et Sargnon) ; le sujet a été présenté à la Société médicale de Marseille le 27 mars 1908 par le D^r Fournier.

6 laryngostomies faites en Italie (Ruggi, Canepele, Melzi et Cagnola) ;

3 laryngostomies de Killian ;

2 laryngostomies de Pieniazeck ;

6 laryngostomies faites en Belgique (Jauquet, Delsaux et Sargnon, Beco et Sargnon, Goris, Brœckaerdt, Cheval).

Pour rechercher la question de priorité, scindons cet historique :

En matière de papillomes récidivants, la priorité revient incontestablement à l'École italienne ; c'est, en effet, le professeur Ruggi qui a fait la première opération de ce genre.

En matière de sténose cicatricielle du larynx, c'est, à notre connaissance, le professeur Killian qui a appliqué systématiquement la méthode, et c'est lui qui a bien voulu indiquer à l'un de nous, de passage dans sa clinique, les grandes lignes du procédé opératoire, que nous avons utilisé depuis avec plein succès.

Toutes ces publications ont attiré l'attention des laryngologistes sur cette opération nouvelle.

Elle est mentionnée notamment dans le livre récent d'Escat, dans celui du professeur Moure, dans la *Revue médico-chirurgicale de thérapeutique*, 1907, par Courtade. M. Baratoux, dans les *Bulletins et Mémoires de la Société du IX<sup>e</sup> arrondissement de Paris*, 14 novembre 1907, en fait l'objet d'une revue générale et suit pas à pas le manuel opératoire et les différentes phases post-opératoires que nous avons étudiées.

Le professeur Moure, dans le *Journal de médecine de Bordeaux*, n° 29, 1907, la conseille pour les rétrécissements tubulaires serrés, cas considérés jusque-là comme incurables. M. Bourgeois, dans le *Progrès médical* du 7 décembre 1907, étudiant le traitement des rétrécissements du larynx, donne une large place à la laryngostomie.

Tout récemment, le prof. Navratil (*Arch. de Chauveau*, janvier-février 1908, page 42) déclare qu'on est en droit d'attendre de bons résultats de la laryngostomie pour les sténoses cicatricielles graves.


### Manuel opératoire.


Il varie naturellement suivant le but qu'on se propose : dilatation d'une sténose cicatricielle ou surveillance plus ou moins prolongée d'un larynx pathologique (papillomes et tumeurs bénignes récidivantes, néoplasmes malins au début, certaines tuberculoses). Dans ces derniers cas, la dilatation est très secondaire et cède le pas à la surveillance, aux cautérisations, aux excisions, à la radiothérapie.

Jusque-là la laryngostomie avec dilatation caoutchoutée (procédé de Killian) a été surtout utilisée et étudiée. Signalons cependant les laryngostomies faites pour papillomes récidivants.

Nous insisterons donc sur la laryngostomie avec dilatation, en donnant de nombreux détails, résultats de notre pratique personnelle. La laryngostomie est une méthode de plus en plus employée et dont l'avenir est certain. Les grandes lignes de ce traitement sont absolument nettes ; les détails pourront néanmoins subir des modifications plus ou moins notables.

La laryngostomie pour sténose grave du larynx comprend quatre temps essentiels :

1° *La laryngostomie* ;

2° *La dilatation et les pansements* ;

3° *L'autoplastie* ;

4° *La surveillance et le maintien d'un orifice trachéal de sûreté.*

### 1° La laryngostomie

En pareil cas, c'est surtout une *trachéo-laryngostomie*, bien que, dans certains cas de canulards avec trachéotomie très basse, on puisse faire une simple laryngostomie en laissant intact un pont trachéal sus-canulaire. S'il s'agit d'une trachéotomie haute ou d'une intercrico, c'est alors soit une laryngostomie totale, soit même une laryngostomie partielle.

### I. — Précautions anté-opératoires

*Il est nécessaire d'opérer le malade complètement à froid, en dehors de toute poussée fébrile et de toute poussée pulmonaire* ; il faut, bien entendu, en excepter les symptômes d'irritation trachéale, inévitablement produits par le séjour de la canule. C'est une condition absolument indispensable au succès. Instruits par un de nos cas, nous attendrons dorénavant que la suppuration trachéale ait totalement disparu, alors même que la fièvre serait tombée depuis longtemps.

*Les précautions aseptiques* devront être minutieuses pour éviter la broncho-pneumonie. Cette dernière sera surtout prévenue par l'emploi de la *position de Rose* en situation très basse, la tête pendante en dehors du lit, soutenue et immobilisée par le même aide pendant tout le temps de l'opération.

L'opérateur se place à la tête du malade, un aide est chargé des tampons et de l'hémostase, un deuxième aide remplit les fonctions très importantes de l'anesthésie et de la remise en place de la canule, toutes les fois que cela est nécessaire pendant l'opération. Il doit toujours avoir un Krishaber aseptique à portée immédiate de sa main.

*Instrumentation.* — Outre les instruments habituels : bistouri, pinces, ciseaux, etc., il faut comme instrumentation spéciale : un fort bistouri boutonné pour la section des cartilages.

*La cisaille de Moure* est très utile dans les cas si nombreux d'ossification des cartilages cricoïde et thyroïde. Il faut également ment une forte sonde cannelée pour dilacérer, au besoin, des brides cicatricielles ; de minces écarteurs, un peu analogues à des écarteurs de paupières, mais moins larges ; une canule Krishaber de rechange, en cas de souillure de la première canule, confiée au deuxième aide (nous n'avons jamais eu besoin de canule-tampon) ; de la soie assez forte pour la suture du cartilage à la

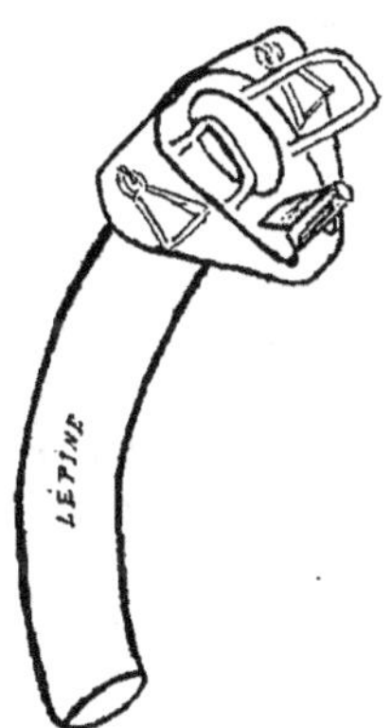


Canule de Rabot pour
laryngostomie.

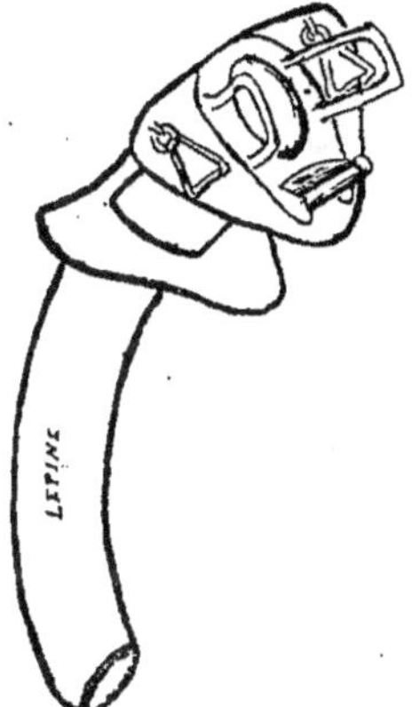


Canule Sargnon pour
laryngostomie
(modifiée de Lombard).

peau et enfin une forte lampe électrique, de préférence soit le réflecteur électrique, soit la lampe de Clar pour faciliter les manœuvres, très laborieuses quelquefois, d'exploration laryngée et de section cicatricielle médiane intra-laryngienne.

Comme canules, nous avons utilisé d'abord, une *simple canule Krishaber*, puis pour faciliter la section immédiatement au-dessus de la canule, *une canule de Krishaber modifiée à pavillon échancré en haut et à vis de fixation inférieure*. Les mêmes modifications adaptées à *une canule de Lombard* nous ont donné toute satisfaction. C'est le modèle que nous employons toujours maintenant, il facilite beaucoup les sections sous-canulaires et permet très facilement de fixer le pansement.

*Anesthésie*. — Nous employons le plus souvent l'anesthésie générale : chlorure d'éthyle, puis Billroth, que nous préférons à l'éther employé seul à cause des inconvénients respiratoires.

Dans un cas, nous avons utilisé avec pleine réussite pour une opération d'une heure la méthode d'infiltration de Schleich avec la solution forte. Trois piqûres avec deux seringues et demie, faites un quart d'heure avant l'intervention, ont donné une très longue anesthésie opératoire. Nous avons utilisé l'anesthésie locale, car ce petit canulard prenait de l'apnée à chaque tentative d'anesthésie générale. C'est là une indication formelle de l'anesthésie locale en pareils cas.

II. — Opération

*La laryngostomie proprement dite* comprend quatre temps :
a) La section des parties molles et du larynx :
b) La section médiane des cicatrices ;
c) La suture du larynx à la peau ;
d) La mise en place du drain et le pansement.
a) *La section des parties molles.* Elle comprend elle-même l'incision de la *peau*, variable comme longueur, suivant qu'il s'agit d'une trachéo-laryngostomie complète ou d'une simple laryngostomie ; du *tissu cellulaire*, de l'*aponévrose*, de l'*interstice musculaire* et des *débris du corps thyroïde*, si la trachéotomie est basse. Naturellement l'hémostase sera très minutieuse *afin d'éviter la broncho-pneumonie* ; elle est plus longue si la section porte sur le corps thyroïde, ce qui nous est arrivé dans un de nos cas ; elle est pour ainsi dire nulle, si la trachéotomie est haute, à tel point qu'on pourrait, à la rigueur, faire une section du larynx et des parties molles en un temps, comme une ponction de l'espace intercricothyroïdien. Nous ne conseillons pas la manœuvre.

*Le repérage de la trachée et du larynx est souvent difficile* parce que les cicatrices de l'ancienne trachéotomie ont modifié les rapports du conduit respiratoire dévié de sa position médiane. Il faut inciser lentement, jusqu'à ce qu'on voie nettement la trachée et le larynx et jusqu'à ce qu'on ait dénudé complètement leur face antérieure. De cette façon, en particulier si l'on a pris soin de bien dénuder la face antérieure de la trachée dans la partie sus-jacente à la canule, on peut inciser le conduit laryngo-trachéal sans avoir du sang.

Une fois l'hémostase faite, l'opérateur pratique de bas en haut la section laryngienne ou trachéolaryngienne, après avoir enlevé la canule, si l'incision part de la plaie canulaire. Au cas où on laisserait un pont sus-canulaire, il faut conserver la canule. En partant de l'orifice trachéal, on introduit le bistouri boutonné obliquement en haut et en arrière et on sectionne ainsi, *bien sur la ligne médiane, trachée, cartilage cricoïde*, puis *cartilage thyroïde*. Si, comme dans l'un de nos cas, on laisse un pont intermédiaire, précaution évidemment utile si la trachéotomie est très basse et si l'exploration a montré l'espace sus-canulaire très nettement libre, on fait alors au bistouri ordinaire une ponction sous-cricoïdienne de préférence ou même à la rigueur entre le cricoïde et le thyroïde, et on complète soit au ciseau, soit bien mieux au bistouri boutonné, la section du larynx. Il est habituellement inutile pour l'incision laryngée de dépasser le bord supérieur du cartilage thyroïde.

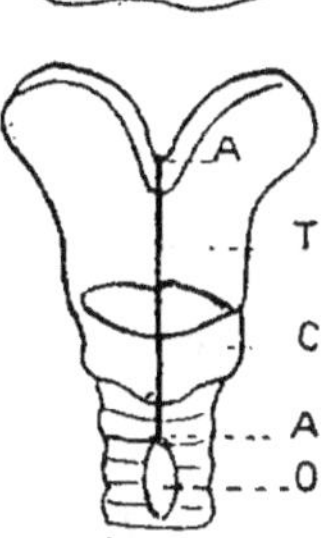

Tracé de l'incision.

T, cartilage thyroïde ; C, cartilage cricoïde ; O, orifice canulaire; A·A, incision de la trachéo-laryngostomie.

Actuellement, chez les tubards canulards graves, nous pratiquons toujours la section totale, depuis la plaie trachéale jusqu'au bord supérieur du cartilage thyroïde. C'est le meilleur moyen de mettre à jour toutes les lésions, de les dilater méthodiquement et même d'éviter certaines complications tardives, notamment lors de la plastique.

Dans les sténoses cicatricielles moyennement serrées, toutes ces manœuvres sont habituellement simples, bien que la section du cartilage plus ou moins altéré soit un peu dure ; mais quand il s'agit, comme pour deux de nos cas, de soudure laryngée, la section bien franchement médiane devient extrêmement difficile, il faut s'aider du ciseau, du stylet, de la sonde cannelée pour *créer un trajet artificiel bien médian* sans songer encore pour cela à inciser à fond le tissu cicatriciel en son milieu. Une fois ces manœuvres faites, il faut tamponner le larynx avec de la gaze légèrement imbibée d'une solution de cocaïne 1/20 à1/30 avec quelques gouttes d'adrénaline à 1/1000 pour faciliter l'hémostase et surtout pour supprimer les réflexes parfois graves à point de départ intra-laryngé. Au besoin même, si l'hémorragie est forte, on peut remettre la canule et tasser au-dessus d'elle une mèche de gaze faisant tampon isolateur; on aura ainsi tout le temps de faire une anesthésie locale et une hémostase sérieuse.

b) *La section médiane des cicatrices.* — Une fois la cavité trachéolaryngienne bien anesthésiée, bien asséchée, on l'éclaire fortement pour permettre à l'opérateur de se repérer et ce n'est pas facile dans un larynx très cicatriciel. Les cicatrices, suites du décubitus après intubation, siègent toujours dans la région cricoïdienne. Killian conseille et pratique *la section médiane complète* de tout le tissu de cicatrice, jusqu'à la paroi postérieure, cartilagineuse vers le cricoïde, molle vers le thyroïde. Dans les cas de soudure étendue, il faut donc aller prudemment et ne pas inciser l'œsophage. Killian ne fait pas d'excision du tissu cicatriciel, nous avons suivi et conseillé cette règle opératoire et jusque-là nous nous en sommes fort bien trouvé, car, comme nous le verrons plus loin, le tissu de cicatrice fond au contact du caoutchouc, mais il faut faire une cavité médiane pour loger le drain. Si les cicatrices sont latérales, nous les respectons, car le caoutchouc les fait fondre. C'est là pour nous le point essentiel de la pratique de Killian.

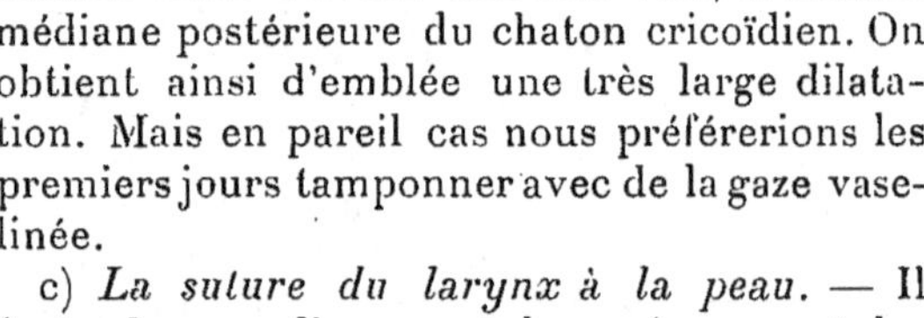
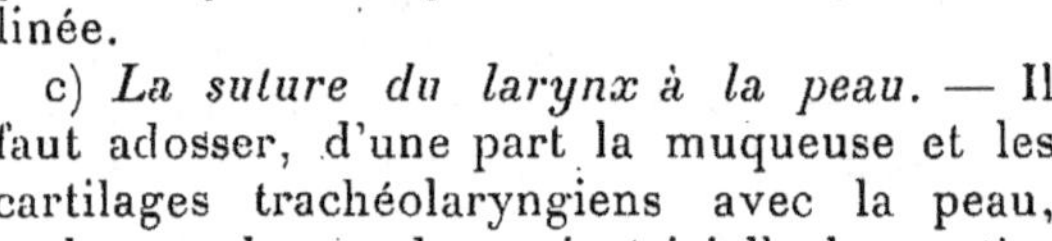

Suture laryngo-trachéale à la peau.

AA, fissure trachéo-laryngée ; S, S, S, points de suture.

Cependant dans les cas de cicatrices limitées, membranoïdes nous ne voyons aucun inconvénient à pratiquer l'excision, ce qui diminue d'autant le sphacèle.

De même dans certains cas de sténoses extrêmement serrées, nous ferions volontiers, comme nous l'avons fait une fois, la section médiane postérieure du chaton cricoïdien. On obtient ainsi d'emblée une très large dilatation. Mais en pareil cas nous préférerions les premiers jours tamponner avec de la gaze vaselinée.

c) *La suture du larynx à la peau.* — Il faut adosser, d'une part la muqueuse et les cartilages trachéolaryngiens avec la peau, d'autre part et dans le cas de soudure cicatricielle les parties latérales cicatricielles avec la peau.

*Le fil d'argent est à rejeter*, il coupe, et rapidement la suture devient trop large. Nous utilisons actuellement, avec succès, de la soie un peu forte et, pour diminuer le relâchement trop rapide, nous prenons le cartilage, puis du muscle, puis la peau à une certaine distance de la section.

C'est la conduite observée avec le Dr Vignard dans nos derniers cas. Trois points de suture suffisent habituellement, nous ne les multiplions pas, car chaque suture est le centre d'un foyer de sphacèle. Il nous est arrivé à cause de l'ossification des cartilages d'être obligés de suturer la peau au périchondre externe.

*Est-il nécessaire de suturer ?* — Dans un de nos cas, la suture n'a pas été faite ; le bourgeonnement et l'épidermisation nous ont semblé manifestement plus longs que dans les autres. Nous croyons donc gagner du temps pour l'épidermisation en faisant une suture soignée, qu'on évitera de sectionner, et qu'on n'enlèvera que lorsque les fils tomberont d'eux-mêmes.

L'école italienne, et en particulier les prof. Ruggi et Canépele ne font pas la suture du larynx à la peau qu'ils jugent superflue.

Une fois la suture terminée, on achève et on vérifie l'hémostase ; on nettoie la région et, si on a fait de l'anesthésie locale, on fait tousser le malade pour qu'il vide sa trachée et ses bronches

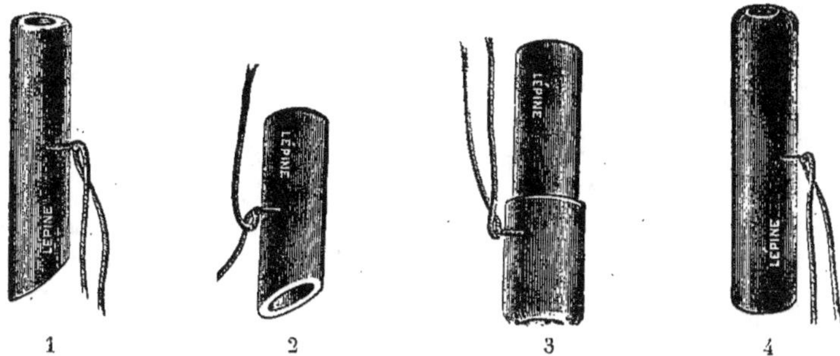

1, drain habituellement employé ; 2, drain court ; 3, drain utilisé pour obtenir plus de dilatation en un point ; 4, drain non biseauté, rarement employé.

avant la remise en place de la canule. *C'est là un des gros avantages de l'anesthésie locale par infiltration de Schleich.*

d) *La mise en place du drain et du pansement.* — L'opérateur met en place la canule. Ils survient généralement des quintes de toux avec expulsion de mucosités plus ou moins sanguinolentes, qu'il faut enlever par ablation et nettoyage de la canule interne.

*Comme drain dilatateur nous employons du caoutchouc rouge à parois un peu épaisses, bien stérilisé, de longueur variable bien entendu ;* chez l'enfant, habituellement un drain de six à sept centimètres suffit au début et, comme calibre, chez le canulard enfant, nous commençons d'ordinaire par le n° 15 ou 16, parfois par le n° 20, si la sténose est moins serrée. Le drain est coupé droit aux deux extrémités ou bien taillé en bec de flûte à l'une d'elles. Pour nous, l'un des points les plus importants pour faire bien supporter la dilatation caoutchoutée, *c'est d'arrondir très minutieusement les extrémités du drain.* Le procédé est des plus simples, il suffit de passer chaque extrémité à la flamme qui fond un peu le caoutchouc, et d'enlever le caoutchouc fondu avec un tampon imbibé d'éther, d'alcool ou de chloroforme. Un fil de soie est passé au travers du drain, en son milieu environ, et attaché de telle façon que, si on emploie un drain en flûte, dont la partie la plus longue sera forcément postérieure, le nœud sorte sur la face antérieure, c'est-à-dire sur la paroi courte. Les premiers temps, au minimum le premier mois au moins, nous obturons le drain avec de la gaze assez serrée et au besoin même, retenue par le fil de fixation ; cette précaution est utile pour éviter la déglutition des aliments et surtout des liquides dans la trachée.

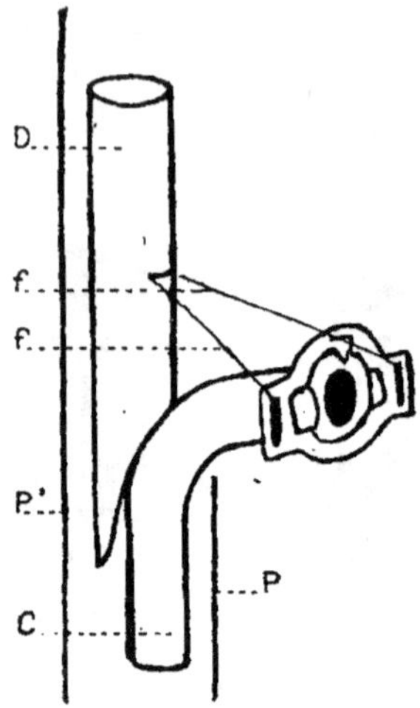

Rapports du drain dilatateur avec la canule en place (très schématique : l'angle que fait la paroi postérieure au niveau de la canule n'a pas été représenté).

C, canule en place dans le larynx ; D, drain de caoutchouc ; f, f, fils de fixation du drain à la canule ; P, paroi antérieure de la trachée ; P', paroi postérieure du larynx et de la trachée.

Il faut avoir grand soin de ne jamais obturer le drain par la partie inférieure. Il pourrait être très dangereux de procéder ainsi, car la chute de la gaze de la trachée rendrait possible l'asphyxie. Dans un de nos cas, la gaze probablement insuffisamment serrée est descendue dans la trachée et a été rejetée par la canule, sans incident d'ailleurs.

Nous vaselinons le drain d'habitude, pour qu'il soit mieux supporté et que la présence ne provoque pas d'ulcération.

*Le drain en haut ne doit pas dépasser l'extrémité supérieure des aryténoïdes*, pour ne pas amener des nausées et des vomissements.

Inférieurement, s'il n'est pas biseauté, il arrive au niveau de la convexité de la canule ; s'il est biseauté, il la dépasse, ce qui augmente la dilatation. *Aussi nous préférons actuellement le drain biseauté.*

Parfois, quand la cavité à dilater est très irrégulière, nous utilisons deux drains, partiellement enchâssés l'un dans l'autre, l'ensemble formant un cylindre dont le calibre est variable en des points voisins. On place ce double drain dans le larynx et la trachée, de telle façon que la partie la plus large du conduit à dilater réponde à la partie la plus large du tube de caoutchouc.

Tout récemment, à propos d'un de nos cas, le D<sup>r</sup> Fournier ayant de la difficulté à terminer la dilatation, a utilisé un procédé extrêmement ingénieux et pratique, que nous employons maintenant avec succès dans les cas difficiles. Il utilise un drain plus long non biseauté, échancré sur sa paroi antérieure pour laisser passer la canule dans l'intérieur du drain. De cette façon canule et drain sont totalement immobilisés l'un par l'autre, et en employant une canule largement fenêtrée, mais bouchée, la

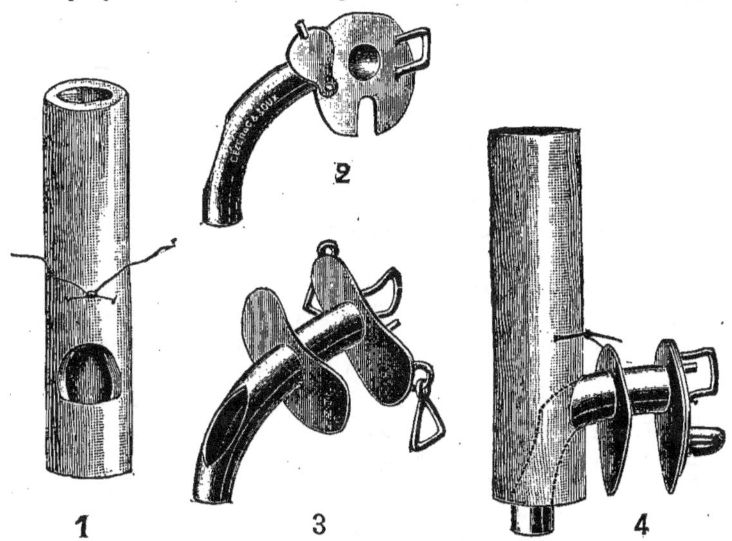


Drain et canule fenêtrée engainés l'un dans l'autre et utilisés par le Dr Fournier pour les dilatations difficiles tardives.
(dessins dus à l'obligeance du Dr Meynet, de Marseille).

respiration est à volonté uniquement buccale. L'introduction est un peu plus difficile, on place le drain, puis la canule, et un fil de soie fixe les deux. Ce procédé ne peut naturellement pas être employé au début de la dilatation.

L'école italienne, et notamment Canépele, emploient pour la dilatation des tampons de gaze ou de coton couverts complètement de gutta-percha laminée. Ils sont très malléables et élastiques et on évite ainsi, dit Canépele, les ulcérations de pression. La gutta-percha empêche le tampon de s'attacher aux surfaces endo-laryngées et de gêner ainsi le processus de guérison. On varie naturellement le volume du tampon suivant les besoins ; sa préparation est très simple.

Lorsqu'on emploie, ainsi que nous le pratiquons quelquefois

lorsque le caoutchouc a produit trop d'irritation, le tamponnement à la gaze, il faut la mettre sous forme de Mickulicz ou bien d'un boudin rattaché par des fils. La gaze en lanière présente en effet l'énorme inconvénient d'être parfois aspirée, de passer en arrière de la canule et de descendre au-dessous de cette dernière. Cet accident est arrivé à une de nos malades et sans la présence d'esprit de la surveillante qui a enlevé canule et mèche nous aurions pu avoir un désastre.

Nous devons ajouter qu'il est à notre avis aussi simple d'employer des tubes de caoutchouc dont le numérotage permet de graduer très facilement la progression dans la dilatation. D'ailleurs bien lissés et bien vaselinés, ces tubes de caoutchouc sont on ne peut mieux supportés.

*Comment attacher le fil?* — Tout d'abord il est nécessaire d'avoir un fil de fixation, qui empêche la chute du drain dans la trachée et limite dans une certaine mesure l'ascension nauséeuse du drain dans la cavité buccale. Au début, nous fixions simplement les deux chefs de notre fil derrière le cou ; actuellement, pour limiter de plus en plus le mouvement d'ascension du drain, nous attachons chaque fil à la boucle latérale de la canule externe, en ayant soin de le laisser assez lâche pour éviter la section de la peau par le fil trop tendu. C'est ce dernier procédé de fixation que nous préférons actuellement. Nous insistons particulièrement sur la nécessité de passer le fil en pleine lumière du drain, car trop rapproché de la paroi antérieure il peut la couper, surtout si le drain employé n'est pas très souple et faciliter ainsi sa chute dans la trachée.

Une fois le drain en place, nous appliquons le pansement qui consiste à mettre tout d'abord entre le drain et les deux lèvres de la laryngostomie de la gaze blanche très vaselinée en l'insérant soigneusement à l'angle supérieur qui, très vite, a des tendances à trop se rétrécir et à se souder, tandis que l'angle inférieur, maintenu écarté par la canule, ne présente pas cet inconvénient. Par-dessus, nous appliquons de la gaze et pour les premiers pansements, un assez gros bloc de coton, car les sécrétions et le suintement sont considérables. En maintenant le pansement avec la bande, il importe, si l'on n'utilise pas la canule à pavillon échancré en haut, de ne pas prendre dans la bande la vis de fixation de la canule interne, car, immédiatement après l'opération, cette dernière devra être très souvent enlevée et nettoyée.

III. — Soins immédiats post-opératoires.

Une fois le malade opéré et pansé, il est placé dans son lit la tête en position horizontale, au besoin même un peu basse, pour prévenir dans la mesure du possible les complications respiratoires. Il est bon également de le mettre, si possible les premiers jours, dans une salle d'isolement ou tout au moins pas à côté d'un malade gravement infecté.

L'alimentation, les deux ou trois premiers jours, sera uniquement liquide ou demi-liquide. Les liquides seront donnés de préférence à la cuillère ou au biberon, pour éviter la déglutition trachéale. La canule interne sera très fréquemmeut nettoyée toutes les heures le premier jour. Au début, les pansements auront lieu tous les jours, car ils sont habituellement très souillés, à cause du sphacèle superficiel qui se produit à ce moment. Le drain est enlevé tous les jours. En cas de sphacèle grave, il faut changer le pansement deux fois par jour.

Instruits par l'expérience d'un cas malheureux (mort par sphacèle descendant et bronchopneumonie consécutive) nous recommandons de surveiller très attentivement et dès le début non seulement le sphacèle mais aussi *l'état pulmonaire et trachéo-bronchique pòst-opératoire.*

### 2° La dilatation et les pansements.

Nous divisons en deux parties distinctes ces deux actes, qui en réalité se passent simultanément, et cela pour simplifier et rendre plus claire cette question extrêmement importante, *bien plus importante que l'opération elle-même,* car c'est de la minutie des soins consécutifs que dépend le succès opératoire.

La laryngostomie pour rétrécissements cicatriciels, même très bien faite, aboutit fatalement à un échec, si la dilatation et les pansements ne sont pas faits d'une façon méthodique, très soignée, et toujours ou presque toujours par la même personne. C'est là la condition essentielle du succès; pour l'obtenir, il faut le vouloir et le vouloir absolument, car souvent on se butte à des difficultés inattendues, qu'il faut rationnellement combattre chaque fois. Nous devons même ajouter que les détails de technique varient pour ainsi dire avec chaque malade.

Le traitement se compose en effet d'une quantité de petits détails qui, modifiés et perfectionnés, permettent d'abréger considérablement la durée du traitement. Autrefois il nous fallait six mois pour les cas ordinaires, un an pour les cas graves tels que soudures totales. Actuellement il nous suffit de trois mois et demi et de six mois.

### A. *La Dilatation*.

La dilatation faite toujours avec le drain caoutchouté doit être obtenue, lentement, progressivement.

Il ne faut, à aucun moment, perdre le degré de dilatation obtenue. Si à un moment·donné elle devient difficile, il faut alors garder quelque temps un drain de même calibre, puis essayer d'augmenter. Les premiers jours on augmente assez vite les numéros, sauf dans le cas de soudure où il faut refaire complètement un canal laryngien. Dans le plus grave de nos cas, nous avons eu toutes les peines du monde à former un canal, tellement les cartilages du larynx avaient été recroquevillés par la cicatrice.

Il existait, en effet, en allant d'avant en arrière, un canal assez large prélaryngé et composé uniquement de parties molles, tandis que, dans le fond, la gouttière laryngée proprement dite était minuscule, laissait échapper le drain et pendant plusieurs semaines nous avons eu toutes les difficultés pour dilater le vrai canal laryngien. D'une façon générale, il ne faut pas franchir plus d'un ou deux n$^{os}$ d'une seule fois, et cela pas toutes les fois bien entendu. C'est une question de doigté et d'expérience pour laquelle il est impossible de donner des règles précises. *En voulant aller trop vite, on s'expose à la production de gangrène superficielle* de la muqueuse déjà reproduite, ce qui amène des douleurs, et un retour de suppuration fétide. Nous avons observé pareille complication dans un de nos cas et nous avons dû revenir aussitôt de deux n$^{os}$ en arrière. On voyait manifestement deux petits points blanchâtres de sphacèle muqueux. *Le drain au début doit être changé tous les jours*, car il devient vite fétide. Au bout du premier mois en général, on peut le changer tous les deux ou trois jours, puis, beaucoup plus tard, tous les quatre, cinq et même six jours. Pour ces derniers, il n'y a pas non plus de règles précises. Le changement plus ou moins fréquent du drain est lié à la plus ou moins longue durée de la suppuration, de la fétidité et à l'abondance progressivement moindre des mucosités. Il est très important aussi pour chaque malade de repérer bien exactement, après de nombreux tâtonnements d'ailleurs, la longueur que doit avoir le drain, *de noter cette longueur et de toujours la conserver*, sauf pourtant à la fin de la dilatation où on peut la réduire dans une proportion variable suivant les cas. Pour ne pas perdre cette longueur, nous avons l'habitude de conserver le drain précédent, ce qui nous permet de préparer le futur drain avant le pansement, pour en raccourcir la durée. Naturellement pour chaque changement de drain, il faut prendre autant de précautions d'asepsie, de bonne position et de fixation que pour le premier pansement. *Il faut toujours très vaseliner le drain avant l'introduction.* Rappelons enfin qu'il faut surveiller, au cours du pansement, les fils de fixation du drain ; s'ils sont trop serrés, ils coupent les bords de la laryngostomie, amènent de la douleur, des bourgeons et peuvent retarder ainsi l'épidermisation.

*Jusqu'à quelle limite faut-il aller comme dilatation ?*

Posons tout d'abord en principe qu'*il faut obtenir bien plus que le calibre normal du larynx opéré,* car on doit compter sur le resserrement, qui se produit après la dilatation et la plastique et de plus nous avons un élément totalement inconnu et grave. *Le larynx ainsi refait artificiellement se développera-t-il* (nous parlons en ce moment des canulards enfants, ce qui est le cas habituel) *dans les mêmes proportions que les autres organes ?* Nous l'ignorons, mais nous l'espérons, car chose curieuse, dans le plus grave de nos cas, nous avons vu des cartilages laryngiens réduits presque à rien lors de l'opération, se développer et reformer quatorze mois. après un anneau cartilagineux, interrompu seulement au niveau de la fissure cutanée. Au début, nous avons cru lui refaire un larynx à paroi postérieure cartilagineuse, à paroi latérale constituée par des parties molles fibreuses et nous nous sommes heureusement trompés, car actuellement les parties latérales et la paroi antérieure fissurée sont cartilagineuses. *Cette régénération cartilagineuse* est évidemment un très bon résultat immédiat et d'un très bon augure pour le développement de l'organe.

Pour donner une idée exacte de la lenteur de la dilatation, disons, par exemple, que, dans nos deux premiers cas, nous sommes partis de la sonde de Nélaton n° 15 pour aboutir au n° 30 et 31, ce qui nous représente une dilatation de 10 à 12 millimètres de diamètre chez des enfants de 4 à 5 ans. Nous avons obtenu ce résultat *dans un cas en six mois, dans l'autre (soudure totale) en quatorze mois*; actuellement il nous faut moins de temps.

Chez l'adulte nous allons jusqu'au n° 45 environ (ce qui a été fait dans un cas opéré avec M. Sieur).

### B. *Les Pansements.*

Le pansement est naturellement subordonné à l'état de la plaie opératoire. Or, de l'étude minutieuse de nos cas, nous avons toujours conclu que la cavité mise à jour et la fistule de la laryngostomie suivaient invariablement les mêmes phases, comme caractères de la plaie, mais non comme durée de l'évolution de chaque phase. Les cas graves nécessitent beaucoup plus de dilatation que les cas moyens.

Nous distinguons trois stades :

*a*) Au début c'est le ramollissement et le sphacèle. — *Stade de sphacèle.*

*b*) Puis c'est le bourgeonnement de la fistule avec début d'épidermisation. — *Stade de bourgeonnement.*

*c*) Enfin l'épidermisation commencée se développe normalement, pendant que la dilatation se poursuit et finalement la muqueuse régénérée se confond insensiblement avec la peau qui la rejoint. — *Stade d'épidermisation.*

### *a) Stade de sphacèle.*

Nous avons minutieusement décrit avec M. Vignard, le sphacèle dans la laryngostomie (*Lyon médical*, 20 octobre 1907, page 657). — Cette période que nous avons spécialement décrite car nous l'avons observée dans tous nos cas, avait au début une durée de une à deux semaines. Actuellement nous la réduisons à son minimum ; elle dure à peine 8 jours dans les cas très graves, quelquefois à peine 3 jours dans les formes moyennes. Nous cherchons à la réduire le plus possible comme intensité et comme durée, car nous avons eu un cas de mort due à cette cause.

Le sphacèle commence habituellement au deuxième jour après l'opération sous forme de petites taches blanchâtres. — Il débute à la partie supérieure en formant des taches puis des plaques au niveau des cordes, en infiltrant les fils supérieurs et la zone fistulaire. Généralement il respecte la région de la canule et la partie inférieure de la laryngostomie. Dans le seul cas où nous avons vu cette dernière région envahie la mort survint par sphacèle pseudo-membraneux descendant trachéo-bronchique et bronchopneumonie. Dans les cas habituels le sphacèle constitue de minces membranes, très fétides, plus ou moins facilement décollables avec un tampon imbibé d'eau oxygénée. Quand la membrane est épaisse, tenace, très fétide et d'aspect diphtéroïde, le pronostic est grave. Habituellement la fièvre accompagne la gangrène ; elle varie entre 38° et 39°, et tombe un jour ou deux avant la disparition des dernières plaques de sphacèle. Elle coïncide avec un léger degré de bronchite diffuse sans râles fins. Lorsque le sphacèle est peu intense la température dépasse à peine 38° ou 38°, 2 et dure tout juste deux ou trois jours.

*A quoi est dû ce sphacèle ?*

A la suite de recherches faites sur l'un de nos malades, avec l'aide du docteur Thévenot, nous avons constaté que le sphacèle est une gangrène septique descendante, venant de la cavité buccale, due à une flore microbienne extrêmement abondante (streptocoques, staphylocoques, cocci et quelques bacilles ne prenant pas le Gram). Les cultures trachéales faites avant l'intervention n'ont donné ni streptocoques ni staphylocoques, mais seulement quelques cocci et les cultures faites à la fin du sphacèle ne contenaient plus que des staphylocoques et des cocci.

Ce sphacèle est nécessaire pour créer le trajet du drain et faire fondre plus ou moins complètement le tissu de cicatrice. Mais il faut le limiter par des pansements quotidiens, des nettoyages avec le coton imbibé d'eau oxygénée pure, la suppression momentanée du drain et son remplacement par de la gaze et au besoin par l'ablation précoce des fils.

Il serait sans doute avantageux pour réduire le sphacèle de mettre les premiers jours de la gaze en Mikulicz et de ne commencer la dilatation caoutchoutée qu'au bout de quelques jours.

Dans le même but, nous conseillons également de ne pas mettre plus de trois sutures de chaque côté, de peu les serrer, de surveiller le sphacèle se prolongeant le long des fils, sphacèle qui peut aller jusqu'à l'isolement presque complet d'une partie de la paroi laryngienne. Si le sphacèle est étendu il ne faut pas hésiter à sectionner les fils plus ou moins complètement dès le quatrième ou cinquième jour.

Dès cette période nous mettons déjà de la gaze vaselinée à l'angle supérieur de la plaie pour empêcher sa soudure et son accolement trop rapide.

### b) Stade de bourgeonnement.

Il dure un bon mois dans les cas moyens, et, dans les cas graves, notablement plus.

Le larynx et la trachée commencent à se dilater et à reprendre un calibre régulier; la muqueuse trachéale et laryngienne, toujours rouge, est beaucoup moins tomenteuse; le tissu cicatriciel a en partie disparu, ou ce qui reste est en voie d'élimination; dans les cas moyens, le tissu cicatriciel a disparu; on ne le retrouve plus. Par exemple, les lésions hypertrophiques, comme les lésions des cordes vocales, n'ont pas encore totalement cédé.

La plaie fistulaire bourgeonne franchement et suppure aussi nettement. Elle est rougeâtre, saigne facilement au contact, mais ne présente plus l'aspect blanc gris du sphacèle: la fétidité a disparu ou à peu près, les pansements, d'abord quotidiens, ne se font plus que tous les deux et finalement tous les trois jours. Ce tissu de granulations a besoin d'être régulièrement détruit, *mais superficiellement* ; pour arrêter son exubérance et surtout amener l'épidermisation, nous employons le nitrate d'argent.

*Comment se fait l'épidermisation de la plaie fistulaire ?* Du côté de la muqueuse, elle ne paraît pas aller vite ; c'est surtout, et même presque uniquement, l'épiderme qui envahit de proche en proche les bourgeons, au fur et à mesure qu'on les cautérise. Pour gagner du temps, la cautérisation doit être faite d'une façon minutieuse, à la limite de l'épidermisation sans la toucher. Ce point-là est essentiel pour nous, et nous estimons qu'avec toutes ces petites précautions, qu'au début nous ne prenions pas aussi rigoureusement, nous abrégeons le temps nécessaire pour mener à bien une laryngostomie chez un canulard. *Signalons aussi l'importance d'éviter le raccourcissement trop grand de la plaie primitive* : c'est peut-être l'écueil le plus difficile à éviter. Si la fissure se continue directement avec la plaie trachéale, on ne risque aucune soudure en bas, à cause de l'écartement produit par la canule, mais en haut, peau et cartilage thyroïde ont une tendance presque invincible à se souder lentement de haut en bas. Il faut donc, *à chaque pansement,* lutter contre cet écueil et écarter avec de petits dilatateurs la plaie laryngienne, bien mettre le drain en place *et tasser fortement la gaze vaselinée au niveau de l'angle supérieur.* Il y a peut-être lieu d'étudier d'autres moyens d'écartement, mais la simple gaze minutieusement tassée et surtout le pansement toujours fait par la même personne, ou par une personne très au courant de ces minutieux détails, nous paraissent amplement suffire. Si, pour un motif ou pour un autre, la soudure survenait en haut sur une trop grande longueur (malgré les précautions prises, on a toujours au moins un demi-centimètre de soudure) il est facile au bistouri boutonné, après cocaïnisation locale, de détruire cette soudure. Rappelons aussi que dans notre premier cas (soudure totale trachéolaryngienne excessivement grave) M. Rochet fut obligé de refaire une incision et une suture en T à la partie supérieure, technique qui donna un résultat parfait.

Cependant, comme la laryngostomie totale doit se transformer en une trachéo-cricostomie pour diminuer les difficultés de la plastique, on doit laisser se souder lentement le cartilage thyroïde maintenu dilaté par le drain qui moule sa cavité.

### c) *Stade d'épidermisation.*

Pour que l'épidermisation soit parfaite et que la continuation de la peau avec la muqueuse se fasse insensiblement, sans aucune ligne de démarcation, il faut un à deux mois dans les cas moyens et notablement plus dans les cas graves. Le larynx et la trachée se calibrent de plus en plus : il arrive même un moment où le maximum de dilatation est obtenu et où l'on doit continuer toujours avec le même numéro. La muqueuse laryngo-trachéale se régularise, devient moins rouge ; elle sécrète moins, elle est complètement régénérée. Dans les cas moyens, elle présente un aspect presque normal ; dans les cas graves elle a un aspect rougeâtre, cicatriciel. Les cordes vocales, si souvent hypertrophiées, se laissent habituellement dilater et permettent au drain introduit de bas en haut, de les franchir facilement. Dans quelques cas, nous avons eu pourtant quelquefois de grandes difficultés à les franchir de bas en haut, toutes les fois que le malade s'énervait. Il survenait alors un léger suintement sanguin et plusieurs fois nous ne pûmes franchir les cordes, ce qui nous obligea à perdre deux ou trois numéros, bientôt regagnés d'ailleurs.

La plaie fistulaire, à ce moment, s'épidermise de plus en plus et survient un moment où l'épidermisation est complète, même au niveau de l'angle supérieur.

Plus la dilatation s'avance, plus la peau attirée en dedans par le caoutchouc rentre dans le conduit laryngotrachéal, si bien qu'au niveau de la fistule elle arrive parfois à former de petits plis.

Le cartilage, comme nous l'avons signalé plus haut, se reforme petit à petit ; l'éperon trachéal, qui, pour nous, constitue un obstacle respiratoire très important chez le canulard, est très réduit, même nul à cette période. Nous devons ajouter, d'ailleurs, qu'au deuxième stade, comme au début du troisième, il faut presque à chaque pansement cautériser au nitrate les restes de cet éperon, qui viennent faire saillie dans la lumière trachéale. Pour cette cautérisation, nous ne saurions trop recommander d'employer un *porte-nitrate serré* et d'éviter ainsi la chute désastreuse, mais possible, du nitrate dans la trachée.

A cette phase, et parfois même aussi au deuxième stade, l'enfant laissé un instant sans canule, sans drain, avec la fistule obturée par un tampon, peut facilement respirer ; nous ajoutons que nous utilisons alors *un drain non obturé* qui permet à l'enfant de respirer en partie par sa canule, en partie par son drain. On peut, pour faciliter la respiration, soit utiliser des canules fenêtrées soit mettre une toute petite canule.

Un de nos malades n'a jamais supporté le drain ouvert, qui amenait régulièrement de la déglutition des liquides dans la trachée. Ajoutons qu'une fois débarrassé de la canule et du drain, cet enfant n'eut plus aucun trouble de déglutition.

Il est très important à ce dernier stade de laisser la plaie se fermer progressivement de haut en bas sur le caoutchouc dilatateur. De cette façon, la plastique terminale est réduite au minimum.

En principe, chez le tubard canulard qui a subi une trachéolaryngostomie totale, on doit laisser se souder tout le thyroïde pour n'avoir qu'une fissure trachéo-cricoïdienne de deux centimètres de hauteur environ. La plastique est ainsi bien simplifiée.

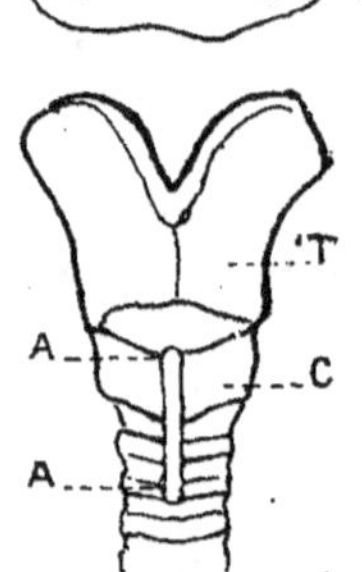

Larynx et trachée avant la plastique.

AA, persistance d'une fissure trachéo-cricoïdienne ; T, cartilage thyroïde; C, cartilage cricoïde.

L'opéré, une fois la respiration buccale obtenue par le drain ouvert et après dilatation suffisante, peut être débarrassé de sa canule, soit en enlevant d'un seul coup canule et drain et en obturant la fissure trachéale avec un pansement, soit en enlevant le drain et en laissant la canule bouchée le jour, puis la nuit. Nous avons essayé ces différents procédés avec de bons résultats.

Une fois l'enfant décanulé et débarrassé de son drain, il est bon de le surveiller surtout les premiers jours. Dans un de nos cas en effet à la suite d'une émotion et d'une intense douleur physique, l'enfant tomba à terre par asphyxie. Il suffit d'écarter avec les doigts la peau des bords de la fissure, sans même mettre de canule pour rétablir de suite la respiration. Si cette manœuvre simple ne suffisait pas en pareil cas, il faudrait introduire une canule peu courbée et courte, car le conduit dilaté est très rectiligne et superficiel.

### 3° L'autoplastie,

Nous ne la faisons pas immédiate de crainte qu'une complication inflammatoire comme la rougeole ou la coqueluche ne vienne nous obliger à retrachéotomiser notre malade. Dans un de nos cas, nous avons eu avec la rougeole pareille alerte. Un œdème inflammatoire énorme du conduit laryngo-trachéal est survenu avec des mucosités trachéales sèches. Nous avons pu instiller par la fissure trachéale des gouttes d'eau bouillie, d'huile d'amandes douces et même pulvériser de l'huile de vaseline avec le pulvérisateur nasal. La petite malade a d'ailleurs parfaitement guéri, sans que cet incident ait nécessité la mise en place d'une canule métallique ou improvisée de caoutchouc. Si la fissure n'avait pas été conservée, une nouvelle trachéotomie eût été certaine.

De plus, avant de fermer, il est bon de laisser s'écouler plusieurs mois sans dilatation pour surveiller la récidive partielle possible. A plusieurs reprises, nous l'avons observée, mais jamais grave, car il a suffi de quelques jours de nouvelle dilatation avec ou sans incision pour en venir à bout. Nous conseillons donc de laisser passer au moins un hiver avant de suturer.

Comme suture, nous avons essayé la méthode conseillée par Killian : *deux incisions verticales et latérales à quelques centimètres de la ligne médiane, — incision médiane bilatérale sur les bords de la fistule et avivement à ce niveau, sauf vers l'orifice canulaire, — décollement sous-cutané en pont de chaque lambeau, — mise en place du drain caoutchouté de Killian, — suture sur la ligne médiane à deux étages le profond au catgut.*

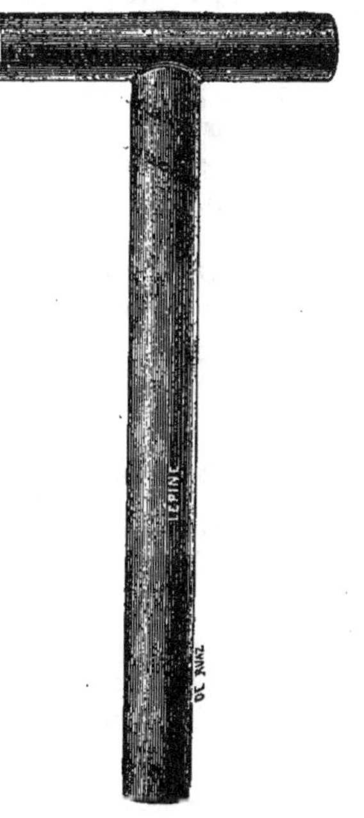

Drain en T de Killian.

Nous avons essayé ce procédé dans un de nos cas et obtenu un succès partiel, le lambeau ayant incomplètement pris. Il est juste de dire qu'il était un peu mince. Le drain s'est bouché plusieurs fois, une fois totalement, les autres fois partiellement.

Le procédé de Killian est évidemment très ingénieux, mais en cas d'alerte l'ablation du drain, devenue urgente, tiraille le lambeau, qui déjà prend difficilement sur la ligne médiane à cause des mouvements incessants de la région et à cause de la présence du drain.

Si l'on a conservé un petit orifice trachéal de sûreté, on peut purement et simplement, comme nous avons été obligés de le faire dans un de nos cas, mettre une petite canule (n° 000 ou même plus petite).

Actuellement, nous supprimons l'emploi du drain caoutchouté et nous faisons l'autoplastie totale. Si la fistule est petite, une simple collerette d'avivement comme pour un ancien orifice de trachéotomie suffit. Avec M. Vignard, nous avons utilisé ce procédé dans un cas avec succès définitif.

Si la fistule est grande, c'est-à-dire représente deux centimètres au moins, nous préférons le *procédé de Glück : petit lambeau latéral rabattu recouvert d'un grand lambeau provenant de l'autre côté.* Ce procédé nous a bien réussi dans deux cas comme méthode de plastique.

Rappelons que ces plastiques doivent être larges, minutieusement faites avec désépidermisation soigneuse. Souvent la plastique tient partiellement et nécessite plusieurs actes opératoires, car les lambeaux de peau sont très cicatriciels.

*Faut-il utiliser l'anesthésie locale ou générale ?*

C'est à notre avis une question d'une importance extrême. Plusieurs fois nous avons fait l'anesthésie locale au Schleich ; évidemment pour des sutures peu étendues. L'infiltration en pareil cas est difficile à cause du tissu cicatriciel, l'anesthésie est certainement incomplète. Néanmoins, nous conseillons l'anesthésie locale de préférence à l'anesthésie générale toutes les fois que cela est possible. On évite ainsi les accidents graves asphyxiques qui peuvent survenir. Dans un cas opéré par le procédé de Glück avec des lambeaux larges, très bien avivés et bien suturés, l'anesthésie générale fut longue avec des alertes respiratoires nécessitant la mise en place d'une canule. Les suites opératoires furent fébriles indépendamment du lambeau qui s'est très bien comporté.

Par contre, pour une plastique petite faite à l'anesthésie locale, un de nos malades put quitter la salle d'opération et partir chez lui un quart d'heure après sans aucun incident et sans orifice de sûreté.

Lorsque la fissure est toute petite, nous avons essayé les cautérisations au nitrate d'argent, au galvano, des avivements par grattage. Ces procédés n'ont donné des résultats que lorsqu'il s'agit d'obturer des fissures ponctiformes persistantes à l'angle d'un lambeau.

### 4° La surveillance et le maintien d'un orifice trachéal de sûreté.

Killian conseille le maintien plus ou moins longtemps de l'orifice trachéal de sûreté. Actuellement dans les cas ayant évolué sans complication, au cours et après la plastique nous ne maintenons pas d'orifice trachéal de sûreté. Par contre, il est des cas, et nous venons d'en observer un où une pareille mesure est rendue absolument nécessaire par les alertes au cours de l'intervention et le gonflement post-opératoire. Nous avons l'intention de laisser dans ce cas l'orifice trachéal de sûreté non pas des semaines ou des mois, mais des années, jusqu'à ce qu'on n'ait plus à redouter les grosses maladies infantiles.

*Comment maintenir cet orifice tout en laissant la respiration habituellement buccale?* — Nous avons essayé d'utiliser les canules fenêtrées bouchées à l'extérieur, mais comme d'habitude, au bout de quelques jours la muqueuse s'engage dans la fenêtre de la canule et le remède est pire que le mal. Nous avons utilisé avec succès une canule 000 très courte et maintenue habituellement bouchée. Ce procédé est très bien toléré, mais la canule a l'inconvénient de faire corps étranger métallique et de retarder la guérison en prolongeant la bronchite et en provoquant la toux et la sécrétion.

Nous préférons (nous essayons actuellement ce procédé) employer des appareils de caoutchouc rouge pour léser au minimum la trachée. Le tube en T de Killian est pratique, mais il se bouche facilement ; son ablation est facile, mais la remise en place l'est moins pour une main non médicale, car il faut se servir de pince.

Nous utilisons soit un drain caoutchouté muni de deux petites ailettes s'introduisant dans la trachée et se maintenant un peu à la façon d'une sonde de Pezzer. Un fil de soie et une épingle anglaise avec circulaire autour du cou, constituent un double obstacle à l'aspiration du drain dans la trachée. Chez un malade non laryngostomisé, l'un de nous utilise actuellement avec succès une canule de caoutchouc mou, dont la partie canulaire est coupée au ras de la partie antérieure de la trachée, après avoir naturellement pris mesure rigoureuse de la distance entre la peau et la brèche trachéale.

Actuellement, l'un de nous essaie une canule caoutchoutée encore plus simple en bouton de chemise avec obturation à volonté à l'aide d'un petit bouchon de caoutchouc. L'avenir nous dira ce que vaudront ces essais, mais comme l'introduction de ces petits appareils se fait au doigt sans aucune pince et qu'ils peuvent se confier facilement à des mains non médicales, nous croyons entrer dans une voie pratique pour maintenir facilement, sans danger et sans ennui pour le malade, l'orifice de trachéotomie toutes les fois que cela sera nécessaire, aussi bien

chez des sujets laryngostomisés que pour de simples trachéotomies.

Quel que soit le procédé employé, maintien ou non de l'orifice
trachéal de sûreté une surveillance médicale répétée est indispensable.

### Variétés de laryngostomies.

La trachéolaryngostomie typique est une opération de siège
variable, plus ou moins étendu, de là diverses variétés. Ainsi
on peut distinguer :

1° *La laryngostomie totale ou partielle*, par exemple la *thyrostomie*, qui sera peut-être un jour une intervention pratique
pour aborder certaines lésions des cordes, faire des *cordectomies partielles ou totales* avec ou sans dilatation, mais avec surveillance ultérieure ;

2° *La trachéocricostomie* peut être utile, notamment chez certains tubards peu graves atteints de sténose cricoïdienne ;

3° *La trachéostomie*, qui pourra rendre des services dans
certaines cicatrices ou tumeurs, s'il s'agit, bien entendu, de
lésions de la partie haute de la trachée.

Les variantes opératoires peuvent aussi provenir, pour les
cicatrices par exemple, des modifications suivantes :

On peut, s'écartant des idées de Killian, faire comme dans une
simple laryngofissure *l'excision du tissu de cicatrice*, suivie de
dilatation, ou même, comme dans le procédé de M. le Professeur
agrégé Nové-Josserand pour l'hypospadias, une greffe dermo-
épidermique par enroulement, ou même combiner *la plastique
latérale, la résection circulaire* avec une laryngostomie permettant la surveillance.

### Indications

Les trachéo-laryngostomies et laryngostomies sont indiquées
dans deux circonstances bien différentes :

1° *Dans les sténoses laryngo-trachéales, pour permettre la
dilatation;*

2° *En dehors des sténoses laryngo-trachéales, pour permettre
la surveillance ou les traitements modificateurs : pansements,
caustiques, photothérapie, radiothérapie, curetage, etc.*

Éliminons d'emblée cette dernière catégorie d'indications,
méthode d'avenir, mais où presque tout est à faire :

L'école italienne, avec Ruggi et Canepéle, a montré dès 1898 que la laryngostomie était applicable avec succès au traitement des papillomes récidivants.

Le D<sup>r</sup> Beco de Liège et l'un de nous ont opéré un cas de papillomes récidivants actuellement en traitement. Le cas est laborieux par suite de récidives locales du papillome.

Dans notre communication à la Société des sciences médicales du 28 décembre 1906, nous disions que la laryngostomie, plus ou moins longtemps extériorisée, présente d'autres indications : « Ainsi elle est applicable dans certaines tumeurs bénignes récidivantes, notamment certains cas de papillomes ayant résisté à plusieurs laryngofissures classiques. Il sera facile, dans ce cas, de surveiller la récidive, et de détruire les derniers germes de la tumeur. Les tumeurs malignes du larynx au début et justiciables de la laryngofissure sans laryngectomie pourraient sans doute être opérées avec succès par cette méthode ; la surveillance de la récidive locale serait facile, et surtont l'extériorisation permettrait l'application répétée des rayons X directement sur le tissu malade, ainsi que le conseille le professeur Grossmann de Vienne, 1906. »

Nous croyons aussi que certaines formes de tuberculose glottique et sous-glottique, notamment les formes lupiques, sans grosses lésions pulmonaires, sont justiciables de la laryngostomie, qui permettrait un traitement local énergique.

Enfin, peut-être dans certaines formes de paralysie laryngiennes avec sténoses, condamnées au port perpétuel de la canule, et résistant à la dilatation interne, pourrait-on essayer *des cordectomies* plus ou moins complètes avec dilatation ultérieure sous le contrôle de la vue ?

Citelli (Congrès de laryngologie de Milan, septembre 1906) conseille déjà la cordectomie après thyrotomie, mais sans laryngostomie. Il base son opinion sur des expériences faites sur le chien. Le tissu enlevé ne se reforme pas et quelques fibres musculaires de la corde, non touchées par la section, disparaissent par atrophie ou dégénérescence.

*Indications dans les sténoses laryngées.* Nous les étudierons :

A. *Dans les sténoses fonctionnelles* : ankylose, paralysie, non-fonctionnement laryngé, éperon trachéal.

B. *Dans les sténoses par granulations, polypes,* etc.

C. *Dans les sténoses cicatricielles.*

A. *Dans les sténoses fonctionnelles.* — Elles sont, pour nous, justiciables surtout de la dilatation par voie interne sans intervention sanglante. Nous préférons l'intubation, et surtout la dilatation caoutchoutée qui, tout récemment, nous a donné deux beaux succès.

En cas d'échec, on peut essayer, dans le cas de trachéotomie trop haute, la trachéotomie basse suivant les conseils des professeurs Moure et Schmiegelow.

Dans les cas tout à fait rebelles, qui sont parfois des cas cicatriciels méconnus (observation de Pétrus P.), il faut pratiquer la laryngostomie.

B. *Dans les sténoses par granulations et polypes.* — Il convient tout d'abord d'essayer leur ablation sous le contrôle de la *laryngoscopie indirecte ou directe*, et de la *trachéo-laryngoscopie sous-glottique directe ou rétrograde* par la plaie trachéale.

A l'aide du trachéoscope fenêtré (D^r Sargnon) ou sur le contrôle du miroir de Pieniazeck, cette intervention est possible.

Nous considérons la trachéo-laryngoscopie sous-glottique directe comme un procédé d'avenir qui permettra peut-être un curetage méthodique, et même des sections internes des tissus cicatriciels,

Dans un cas tout récent ce procédé nous a permis de poser un diagnostic ferme de syphilis, d'éliminer l'enchondrome, et de pratiquer une biopsie du cartilage thyroïde.

Nous préférons cette intervention directe au curetage et à la dilatation forcée réalisée par la méthode d'Egidi, qui a pourtant donné de beaux succès.

En cas de récidive des granulations ou d'insuccès de ces diverses méthodes, nous conseillons la laryngostomie, qui, dans ce cas, peut être limitée à la région sus-canulaire.

C. *Dans les sténoses cicatricielles.* — Il importe ici de faire un diagnostic très précis.

Nous y attachons une grosse importance pour ne pas s'embarquer dans une laryngostomie inutile. Nous avons suffisamment insisté sur la technique de l'examen d'un canulard et d'un tubard-canulard adulte ou enfant pour n'avoir pas à y revenir.

Distinguons dans les sténoses cicatricielles :

a) Les sténoses larges ;

b) Les sténoses moyennes ;

c) Les sténoses serrées et les soudures.

a) *Les sténoses larges.* — Sont justiciables surtout de dilatation interne et, en cas d'insuccès, d'une section endolaryngée, si elle est possible. En cas d'échec, c'est la laryngostomie.

b) *Les sténoses moyennes.* — La même ligne de conduite peut être utilisée ; actuellement nous préférons faire dans ce cas la laryngostomie.

c) *Les sténoses serrées et les soudures.* — Dans ce cas, nous conseillons d'emblée la laryngostomie. Nous la préférons :

1° A la dilatation interne, le plus souvent impossible ou illusoire ;

2° A la laryngotomie interne, dont les indications sont actuellement exceptionnelles (membrane mince);

3° A l'électrolyse préconisée par Boulai, Descos et Deygas (1907) ;

4° A la laryngo-fissure avec excision, malheureusement suivie trop souvent de récidives ;

5° A la laryngectomie partielle, avec ou sans plastique, opération notablement plus grave que la laryngostomie ;

6° A la laryngectomie totale, opération grave, supprimant l'organe.

*En pratique, chez l'adulte, la laryngostomie nous paraît indiquée dans les sténoses cicatricielles graves, et dans les autres cas rebelles aux méthodes habituelles.*

*Chez l'enfant, nous distinguons deux types :*

A. *Le canulard ;*

B. *Le tubard-canulard.*

A. *Le canulard.* — Ou trachéotomisé primitivement.

Il présente comme obstacles respiratoires : l'obliquité de l'éperon trachéal, ou laryngien sus-canulaire, la déviation de l'axe trachéal, l'ankylose, le non-fonctionnement du larynx, l'hypertrophie des cordes.

On peut avoir accessoirement : de l'œdème chronique, des bourgeons, et rarement des sténoses cicatricielles, sauf dans certaines affections, telles que syphilis, fièvre typhoïde.

B. *Le tubard-canulard.* — D'abord tubé, puis secondairement trachéotomisé.

Chez lui, nous avons habituellement constaté l'éperon trachéal, la déviation de l'axe trachéal, l'ankylose, l'hypertrophie des cordes, et dans tous nos cas laryngostomisés la sténose cicatricielle *cricoïdienne* seule ou à prédominance cricoïdienne, de la soudure totale dans deux cas.

A côté de ces deux types principaux, la laryngostomie peut être indiquée chez un enfant ou même un adulte plusieurs fois trachéotomisé et plusieurs fois décanulé, comme dans le cas observé par M. le professeur Collet. De même, certains tubards traités par l'intubation prolongée, comme le mettent en pratique avec succès O'Dwyer, Bokay, Bonain, V. Ritter, peuvent en cas d'insuccès bénéficier de la laryngostomie.

*Nous en concluons que, chez le canulard enfant, la laryngostomie ne doit habituellement être faite qu'après échec de la dilatation interne ou des méthodes mixtes.*

B. R. S.              13

*Chez le tubard-canulard, au contraire, diagnostiqué cicatri-
ciel, nous conseillons d'emblée la laryngostomie.*

## Inconvénients

C'est d'abord la longue durée, six mois pour les cas moyens,
un an pour les cas graves ; mais par des précautions minutieuses
et une technique perfectionnée, nous mettons actuellement moitié moins de temps.

Par les autres méthodes à résultat parfois incertain, il faut en
général plus de temps.

Les complications pulmonaires et broncho-pulmonaires sont à
craindre les huit premiers jours dans la période de sphacèle.
Nous avons eu une mort ; nous conseillons actuellement de
n'opérer que *très à froid*, quand la portion canulaire et sous-
canulaire de la trachée est absolument indemne. L'un de nous
avec le D^r Delsaux (de Bruxelles) et le D^r Blondiau (de Charleroi) a observé un cas de papillomes récidivants avec papillomes
sous-canulaires qui ont contrindiqué la laryngostomie immédiate. Il vaut mieux en pareil cas se débarrasser d'abord de l'obstacle inférieur pour éviter toute surprise.

Le déplacement du drain, sa chute dans la trachée, l'obstruction canulaire, la production de polypes sont des inconvénients
rares qu'on peut facilement éviter et combattre. Dans un cas, le
D^r Fournier a été obligé de curetter de bas en haut par la fissure
un bourgeon sus-glottique au cours de la dilatation.

Insistons aussi sur certains caractères du conduit néoformé :
muqueuse sèche, qu'il faut parfois vaseliner tous les matins les
premiers temps, tendance dans un de nos cas à faire, très facilement de l'œdème grave.

Les deux grosses objections qu'on peut faire à cette méthode
sont *les récidives et les troubles vocaux.*

*Les récidives.* — Nous avons observé à plusieurs reprises des
récidives bénignes apparaissant quelques jours après la dilatation. Une nouvelle dilatation de deux à trois semaines avec section ou non du tissu de cicatrice en ont toujours eu facilement
raison. Dans un seul cas observé avec le Professeur Marfan,
traité depuis six ans par la plupart des méthodes internes et présentant une sténose cricoïdienne très serrée et ossifiée, il est
survenu une récidive incomplète mais assez serrée que nous
sommes occupés à combattre par la section cricoïdienne postérieure jusqu'aux parties molles suivie de dilatation. En cas de
récidive grave, nous conseillons cette section qui donne beau-

coup de jour. Si elle était insuffisante nous n'hésiterions pas à pratiquer la résection partielle sous-chondrale du point rétréci cricoïdien.

Les récidives sont infiniment plus fréquentes et plus graves au cours de la laryngofissure, notamment dans les cas de soudure laryngo-trachéale, ainsi que le signale Pieniazek.

*Les troubles vocaux.* — Dans les cas de rétrécissements cicatriciels chez les canulards, les troubles vocaux sont accentués au maximum. Or la laryngostomie, ainsi que nous l'avons toujours constaté, améliore énormément la voix. Au début, elle est non timbrée, à caractère. soufflé, et faible mais compréhensible de tout le monde à faible distance. Elle s'améliore vite, prend de la force, surtout quand canule et drain sont définitivement enlevés. La suture naturellement augmente encore l'intensité vocale. Plusieurs de nos malades peuvent même chanter, avec une voix évidemment peu juste et un peu rauque. Quand le malade veut forcer sa voix, le timbre est un peu sourd, analogue à celui d'une laryngite chronique simple.

Les cordes, malgré la dilatation prolongée, ne sont pas détruites; elles restent un peu épaissies, rougeâtres, atteintes en quelque sorte d'inflammation chronique ou ressemblant à des cordes avec papillomes diffus. L'adduction est parfois complète, d'autres fois très incomplète. Dans notre premier cas, qui fut le plus grave, puisque la soudure englobait même les cordes, il s'est reformé très tardivement des replis muqueux faisant fonction de cordes absolument comme chez certains malades ayant subi la laryngofissure avec résection des parties molles.

### Résultats

Chez tous nos malades même en cours de traitement, la fonction respiratoire est totalement rétablie. Deux sont suturés sans aucun inconvénient, un troisième est en bonne voie de suture malgré une suffocation grave provoquée par le plastique.

Dans un seul de nos cas ayant subi de multiples traitements antérieurs, la récidive cicatricielle d'ailleurs incomplète est difficile à traiter.

Sur dix cas de sténoses cicatricielles graves, tous nos malades sont guéris ou en voie de guérison. Nous n'avons eu à déplorer qu'une mort, chez un malade opéré avant qu'il soit complètement à froid et pourtant nous avons eu à traiter quatre cas de soudure laryngotrachéale étendue, dont un tout particulièrement grave. A l'avenir, nous pouvons et nous devons éviter toute mortalité opératoire en n'opérant que des malades très à froid.

En somme, la laryngostomie est une méthode idéale parce qu'elle est rationnelle. *Elle est basée sur la combinaison des trois principes suivants:*

*1° La mise à l'air et la surveillance de l'organe. C'est une idée bien lyonnaise, maintes fois mise en pratique par les professeurs Poncet et Jaboulay et l'école lyonnaise;*

*2° L'efficacité et l'innocuité de la dilatation caoutchoutée, fait mis en valeur par de nombreux auteurs, notamment par Killian, et dans notre sphère lyonnaise par Martin et l'un de nous;*

*3° La fonte plus ou moins complète du tissu cicatriciel, trachéo-laryngien au contact du caoutchouc.*

*Eyméoud, dans sa remarquable thèse sur les laryngites cricoïdiennes oblitérantes chroniques (Paris, 1904), termine ainsi son travail très documenté : « Le traitement est désespérant, toute intervention sanglante ou non est presque toujours condamnée à l'insuccès, le tissu cicatriciel se reproduit toujours comme une chéloïde. »*

*Nous sommes beaucoup moins pessimistes, et nous déclarons que la laryngostomie, avec dilatation caoutchoutée méthodique, permet de guérir les cas les plus graves et qu'on pourrait croire désespérés, à condition que l'état général de l'enfant ne soit pas trop profondément atteint, et que l'opération soit pratiquée très à froid. Nous la considérons comme la méthode de choix pour les malades jusqu'à présent indécanulables.*

---

## BIBLIOGRAPHIE DE LA LARYNGOSTOMIE


Carlo Nasi. — « Contribution à la laryngo-fissure ». *La Clinica chirurgica*, 1899, 7 avril, n° 4.

Descos. — « Rétrécissement syphilitique du larynx ». *Lyon médical*, 1899, n° 39.

Jaboulay. — « Rétrécissement syphilitique du larynx ». *Chirurgie des Centres nerveux et des Viscères*, 1902, t. II, p. 246.

Beco. — « Papillomes diffus du larynx et de la trachée ». *Société belge de Laryngologie*, 1901, juin.

Schiffers. — « Intubation et trachéotomie ». *Soc. de Lar. belge*, 1901, juin.

Grossmann. — « Un cas de cancer du larynx non récidivé plus de deux ans après l'extirpation par la voie endolaryngée suivie de l'application des rayons de Rœntgen ». *Congrès de Lisbonne*, 1906, avril; in *Archives de Chauveau*, 1906, septembre-octobre, 424-427.

Killian. — « Canules en T caoutchoutées pour le traitement des sténoses laryngo-trachéales ». *XIII<sup>e</sup> Réunion des Laryngologistes du Sud de l'Allemagne*, 4 juin 1906.

Collet et Jacod. — « Sténose laryngo-trachéale post-diphtéritique ». *Société des Sciences médicales de Lyon*, 1907, 24 avril; in *Lyon médical*, 1907, 11 août, p. 219.

Collet. — « Traitement chirurgical des sténoses laryngées consécutives à l'intubation ». *Congrès de Laryngologie*, Paris, 1907, p. 57.

Canepele. — *Congrès de la Société italienne de Laryngologie*, Rome, 1907, octobre.

Melzi et Cagnola. — *Congrès de la Société italienne de Laryngologie*, 1907, octobre.

Canepele. — « Réflexions sur la laryngostomie ». *Revue de Laryngologie de Moure*, 1907, 23 nov., n° 47, p. 616.

Baratoux. — « La laryngostomie » (revue générale). *Bulletin de la Société médicale du IX<sup>e</sup> arrondissement de Paris*, n° 8, p. 136.

Bourgeois. — « Sur le traitement des rétrécissements du larynx. Une nouvelle opération : la laryngostomie ». *Progrès médical*, 1907, 6 décembre, p. 866.

Moure. — « Considérations cliniques sur les laryngosténoses ». *Journal de Médecine de Bordeaux*, 1907, n° 29.

Rabot, Sargnon et Barlatier. — *Société des Sciences médicales de Lyon*, 1906, 9 mai; in *Lyon médical*, 1<sup>er</sup> juillet 1906, p. 19.

Martin et Sargnon. — « La dilatation caoutchoutée dans les rétrécissements chroniques du larynx et de la trachée ». *Congrès de Chirurgie de Paris*, 1906.

Barlatier et Sargnon. —. *Société des Sciences médicales de Lyon*, 1906, 28 décembre ; in *Lyon médical*, 1907, 20 janvier, p. 111.

Barlatier et Sargnon. — « Laryngostomies et trachéo-laryngostomies ». *Archives de Chauveau*, 1907, mars-avril.

Sargnon et Barlatier. — *Congrès de laryngologie*, Paris, 1907, mai, p. 16.

Barlatier, Bonnamour, Garel, Hau, Sargnon et Vignard. — « La laryngostomie dans le traitement des rétrécissements cicatriciels du larynx ». *Société des Sciences médicales de Lyon*, 1907, 13 novembre : in *Lyon médical*, 1907, 8 décemb., p. 898.

Chatin, Péhu et Sargnon. — « Lupus de la face, trachéotomie, sténose cicatricielle glottique ». *Société des Sciences médicales de Lyon*, 1907, 13 novembre ; in *Lyon médical*, 1907, 8 décembre, p. 951.

Sargnon. — « Canule de Lombard modifiée pour laryngostomie ». *Lyon médical*, 1907, 8 décembre, p. 953.

Vignard, Sargnon et Barlatier. — « Laryngostomie pour sténose cicatricielle du larynx ». *Société des Sciences médicales de Lyon*, 1907, 29 mai ; in *Lyon médical*, 1907, 15 septembre, p. 449.

Vignard, Sargnon et Barlatier. — « Pathogénie du sphacèle dans la laryngostomie ». *Société des Sciences médicales de Lyon*, 1907, 19 juin ; in *Lyon médical*, 1907, 20 octobre, p. 657.

Sargnon et Barlatier. — « Technique et résultats de l'examen d'un canulard et d'un tubard canulard ». *Province médicale*, 1907, 6 juillet.

Sargnon et Barlatier. — « Laryngostomie et trachéo-laryngostomie. Manuel opératoire, indications et résultats ». *Province médicale*, 1907, 4 mai.

Sargnon et Barlatier. — « Réflexions à propos de l'historique de la laryngostomie ». *Revue de Moure*, 1908, janvier, n° 1, p. 17.

Jauquet. — « Laryngo-trachéostomie ». *La Clinique belge*, 1907, 16 et 30 novembre.

Sieur et Marfan. — « Présentation de malades laryngostomisés ». *Société de Chirurgie de Paris*, 1907, 17 déc.

Delsaux. — « Un cas de laryngostomie ». *Société belge de Chirurgie*, 1908, 26 janvier.

Beco. — « La laryngostomie dans le traitement des sténoses du larynx ; présentation d'un opéré pour papillomes laryngo-trachéaux en cours de traitement ». *Société médico-chirurgicale de Liége*, 1908, 6 février.

Descos, Viannay et Mandy. — « Un cas de sténose laryngée traitée par la laryngostomie ». *Loire médicale*, 1908, 15 février.

Navratil. — « Contribution à l'étude du traitement chirurgical des sténoses laryngées ». *Archives internationales de laryngologie*, janvier-février 1908, page 34.

F.ournier et Sargnon. Communication au *Comité médical des Bouches-du-Rhône*. Séance du 28 mars 1908.

Vignard, Sargnon et Barlatier. Communication à la *Société des Sciences médicales de Lyon* du 25 mars 1908.

Sargnon. — « Canule caoutchoutée en bouton de chemise pour le maintien de l'orifice trachéal de sûreté ». *Société des Sciences médicales*, 8 avril 1908.

### 4. Laryngectomies.

Si la laryngectomie pour les néoplasmes, constitue actuellement un groupe d'opérations de plus en plus fréquentes, elle

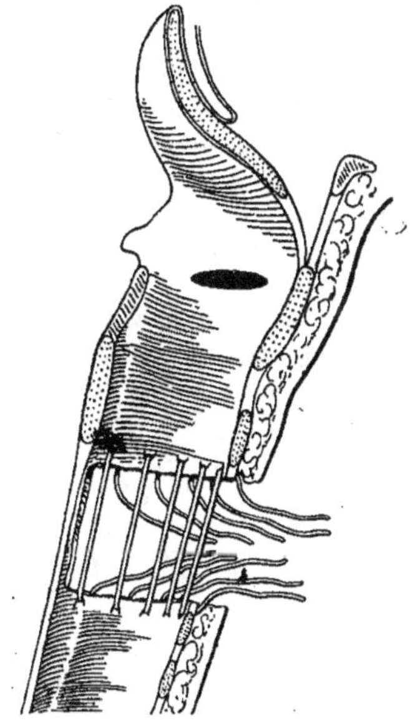

*Laryngectomie segmentaire.* — Reconstitution de la trachée après ablation d'un segment transversal (cliché Molinié).

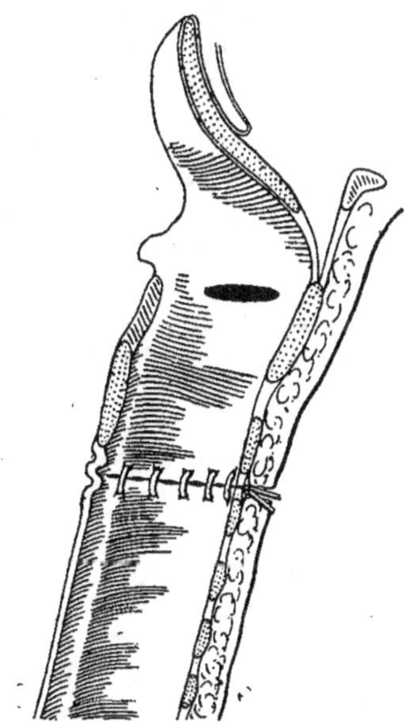

*Laryngectomie segmentaire.* — Suture trachéo-laryngienne (cliché Molinié).

semble au contraire perdre du terrain dans le traitement des sténoses cicatricielles du larynx et de la trachée. Rarement pratiquée, elle a pourtant donné quelques succès, déjà moins nombreux que la toute récente laryngostomie.

Nous signalons strictement les laryngectomies pour sténoses cicatricielles. En 1880, *Gluck et Zeller* relatent leurs expériences de résections circulaires de la trachée sur les animaux.

*Colley* les suit dans cette voie expérimentale, ainsi que *Kuster, Von Acker, Frankenberg* et *Brockaerdt.*

Kœnig de Berlin en 1897, *Centralblatt für Chirurgie*, obtient un bon résultat par la résection circulaire de la trachée et d'une partie du larynx sténosé.

*Fœderl* décrit et applique sur un malade un procédé de réfection de la trachée ou du larynx et de la trachée après ablation d'un segment transversal.

La technique est la suivante d'après Lenormant (Traité de Laurens) : « Après résection du larynx, suture des replis aryténo-épiglottiques à la partie postérieure membraneuse de la trachée, on place ensuite des catguts sur les parties latérales puis en avant ; les sutures antérieures prennent sous la muqueuse, l'os hyoïde et la base de l'épiglotte d'une part, le premier anneau trachéal d'autre part. Par dessus ces sutures, quelques points fixent aux parties suturées les parties molles environnantes ; puis on réunit les muscles sous-hyoïdiens ; enfin après avoir placé deux petites mèches au-dessous de la suture circulaire de chaque côté de la trachée on ferme la plaie cutanée jusqu'au niveau de la canule trachéale. »

*Th. Glück* au Congrès de Paris 1900 décrit l'opération qu'il pratique dans les cas de sténoses et d'oblitérations cicatricielles consécutives au tubage, même chez des enfants de deux à trois ans.

Voici comment il décrit son procédé opératoire (*Annales des maladies de l'oreille*, 1900, page 438) : « J'exécute d'abord la trachéotomie profonde sous-thyroïdienne, c'est-à-dire entre l'isthme de la glande thyroïde et l'artère innominée. Puis je sépare, sous forme d'ellipse transversale, les bords de l'orifice cutané de la fistule trachéale supérieure et je réséque totalement la trachée à la hauteur du cartilage cricoïde. En outre j'enlève toutes les masses cicatricielles et s'il le faut un ou plusieurs anneaux de la trachée, le cartilage cricoïde jusqu'à ce que la face antérieure de l'œsophage soit dégagée et que la circonférence transversale du moignon trachéal se trouve, après l'abrasion des parties lésées, en face d'une ouverture laryngienne large et béante. Après mobilisation du moignon trachéal, on l'attire vers le larynx et on fixe par des points de suture les lèvres des deux orifices, en même temps qu'on applique quelques sutures cutanées. Les malades totalement aphones s'expriment à haute voix au bout d'un certain temps et tous les accidents réflexes tels que trachéite et bronchite disparaissent. Je souhaite que ces formes désespérées de diaphragmes cicatriciels graves deviennent de plus en plus rares ; mais, si on continue à en rencontrer, je ne puis mieux faire que de recommander ma méthode qui m'a donné d'excellents résultats. »

Le professeur Jaboulay (de Lyon) chez un adulte atteint de sténose syphilitique ayant subi déjà une trachéotomie, deux laryngofissures et une laryngostomie sans succès, fit une laryngectomie classique totale avec prothèse immédiate (larynx artificiel de Cl. Martin). Son malade guérit.

En 1903, *Tretop* à la société de laryngologie belge déclare qu'avec la résection et la suture de la trachée s'ouvre un nouveau chapitre de chirurgie laryngienne qui a donné des succès.

Il indique les temps opératoires suivants :

1° *Incision de la peau et dégagement de la trachée ;* 2° *mise en place d'un protecteur entre la trachée et l'œsophage ;* 3° *section et résection ;* 4° *suture ;* 5° *éloignement du protecteur et suture de la peau et enfin pansement amenant l'immobilisation du larynx.* Il recommande entre autres points de faire l'hémostase parfaite et les sutures sous-muqueuses au catgut.

En somme la laryngectomie dans le traitement des sténoses cicatricielles laryngotrachéales est totale ou partielle.

*Totale*, c'est une opération grave au point de vue vital. L'exclusion des voies opératoires, préconisée par Glück et entrée depuis dans la pratique courante, diminue bien les complications graves broncho-pulmonaires. Cette intervention n'en reste pas moins une très grosse opération, alors que d'autres interventions telles que la laryngostomie n'exposent pas à cette mortalité et donnent des succès certains avec d'excellents résultats respiratoires et vocaux.

Les méthodes de résection transversale peuvent se mettre en parallèle avec la laryngostomie. Il faut cependant reconnaître que la résection transversale est également une intervention bien plus importante et bien plus difficile. Le nombre des cas en est très restreint et très peu d'auteurs l'ont pratiquée.

La résection avec suture n'aurait qu'un avantage, c'est la guérison rapide grâce à la suppression de la dilatation.

*La laryngectomie partielle* est une opération évidemment très logique. Qu'elle se fasse dans le plan transversal avec suture consécutive (Glück, résection trachéo-cricoïdienne) ou dans le plan vertical comme l'a bien étudié Mulinié dans son livre (Les tumeurs malignes du larynx et de la trachée, 1907), c'est une intervention parfaitement raisonnée, surtout l'hémirésection avec plastique de façon à rétablir complètement la fonction respiratoire et dans la mesure du possible la fonction vocale.

Molinié divise les hémilaryngectomies en :

1º *Hémilaryngectomies simples* qu'il est inutile de définir;

2º *Crico-aryténoïdectomies,* qui sont elles-mêmes :

    a) *Totales ;*

    b) *Hémi-crico-aryténoïdectomies ;*

    c) *Crico-aryténoïdectomies postérieures.*

Quelques-unes de ces interventions sont encore à l'état presque schématique, bien que Molinié en ait donné un manuel opératoire. Qui peut dire si en matière de sténoses cicatricielles, elles ne donneront pas de plus brillants résultats que pour le traitement des tumeurs malignes du larynx, qui nécessitent trop souvent la laryngectomie totale?

Mentionnons tout spécialement *l'aryténoïdectomie.* On sait que c'est une opération pratiquée de longue date dans la cure du cornage chez le cheval de prix. Elle est bien réglementée dans tous ses détails. Il est permis de se demander avec *Capart* (Discussion à propos de la laryngostomie dans la *Presse médicale belge,* janvier 1908) s'il ne serait pas possible de transporter cette opération dans la chirurgie humaine. « Il suffirait de laisser en place la corde vocale la plus mobile et la phonation n'aurait guère à souffrir de cette opération. »

Nous aussi nous croyons que la résection d'un aryténoïde doit donner de bons résultats, à condition qu'il s'agisse d'une résection totale sous-chondrale, en évitant si possible la déchirure de la muqueuse laryngienne pour faire en quelque sorte une intervention extra laryngée, par voie latérale ou même médiane.

Une pareille intervention, à notre avis, serait indiquée non pas dans les sténoses cicatricielles, où elle serait illogique évidemment, non pas dans les sténoses par chondrite et périchondrite avec recroquevillement des cartilages. Elle ne donnerait rien dans tous ces cas, car l'anneau cricoïdien est très serré. Son indication typique serait la sténose permanente incurable due à une paralysie récurrentielle double, qu'elle soit d'origine centrale ou périphérique, à condition que la cause de cette sténose ne soit pas une maladie mortelle à brève échéance comme une tumeur maligne.

### 5. Les plastiques.

Ce chapitre termine naturellement l'étude des diverses interventions sanglantes, faites dans le but de traiter les sténoses cicatricielles graves.

Il est indiqué de faire de la plastique dans deux circonstances absolument différentes :

1° *Comme méthode opératoire d'emblée. Plastique précoce.*

2° *Comme méthode tardive, pour obturer secondairement une fistule spontanée (à la suite de certaines trachéotomies) ou volontaire consécutive à la laryngostomie. C'est la plastique tardive.*

### I. — Plastiques précoces.

Comme plastique précoce, en allant des procédés simples aux méthodes plus complexes, nous avons à signaler :

A. *Les greffes dermo-épidermiques ou greffes de Thiersch*, au niveau du tissu cicatriciel excisé. C'est l'application au larynx, d'une méthode générale que nous n'avons pas à décrire.

Ce procédé a été utilisé, d'après Bokay, puis Bonain, pour la première fois par Gersuny, mais sans succès. Essayé à nouveau sans plus de résultats par Herczel, il a donné enfin, entre les mains d'Alapi, de Budapest, un succès complet chez un enfant de six ans et demi.

Navratil, dans un cas récent opéré en 1905 et signalé dans son tout récent article (*Traitement chirurgical des sténoses laryngiennes*, Archives de Chauveau, janvier-février 1908), l'a essayé sans succès. Les lambeaux se sont sphacélés.

B. Le même auteur préconise chaudement à l'heure actuelle *la plastique avec des lambeaux latéraux*, absolument comme s'il s'agissait de refaire un pharynx après laryngo-pharyngectomie. La vitalité de pareils lambeaux est évidemment très sûre.

Navratil recommande cette méthode dans les cas où la muqueuse est cicatricielle presque en totalité et où la nécrose a détruit les cartilages plus ou moins complètement. L'auteur, dans l'article que nous venons de signaler, en relate un cas typique avec guérison complète. Il conseille d'exciser au besoin une partie de la paroi antérieure du larynx fendu sur la ligne médiane et de la remplacer par de grands lambeaux latéraux. La lumière du larynx est donc agrandie, mais, ajoute-t-il, pareille intervention ne peut se faire avec succès qu'à partir de quatorze ou seize ans.

La plastique par les lambeaux de parties molles peut, suivant les cas, se faire en un seul temps ou en deux temps, suivant que la suture sur la ligne médiane se fait de suite ou secondairement. Secondairement, on peut, par dilatation caoutchoutée obtenir, comme pour certaines réfections pharyngo-œsophagiennes, un moulage plus ou moins satisfaisant de la cavité du larynx.

C. Certains auteurs ne se sont pas contentés de prendre des lambeaux uniquement sur les parties molles. D'autres, comme Kœnig (*Centralblatt f. chir.*, 1897) ont essayés des *lambeaux périostiques*. Ce dernier a obtenu, dit Bonain, un succès chez une fillette de sept ans, à qui il pratiqua la résection du larynx et la transplantation d'un lambeau de périoste, suivant la méthode de Schimmelbusch. Le résultat respiratoire fut excellent, mais l'enfant resta aphone.

Glück (*Arch. f. klin. Chir.*, 1903, et *Monats. für Ohrenheilk.*, avril 1904) signale que, dans deux cas de rétrécissements consécutifs à la diphtérie, il a comblé la perte de substance avec des *lambeaux ostéo-périostiques* pris au sternum.

Killian recommande aussi l'emploi, dans certaines pertes de substances étendues, de lambeaux en partie osseux ou périostiques.

II. — Plastiques tardives.

Elles sont utilisées en cas de fistule spontanée, involontaire et permanente, consécutive à une trachéotomie, à une laryngo-

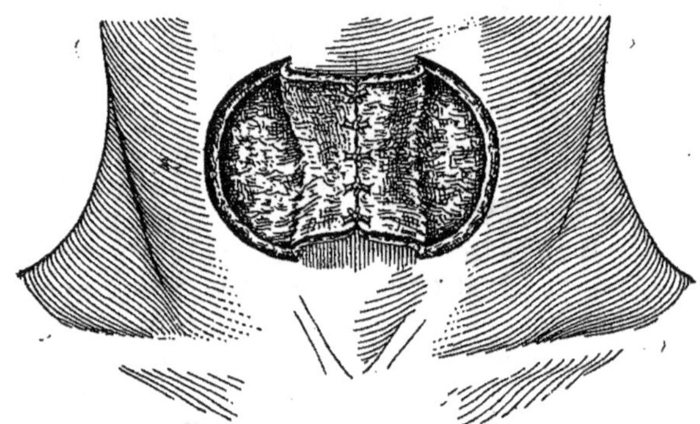

*Procédé de Berger* (2me temps). — Les lambeaux renversés sont suturés bord à bord (cliché Molinié dû à l'obligeance de M. Maloine).

fissure, ou bien à une laryngectomie partielle, soit encore provenant de l'élimination d'un séquestre plus ou moins volumineux.

Dans la laryngostomie, la fistule est voulue et doit toujours être comblée par un procédé plastique très tardif.

Pour la fermeture d'un vieil orifice trachéal, ou d'une perte de substance prélaryngienne, qu'il nous suffise de signaler les principaux procédés : *l'avivement large pur et simple avec suture, le procédé à deux lambeaux latéraux égaux de Berger, le procédé de Glück à deux lambeaux inégaux, l'un recouvrant l'autre.*

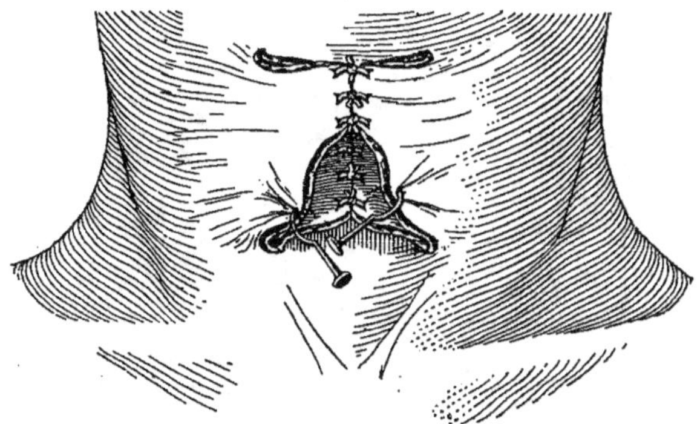

*Procédé de Berger* (3ᵐᵉ temps). — Réunion de la peau du cou par-dessus les lambeaux (cliché Molinié).

Quand la fissure est très petite, de simples cautérisations ou encore des pointes de feu étendues peuvent encore aboutir.

La plastique tardive après la laryngostomie est nécessaire, car

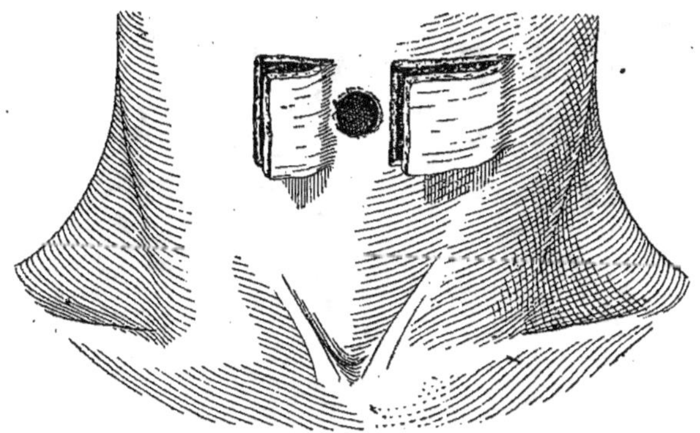

*Plastique par le procédé de Glück* à deux lambeaux inégaux (cliché Molinié).

l'épidermisation prolongée est absolument totale. Les procédés simples, avivement avec le nitrate d'argent ou le galvano ont échoué entre nos mains, la fistule est toujours trop grande. Le simple avivement minutieusement fait sous anesthésie locale, par infiltration de Schleich, donne de bons résultats quand la fissure est petite (un centimètre, un centimètre et demi environ) et quand la dilatation est suffisamment grande pour que l'on n'ait pas à redouter le très léger rétrécissement du diamètre tra-

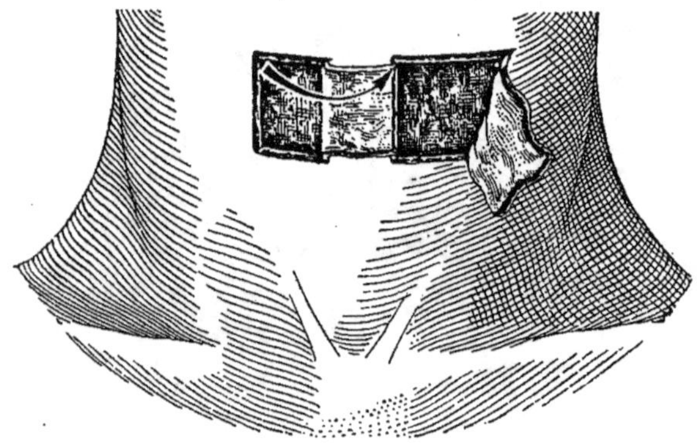

*Plastique par le procédé de Glück.* — Renversement [du petit lambeau venant oblitérer la fistule (cliché Molinié).

chéal qui en résulte. Ce procédé a donné de bons résultats à M. Vignard et à nous.

*Le procédé en double pont* par dédoublement des parties molles

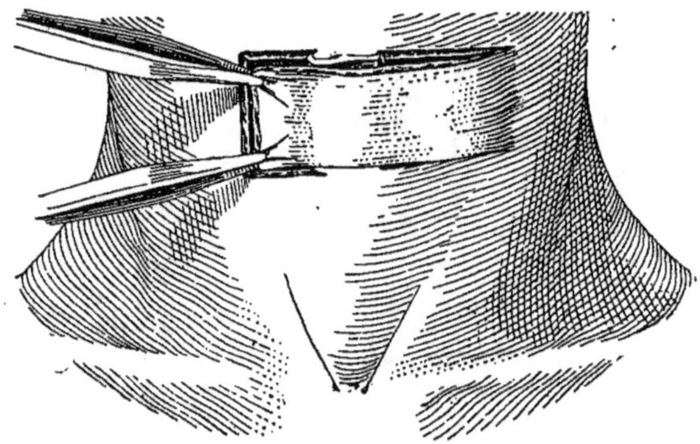

*Plastique par le procédé de Glück.* — Recouvrement de la plaie par allongement du grand lambeau (cliché Molinié).

et double plan de suture : profond au catgut, superficiel au fil métallique, est conseillé par Killian.

Dans un de nos cas, il nous a donné un demi succès. Il est passible du même reproche que le précédent : la diminution possible du calibre laryngo-trachéal.

Pour les fissures un peu étendues, c'est-à-dire mesurant plus d'un centimètre et demi, nous préférons *les procédés à double lambeaux se recouvrant réciproquement*, c'est-à-dire le procédé de Berger ou celui de Glück. Nous avons utilisé ce dernier procédé avec un succès presque complet.

On peut aussi utiliser des procédés à lambeau unique pris soit en haut, soit en bas du côté du creux sus-sternal.

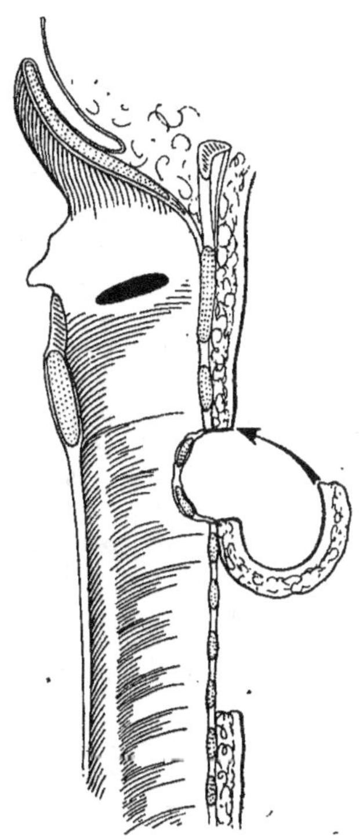

Fermeture d'une fistule trachéale par un lambeau cutané taillé dans la peau du creux sus-sternal (cliché Molinié).

Tous ces procédés à lambeaux doivent être exécutés d'une façon un peu large, pour donner le maximum de chances de réussite d'emblée et ainsi augmenter ou tout au moins ne pas diminuer le calibre laryngo-trachéal refait par la laryngostomie.

Nous devons ajouter que dans les plastiques un peu étendues, il y a souvent des points qui lâchent et parfois il faut plusieurs interventions pour avoir une plastique absolument totale.

# CONCLUSIONS

En achevant d'exposer notre façon de concevoir et de traiter
les sténoses graves laryngo-trachéales consécutives au tubage et
à la trachéotomie, nous jugeons utile de résumer en quelques
phrases les grandes lignes de ce travail.

I. — *Au point de vue étiologique* nous retenons surtout la
gravité de l'infection, qui rend la muqueuse trop sensible à l'ulcération de pression ou décubitus. La trachéotomie peut faire
du décubitus, mais c'est surtout le tube qu'il faut incriminer,
dans une proportion heureusement très faible, variable suivant
les statistiques, en moyenne ne dépassant pas un pour cent. Le
tubage, condamné à cause de ses complications, par quelques
auteurs modernes est et restera une méthode pratique, uniquement entre des mains exercées.

II. — Les lésions constatées chez le canulard et chez le tubard-
canulard sont habituellement très dissemblables.

*Chez le canulard*, il existe, comme cause constante de gêne
respiratoire, l'obliquité de l'éperon trachéal sus-canulaire antérieur, l'angle ouvert en arrière formé par l'axe trachéo-laryngien, l'ankylose et le non-fonctionnement du larynx, l'hypertrophie des cordes. Accessoirement, il peut exister des bourgeons
sus-canulaires et de l'œdème chronique, des sténoses cicatricielles de siège variable et habituellement dues à la maladie
causale (syphilis, fièvre typhoïde, etc.) bien plus qu'à la canule.

*Chez le tubard-canulard*, outre l'éperon trachéal, la déviation
de l'axe trachéo-laryngien, l'ankylose laryngienne, l'hypertrophie des cordes, nous notons surtout la sténose cicatricielle à
siège ou à prédominance cricoïdienne. C'est la marque de l'ulcération grave du décubitus occasionnée par le tubage.

Telles sont les formules presque géométriques des canulards
et des tubards-canulards graves.

III. — L'examen d'un sténosé grave du larynx nécessite une série d'épreuves, par voie laryngienne supérieure ou trachéale. Le perfectionnement des méthodes directes, et tout particulièrement la *trachéoscopie directe rétrograde sous-glottique;* permettent habituellement un diagnostic extrêmement précis, très utile pour indiquer d'emblée quelle est la meilleure méthode à employer pour chaque cas.

IV. — *Le traitement prophylactique* consiste surtout à ne pas prolonger la durée de l'intubation. Le tubage continu dans les cas de décubitus est certainement une excellente méthode, quand le malade est sous la surveillance directe et constante d'un intubateur exercé. En cas contraire, nous lui préférons la trachéotomie secondaire bien moins dangereuse pour l'existence du malade.

Si le décanulement tarde à se produire, nous conseillons de pratiquer d'une façon précoce la *dilatation caoutchoutée* préventive de la sténose.

V. — *De toutes les méthodes de dilatation interne*, qui constituent le traitement curatif des sténoses larges non cicatricielles et des sténoses fonctionnelles, nous retenons surtout dans les cas les plus simples, l'emploi *des canules fenêtrées* (méthode à surveiller) *et des canules décroissantes* et, dans les cas plus rebelles, *l'intubation avec maintien de la canule ou surveillance médicale attentive si on l'enlève*. A l'intubation nous préférons cependant *la dilatation caoutchoutée*, plus douce et qui toujours permet le maintien de la canule.

*Les méthodes de traitement mixte* présentent des indications plus restreintes. Peut-être avec l'emploi de plus en plus fréquent des méthodes directes constitueront-elles un procédé d'avenir.

Nous réservons *les interventions sanglantes externes aux cas graves, surtout aux sténoses cicatricielles non dilatables, aux soudures et aux autres sténoses ayant résisté à la dilatation interne*. Avec Moure, Schmiegelow et Navratil, nous conseillons *la trachéotomie basse* pour pallier aux inconvénients d'une trachéotomie trop haute, *mais seulement après échec de la dilatation caoutchoutée*.

Malgré d'assez nombreux succès, *la laryngofissure* ne nous paraît pas donner toute sécurité à cause des récidives dans des cas graves.

*La trachéo-laryngectomie* est naturellement à rejeter, sauf certaines extirpations partielles avec suture ou plastique.

Dans tous les cas graves, et tout particulièrement dans les sténoses cicatricielles serrées, les soudures étendues, triste apanage des tubards-canulards graves, nous pratiquons et conseillons d'emblée *la laryngostomie*. Les succès qu'elle nous a donnés dans des cas désespérés nous permettent d'affirmer que c'est actuellement la méthode de choix. Entre les mains d'opérateurs patients, avec un choix judicieux de l'opportunité opératoire (*malades très à froid*), avec des soins opératoires et surtout post-opératoires minutieux, le succès est assuré. L'extension rapide de ce nouveau procédé le démontre amplement.

D'autres méthodes sont certes plus rapides et plus brillantes, mais offrent-elles la même sécurité et donnent-elles les mêmes résultats ?

# OBSERVATIONS

A la fin de cet ouvrage, nous avons réuni un certain nombre d'observations, pour la plupart personnelles et qui se classent en trois groupes.

1er GROUPE. — Il comprend une observation d'*intubation prolongée* avec mort par suffocation (le cas a été observé par le Dr Bonnamour) et une observation de *décubitus canulaire aigu grave*.

2me GROUPE. — Nous avons rassemblé nos observations de dilatation caoutchoutée après trachéotomie.

3me GROUPE. — Il comprend toutes les observations de *laryngostomies* : onze personnelles en totalité ou en partie et dix dues à d'autres auteurs et mises en résumé. Nous n'avons pris que les observations publiées. Il y en a donc encore un certain nombre d'inédites, signalées dans l'historique de la laryngostomie, mais sur lesquelles il nous est impossible de donner plus de détails.

Nous avons pu rassembler onze cas personnels de laryngostomie, car nous les avons cherchés un peu partout. Il ne s'agit donc pas d'une statistique personnelle de tubages extrêmement chargée en accidents de décubitus graves.

Au contraire, l'un de nous dans sa très longue pratique de l'intubation a observé une moyenne d'environ $1\ ^o/_o$ de sténoses par décubitus consécutives à l'intubation.

Enfin dans les tableaux nous avons réuni les observations que nous avons pu recueillir dans la littérature médicale concernant les sténoses graves consécutives au tubage et à la trachéotomie et nous les avons classées suivant le mode de traitement qui leur avait été appliqué. En raison des difficultés d'une pareille recherche, nous prions les auteurs des observations publiées d'excuser les erreurs qui fatalement ont dû se glisser dans les tableaux. Nous avons demandé par plusieurs périodiques de spécialité qu'on veuille bien nous envoyer en résumé les cas inédits ou publiés pour faire le moins possible d'erreurs et d'omissions. Les auteurs que nous avons oublié de citer voudront bien nous en excuser.

Dans le début de notre travail publié en novembre 1906 dans les *Archives de Chauveau*, nous avons signalé les travaux importants parus à cette époque. Le tirage successif de l'ouvrage ne nous a pas permis un remaniement qui eût été utile. Signalons notamment les travaux de *Bonain* (de Brest), l'article récent de *Glover* dans les *Annales de Médecine et de Chirurgie infantiles*, 15 septembre 1907, les travaux de *Moure*, 1907 (*Sur les inconvénients de la trachéotomie haute*), ceux de *Calamida*, Congrès de Rome, 1907 (*traitement chirurgical des sténoses laryngées chroniques*), l'article de *Navratil* (*Archives de Chauveau*, janvier 1908) et de *Schmieden* (*Archives de Chauveau*, mars-avril 1908, résumé du *Munch. med. Woch.*, 1906, n° 2).

Depuis le début de notre travail la laryngostomie s'est développée beaucoup et a donné lieu à de nombreuses publications dont le lecteur trouvera l'historique, que nous croyons complet à ce jour, en tête du chapitre : Laryngostomie.

Nous adressons nos remerciements à tous les laryngologistes et chirurgiens qui ont bien voulu nous communiquer très aimablement leurs documents publiés et inédits.

## PREMIER GROUPE D'OBSERVATIONS

### I. — Observation d'intubation prolongée

*Observation due à l'obligeance du D<sup>r</sup> Bonnamour.*

*Faux croup, Tubage. — Enfant tubard. — Spasme tardif 20 à 30 heures après l'ablation du tube. Intubation prolongée. Le 38° jour suffocation après rejet du tube. — Mort immédiate.*

Enfant D... C., 3 ans, issu de mère nerveuse et de père nerveux, ce dernier a un spasme continuel des paupières. A eu deux bronchites, est un peu chétif, bonne santé depuis quelque temps.

Le *12 avril*, au soir, je suis appelé auprès de lui, par mon confrère le docteur Pétouraud. L'enfant est fatigué depuis la veille. Il présente, au moment où je le vois un tirage et un cornage très intenses, avec agitation extrême, et commencement d'asphyxie. Je le tube séance tenante. Il est calmé immédiatement ; il passe une bonne nuit.

Les jours suivants : légère poussée fébrile 37°8, 38°5 ; ne tousse pas. Il n'y a rien à la gorge, pas de fausses membranes. On ne peut faire de cultures. Rien aux poumons.

Détubage le *15 avril* : l'enfant présente un peu de tirage, qui ne fait qu'augmenter, et qui nécessite la remise en place du tube le soir même. Les jours suivants, amélioration progressive de l'état général, malgré un peu de difficulté de l'alimentation, lavements de lait. Il n'y a plus de fièvre.

Détubage le *22 avril*, dans la journée, à 3 heures ; immédiatement après, tirage et cornage qui s'accentuent rapidement et nécessitent un nouveau tubage au bout d'une heure. Le tube enlevé est noir en un point, peu étendu, ce qui indiquerait une petite ulcération. Je lui remets un tube un peu plus gros préalablement recouvert de gélatine et d'alun.

Les jours suivants, bon état général, l'alimentation commence à pouvoir se faire plus facilement.

Détubage le *25 avril* ; cette fois l'enfant après l'ablation du tube reste pendant 2 heures très calme sans tirage. Mais au bout de ce temps, la respiration commence à être un peu gênée, sifflante, avec agitation et énervement. Je suis obligé de le retuber 5 heures après l'enlèvement du tube. Je lui remets un tube encore enduit de gélatine alunée. Dès qu'il est en place, l'enfant s'endort, calme ; le lendemain, il s'amuse tranquillement.

Nouveau détubage le *29 avril*, cette fois le calme dure 4 heures ; cependant le tirage recommençant, malgré l'administration de sirop de codéine, je suis obligé de le retuber 6 heures après.

La nuit suivante l'enfant crache son tube vers trois heures du matin, mais il reste cette fois huit heures aussi tranquille que possible, s'amuse. Au bout de ce temps, accès de suffocation qui nécessite un nouveau tubage. Je parle à ce moment de trachéotomie possible, mais elle est mal accueillie par la famille, qui ne veut pas non plus entendre parler d'envoi à la Charité.

*Dans la nuit du 1er au 2 mai* l'enfant crache son tube, sans qu'il s'en aperçoive. Il reste cette fois sans tirage environ 12 heures. Je lui remets un tube un peu plus gros enduit de gélatine alunée.

L'enfant reste 7 jours avec son tube : l'état général est bon, l'alimentation se fait bien, toujours rien aux poumons, pas de température. Dans la nuit du 9 au 10 mai, il recrache de nouveau son tube ; celui-ci n'a plus de tache noire, immédiatement après il a un très léger accès de suffocation, puis la respiration redevient calme, et l'enfant peut rester ainsi près de 20 heures, après lesquelles le tube doit être remis en place.

Le *12 mai*, dans l'après-midi, nouveau rejet du tube, la soirée, et la première partie de la nuit sont calmes, mais malgré l'administration de sirop de codéine, l'enfant se remet à suffoquer au milieu de la nuit, et je suis obligé de le retuber de nouveau.

Le *15 mai*, l'enfant rejette de nouveau son tube à 10 heures 1/2 du soir ; la nuit est bonne, la journée suivante il s'amuse sans incident. Je prescris une potion de chloral et de bromure de sodium. Malgré cela, le soir le tirage recommence, avec l'agitation, et je le retube le 16, à 11 heures 1/2 du soir. Il était resté 24 heures sans son tube.

Le *17 mai*, il recrache son tube au commencement de la nuit ; celle-ci se passe bien, de même que toute la journée suivante et la première partie de la nuit du 18. Cependant le tirage et la suffocation recommencent à ce moment, et il faut le retuber après 30 heures. Il semble donc que le spasme devient de plus en plus tardif.

Enfin, le *20 mai*, il recrache son tube vers 2 heures du matin. La nuit et la matinée sont aussi calmes que possible : lorsque, vers 11 heures du matin, le tirage recommence, il semble d'abord être faible, lorsque brusquement dans un accès de suffocation l'enfant meurt sans que j'aie eu le temps d'arriver, et sans que plus d'une demi-heure de respiration artificielle ait pu le ranimer.

## II. Observation de décubitus aigu inférieur canulaire grave.

(Vignard, Chatin et Sargnon).

P. J., 2 ans. Rien à signaler de ses antécédents héréditaires et personnels. Depuis 15 mois respiration progressivement plus pénible. Depuis 5 mois la voix serait rauque.

L'enfant est vue par le prof. Weil, à sa consultation en état dyspnéique. Radioscopie négative. Injection de sérum sans succès. L'enfant rentre le *29 février 1908* dans le service de M. Chatin.

*Dans la nuit du 1er au 2 mars*, crise de suffocation. Cyanose. Asphyxie.

Le *2 mars*, l'enfant respire bien. On remet un examen laryngien au lendemain. On pense à des papillomes à cause de la longue durée de l'aphonie.

Trachéotomie le *2 mars* à la suite d'une crise dyspnéique excessivement intense. L'intubation a été rejetée à cause du diagnostic probable de papillomes. La trachéotomie a été très rapide. La section des parties molles amène une hémorragie veineuse. Section de la traché au niveau du cricoïde et de la partie supérieure de la trachée. Mise en place d'une canule Krishaber. L'enfant ne respire toujours pas.

On essaie de faire de l'aspiration avec la trompe à eau, à l'aide d'un tube mousse introduit dans la canule, mais comme il ne s'adapte pas très exactement à la courbure on enlève la canule et on introduit sans forcer ce tube courbe dans la trachée. La manœuvre n'amène pas d'amélioration sensible. On remet la canule et on change plusieurs fois de suite la canule interne. La respiration reprend petit à petit. Du sang est tombé dans la trachée. Le malade en rejette le jour de l'opération.

La température s'est élevée progressivement et le troisième jour après la trachéotomie elle atteint 39°8.

Bronchopneumonie. Mort le *10 mars* avec une suppuration abondante par la canule.

A l'autopsie on constate que la section a porté sur le cricoïde et la partie supérieure de la trachée. Il existe une masse papillomateuse à la partie inférieure de chaque corde. Il aurait été certainement facile de les aborder et de les enlever par la trachéoscopie directe inférieure.

On est tout surpris de trouver à la partie inférieure de la canule sur la paroi antérieure de la trachée une vaste ulcération nécrotique mesurant un centimètre de diamètre avec destruction complète de la paroi et du cartilage au centre. C'est une véritable perforation à ce niveau avec une zone de décollement autour.

Il s'agit là d'un cas de décubitus grave, heureusement très rare situé nettement à la partie inférieure de la canule.

# DEUXIÈME GROUPE D'OBSERVATIONS

### Observations de Dilatations caoutchoutées.

#### OBSERVATION I.

Pétrus P. (voir observation III du chapitre suivant).

#### OBSERVATION II.

(Observation publiée par Bérard, Sargnon et Alamartine à la Société des Sciences médicales de Lyon, séance du 8 mai 1907). Voir *Lyon Médical*, 25 août 1907, page 314.

DIAGNOSTIC CLINIQUE : *Sténose grave sous-glottique (chondrite et péri-chondrite cricoïdienne et trachéale), probablement syphilitique, peut-être enchondrome. Opération d'urgence, insuccès du tubage. Inter-crico rapide. Introduction de la canule très difficile, injection de biiodure, amélioration. Trachéoscopie sous-glottique et trachéale, périchondrite syphilitique non ulcérée. Impossibilité d'enlever la canule. Dilatation caoutchoutée, canules fermées décroissantes. Guérison.*

H.. F., 38 ans, mouleur, entre, *le 28 mars 1907*, dans le service de M. le Prof. Poncet, suppléé par M. le Dr Bérard.

*Antécédents héréditaires :* Rien à signaler.

*Antécédents personnels :* Le malade nie toute spécificité, il tousse assez souvent et depuis quelque temps il cracherait un peu de sang.

*Début de l'affection actuelle :* A la suite d'un gros rhume, dyspnée progressive depuis quinze jours. A son entrée, dyspnée laryngée très nette, surtout à l'inspiration avec tirage, cornage. L'expiration était également pénible. Toux de compression manifeste. La voix n'est guère modifiée, elle est faible, mais sans bitonalité.

A l'examen local nous constatons :

1° La rhinoscopie antérieure montre des cornets très réduits, presque nuls, comme mangés par une gomme.

2° La rhinoscopie postérieure : aucun signe, rien d'anormal non plus dans le pharynx.

3° Larynx : examen assez difficile à cause de la dyspnée. On constate des cordes épaisses, grisâtres en adduction incomplète, sans abduction étendue. Pas d'immobilité des aryténoïdes, mais la région sous-glottique (cricoïdienne et sous-cricoïdienne) présente une fente médiane respiratoire, linéaire antéro-postérieure, limitée par deux énormes bourrelets latéraux rouges, non ulcérés. Impossible de rien distinguer au-dessous.

4° A l'examen extérieur du cou ; le cricoïde est volumineux extérieurement des deux côtés sans fluctuation ; la tuméfaction s'étend un peu aux régions voisines.

En somme il s'agit d'une périchondrite avec trachéite syphilitique ou d'une tumeur, peut-être un enchondrome avec phénomènes inflammatoires. La rareté du sclérome en France permet d'éliminer ce diagnostic.

Pendant deux jours on donne de l'opium, on fait des pulvérisations phéniquées, des piqûres de biiodure de mercure, à cause de l'œdème possible : friction d'onguent napolitain. Le malade est très irritable ; la dyspnée diminue d'abord pour revenir le lendemain plus forte que jamais.

Le *30 mars* au soir, devant l'asphyxie menaçante, M. Sargnon, avec l'aide de M. Barlatier et de l'interne de garde, essaye au laryngoscope un tubage avec le plus petit tube d'adulte qui reste pris dans le rétrécissement infranchissable. Le tube est retiré. Le plus grand tube d'enfant a le même sort. Au doigt on a une sensation de résistance tellement serrée que l'on n'insiste pas davantage.

Le malade suffoque de suite, ce qui oblige à une intercrico-thyroïdienne en moins d'une demi-minute, qui porte en plein rétrécissement dans la lumière médiane. L'air entre en sifflant ; on essaye vainement de petites canules d'enfant, qui entrent sur deux ou trois centimètres, mais butent contre le rétrécissement cricoïdien. Néanmoins, la respiration se fait de façon suffisante en maintenant devant l'orifice trachéal, avec le dilatateur, la canule dans cet orifice.

Après dix minutes de tentatives, le rétrécissement, sans doute décongestionné, laisse passer une canule.

*Suites opératoires bonnes.* Le malade a peu aspiré de sang dans sa trachée. La température pendant deux jours oscille entre 38° et 38°,5, puis elle devient normale.

On commence alors, deux jours après la trachéotomie, les piqûres de biiodure à 1 centigr., puis à 2, puis à 3 : six piqûres en huit jours. Sous leur influence la périchondrite diminue, mais le malade ne peut toujours pas respirer la canule bouchée.

*Au laryngoscope* nous constatons une fente médiane plus large, des bourrelets sous-glottiques moins volumineux, mais on ne peut toujours pas voir plus bas.

L'*examen trachéoscopique* inférieur montre la continuation au niveau de la trachée, des bourrelets cricoïdiens sur une hauteur de 3 cm. environ *sans ulcérations;* l'*examen sous-glottique* avec le petit trachéoscope fenêtré du *D*ʳ *Sargnon* montre nettement la région sous-glottique avec ses deux gros bourrelets latéraux sans ulcérations.

Nous enlevons de suite un fragment du cartilage thyroïde, qui, examiné histologiquement, montre qu'il s'agit uniquement de cartilage sain, sans éléments néoplasiques. L'exploration à la vue et au stylet, de la trachée, du cricoïde, du thyroïde, montre qu'il s'agit d'une inflammation des parties molles et non d'un enchondrome.

On fait donc le diagnostic de syphilis, et on continue les injections.

Le *15 avril* la périchondrite externe a totalement disparu. Néanmoins les essais d'ablation et d'obturation de la canule restent négatifs, le malade respire mal. Pour éviter une sténose après trachéotomie, et redresser l'éperon laryngien antérieur, qui paraît dans ce cas être une des causes principales de non-décanulement, nous passons un béniqué de bas en haut à travers le larynx, assez difficilement du reste, nous y adaptons un fil et de bas en haut nous faisons passer dans le larynx une sonde Nélaton n° 12, dont une des extrémités ressort par la bouche, les deux chefs étant noués au dehors.

Le caoutchouc est laissé quatre jours en place. Depuis 24 heures le malade souffre pour avaler : angine légère due probablement au caoutchouc qui est enlevé en laissant un fil trachéo-buccal pour permettre le passage facile d'une sonde plus grosse.

Le *24 avril* le malade respire très bien avec sa canule bouchée, la voix est très bonne. On laisse la canule 000 bouchée pendant trois jours et le 27 on met une canule moitié plus petite que le 000. On la bouche. Elle reste à demeure jusqu'au 2 mai. Elle est alors enlevée et le malade respire parfaitement.

Le malade quitte l'hôpital débarrassé de sa canule, respirant bien.

## Observation III.

Observation publiée par Poncet et Sargnon à la Société des Sciences médicales de Lyon (séance du 23 janvier 1907), voir *Lyon médical*, 14 avril 1907.

Diagnostic clinique : *Trachéotomie datant de deux ans, pour tuberculose ; port permanent de la canule ; issue de masses caséeuses par
la canule ; état cachectique ; chute des liquides et des solides dans la
trachée ; extraction d'un séquestre mobile par trachéoscopie inférieure ; décubitus inférieur canulaire ; emploi des canules caoutchoutées ; mort de broncho-pneumonie.*
Autopsie : *Syphilis probable ; séquestre cricoïdien tombé dans la trachée et fistule laryngo-trachéale consécutive ; mort par broncho-
pneumonie.*

Homme, âgé de 67 ans, exerçant la profession de paveur, entré dans le service de M. Garel en 1904 pour une dysphagie intense, interdisant toute alimentation. Crises de toux avec étouffements. On n'a pas de renseignements sur le malade ; trachéotomie ; on aurait porté, paraît-il, le diagnostic de laryngite tuberculeuse ; dans la suite la malade a gardé sa canule, la dyspnée a disparu, mais l'aphonie est restée complète. La cachexie est progressive.

En novembre 1906, la dysphagie devient progressive, les liquides passent encore, mais les solides, surtout le pain et la viande, sont difficilement déglutis. Le malade entre en décembre dans le service de M. le Prof. Poncet, et l'on constate un larynx très épaissi exté-rieurement. La peau de la région forme un plastron induré ; elle adhère au plan profond par places ; pas de fistules extérieures pour-tant. Ganglions carotidiens durs et volumineux. Le malade porte une grosse canule longue et expectore presque continuellement par sa canule des matières ressemblant à des masses caséeuses fétides.

*Au laryngoscope,* on constate que l'épiglotte est oblique d'arrière en avant et de droite à gauche ; elle est rouge, un peu volumineuse, non ulcérée, ni œdématiée ; l'orifice supérieur du larynx est comblé par de grosses mucosités, et l'on perçoit à gauche vers l'aryténoïde quelques petits bourgeons rougeâtres. L'occlusion de la canule et son ablation ne permettent pas la respiration laryngée.

L'examen des poumons est négatif, notamment l'auscultation com-plètement masquée par un bruit canulaire intense.

L'alimentation est à peu près nulle, l'amaigrissement considérable ; état cachectique avec peau chaude et sèche, œdème des membres inférieurs. Ajoutons que le malade a vécu très misérablement, et qu'il entretient sa canule dans un état de saleté absolument repous-sant ; rien ailleurs ; pas de température à l'entrée.

Nous voyons le malade le 7 janvier 1907 et l'examinons avec le gros trachéoscope à mandrin de Killian. N'ayant pas l'électricité sous la main, nous nous servons pour l'éclairage d'un bec ordinaire avec réflexion frontale. L'éclairage est médiocre, mais enfin suffisant.

Après l'ablation de la canule qui, très volumineuse, mesure 9 cm. de longueur, nous constatons dans la trachée de grosses masses caséeuses analogues à celles qu'il expulse ; nous nettoyons la trachée comme nous pouvons, tout en l'anesthésiant avec la cocaïne et l'adrénaline ; on est obligé de se protéger par moment avec un carré, car le malade expulse des quantités de matières caséeuses. A un moment donné, nous apercevons dans la trachée un fragment blanc sale, mobile, plus gros que les autres, et ayant de la difficulté à sortir ; à notre grande surprise, nous extrayons avec une pince droite un séquestre long de 4 cent. et haut de 1 cent., presque annulaire, composé de parties molles et d'une portion de consistance osseuse. Nous pensons qu'il s'agit d'un séquestre constitué par un anneau trachéal ossifié. Nous devons ajouter qu'avant de faire l'exploration trachéale profonde, nous avions passé la veille de haut en bas, sous le contrôle du laryngoscope, un porte-coton laryngien à faible courbure, qui à un moment donné avait senti un obstacle, bientôt franchi d'ailleurs. De plus, immédiatement avant de faire la trachéoscopie, nous avions fait passer de bas en haut un béniqué qui avait facilement filé dans la bouche.

A quelques centimètres au-dessous de l'orifice trachéal, on constate très nettement sur la paroi extérieure au niveau de l'extrémité extérieure de la canule, un assez gros gonflement avec ulcération, indice manifeste que la canule volumineuse de trop grand diamètre de courbure, vient s'incruster et léser la paroi postérieure; c'est un *début de décubitus canulaire inférieur*.

En faisant boire du liquide au malade, nous avons constaté qu'une partie ressortait en forme de jet de quelques centimètres de projection par la canule en place. Le diagnostic suivant s'imposait donc : *Issue des aliments dans la trachée, probablement au niveau du larynx perméable, séquestre venant probablement de la trachée et début de décubitus canulaire inférieur.*

Comme ligne de conduite rationnelle, il y avait donc lieu : 1° de diminuer le calibre de la canule ou d'employer comme le professeur Pieniazeck, de Cracovie, des canules improvisées de caoutchouc souple, qui permettent au décubitus inférieur de se cicatriser sans produire de rétrécissement ; 2° d'utiliser aussi, comme ce dernier auteur (*Verengerungen der Luftwege*, 1901), le procédé du tamponnement sus-canulaire, véritable barrière séparatrice chez les trachéotomisés qui déglutissent dans leur trachée.

Nous mettons une canule trachéale métallique plus petite, mais malheureusement un peu plus courte, en recommandant une surveillance attentive ; comme elle n'atteignait pas le point gonflé par le décubitus, le malade ne put la supporter le lendemain, par gêne respiratoire, et l'on fut obligé de remettre l'ancienne canule.

Le même soir, nous improvisons une canule de caoutchouc avec un gros drain que nous arrondissons aux deux extrémités, et que nous introduisons très fortement vaseliné dans la trachée en mettant la tête en extension. L'introduction est très facile, la canule

dépasse le point sténosé trachéal et l'expectoration se fait facilement.

Le *9 janvier*, le malade garde la canule de caoutchouc ; tamponnement renouvelé matin et soir ; le malade est toujours très fatigué, l'expectoration très abondante, mais il ne crache plus de gros grumeaux
purulents. Le 10, pour permettre de nettoyer plus souvent la canule,
on remet une canule double métallique pour 24 heures. Le 11, on
remet une canule de caoutchouc; expectoration abondante, un peu
purulente; auscultation négative, pouls 80, régulier, température le
matin 38°4, le soir 39°8. Le 12, même état, température le matin
38°4, le soir 39°9, porte toujours la canule de caoutchouc. Le 13, le
malade respire mal, on remet la canule métallique, expectoration
bien moins abondante, température 37°8 le matin, 37°3 le soir. Le
malade se trouve bien, quoique faible, et s'alimente suffisamment.
Le 14, température 37°6 le matin, 37°9 le soir. Dans la nuit, il
meurt brusquement.

*A l'autopsie*, on constate de la broncho-pneumonie, pas de tuberculose vraie, mais seulement quelques adhérences des sommets, une
trachée qui ne présente ni rétrécissement, ni gonflement (mais le
gonflement a disparu post mortem, puisque l'autopsie a lieu 24 heures
après); cependant, en examinant les pièces après un séjour dans
l'alcool, nous constatons que sur la partie postérieure de la trachée,
vers l'extrémité inférieure de la canule, il persiste un sillon transversal peu profond bien plus visible qu'à l'autopsie. C'est quelque chose
d'analogue au décubitus du premier degré, décrit par Bokaï chez les
intubés. Le séquestre ne vient ni de la trachée, ni des bronches;
l'examen du larynx montre l'absence à peu près complète de cordes,
quelques végétations au niveau de l'aryténoïde gauche et un trou de
communication au niveau du cricoïde à droite, à la jonction de la
paroi postérieure et de la paroi externe ; l'orifice ainsi créé, à l'état
frais mesure près de 2 centimètres transversalement sur 1 centimètre de haut ; le séquestre venait naturellement de là, et sa chute
dans la trachée avait amené une vaste fistule laryngo-trachéale.

### Observation IV.

#### Chabalier, Lacour et Sargnon.

*Laryngite striduleuse grave. Insuccès du tubage à cause du spasme des
  cordes. Trachéotomie. Port permanent de la canule.*
*Nouvel insuccès du tubage. Dilatation caoutchoutée. Déglutition des
  liquides, canules décroissantes fermées. Guérison.*

M. G., 16 mois. Rien dans ses antécédents héréditaires et personnels, sauf du nervosisme chez la mère et une crise de laryngite striduleuse chez une sœur.

L'enfant est venu au monde dans de bonnes conditions. Il est très vigoureux, très nerveux.

Dans le cours de la première année, bronchite avec laryngite striduleuse assez grave, sans fièvre, nécessitant des bains.

*8 octobre 1906.* Dans la nuit, toux et ronflement. Crise de faux croup. Cataplasmes sinapisés.

*9 octobre 1906.* Tirage progressif.

*10 octobre.* Le soir, tirage intense avec cornage. Nous essayons un tubage d'urgence avec des tubes de Bayeux, puis d'O'Dwyer. Rien ne passe, même les plus petits tubes, qui sont arrêtés au niveau des cordes, même en maintenant une vingtaine de secondes la pression sur les cordes. Le tubage était rendu difficile par la longueur de l'épiglotte qui se rabattait en arrière. Nous faisons très prudemment avec un quart d'heure d'intervalle six tentatives de tubage. Impossibilité de passer, arrêt du tube au niveau des cordes contractées. La suffocation n'augmente pas.

Comme il n'y a pas urgence absolue, on donne des bains tièdes et on attend le lendemain.

La nuit a été assez agitée, sans sommeil, tirage et cornage progressifs. Il y a urgence à agir.

*11 octobre.* Essai de tubage très prudent, arrêt au niveau des cordes. Trachéotomie sans anesthésie. Comme l'enfant a un très gros cou et qu'il est extrêmement gras, les repères laryngotrachéaux sont masqués, la trachéotomie est assez difficile. Nous rencontrons un corps thyroïde volumineux, une grosse veine sinueuse à gauche. La trachéotomie est faite au ras du larynx. C'est une trachéotomie haute. Elle a été exsangue.

Mise en plan d'une canule Krishaber 000. La respiration est normale.

Le matin de l'opération, la température est de 39°. Le soir, même température.

Un examen bactériologique fait avec le mucus laryngé donne quelques rares diplocoques et staphylocoques.

*17 octobre.* La fièvre après quelques jours a cédé. Pas de bronchopneumonie. L'enfant crache encore par la canule, mais pas de pus. Essais d'ablation de la canule qu'on remet trois heures après à cause de l'asphyxie.

*19 octobre.* Nouvel essai d'ablation. Suffocation au bout de vingt minutes.

*20 octobre.* La canule étant en place, nous essayons le tubage avec le plus petit tube de Bayeux. Il est impossible de passer ; la résistance des cordes est telle qu'on passerait plutôt au travers. Un cathétérisme pratiqué du haut en bas avec une fine sonde de Nélaton tendue sur un conducteur à courbure laryngienne et très vaselinée ne peut vaincre le spasme des cordes. Impossibilité absolue de passer.

*24 octobre.* Anesthésie générale au chlorure d'éthyle puis au chloroforme. La trachéoscopie directe inférieure montre des mucosités, mais rien de trachéal. La trachéoscopie sous-glottique directe rétrograde fait constater une muqueuse rosée, épaissie, œdématiée sans ulcération. On essaie le cathétérisme de bas en haut avec un petit béniqué très flexible qui franchit très aisément la glotte. On y a adapté un fil qu'on ramène de haut en bas. On attache au bout trachéal une sonde de Nélaton n° 15 qu'on ramène jusqu'à l'épiglotte. Un fil buccal est placé autour de l'oreille, deux fils inférieurs au niveau de la partie sortante de la sonde sont placés autour du cou. On met une canule fenêtrée.

L'enfant est très abattu le soir, dort mal. Température 38°. Mucosités abondantes, un peu sanguinolentes. Pendant deux jours, l'enfant s'alimente mal.

*27 octobre.* On met en place un drain n° 16 qui passe bien par le même procédé.

*28 octobre.* Un peu de sang et deux petits bourgeons sont amenés en enlevant la canule.

*29 octobre.* Enfant très abattu, pas de fièvre. Il mange mal et dort mal, mais ne tousse pas. Parfois il passe un peu de lait par la canule et la sonde.

*30 octobre.* Amélioration très notable.

*31 octobre.* On passe facilement un n° 18. La sonde logée à droite et en haut de la canule a fait un assez vaste trou communiquant en sablier avec l'orifice canulaire. Du muco-pus existe autour de la canule. Nouveau drain mis en place.

*6 novembre.* Depuis hier, déplacement du drain en bas. Le fil supérieur gêne l'enfant qui fait des efforts pour le rejeter. A l'examen, on constate que le drain a dû se loger derrière la canule et a quitté le larynx entraînant le fil qui gênait le fonctionnement de l'épiglotte. Ablation du drain par en bas. La plaie trachéale est notablement agrandie.

On essaie d'enlever la canule. L'enfant respire vingt minutes suffisamment en partie par la plaie, en partie par la bouche, mais les mucosités s'accumulent dans la trachée sans franchir la glotte et le spasme commence à apparaître. On met le dilatateur, des flots de mucosités s'échappent par la plaie trachéale. La dyspnée s'atténue, mais reparaît vite.

On met une canule fenêtrée et on essaie quelques instants de la fermer. La respiration buccale se fait assez bien, quoique avec du tirage. On enlève le bouchon par mesure de prudence pour l'essayer le jour avec des durées de fermeture progressivement croissantes.

*7 novembre.* Température normale le matin, le soir 38°, la respiration a été plus gênée dans la journée, même dans le sommeil.

*8 novembre.* La fièvre est tombée, l'alimentation épaisse a suffi pour empêcher aux liquides de passer par la canule. L'enfant est gai.

*14 novembre.* La plaie du cou produite par le drain a disparu. Les mucosités ont diminué. L'enfant porte une canule 000 fenêtrée dont la canule interne joue très bien et n'amène pas de bourgeons. L'occlusion de la canule permet à peine deux ou trois minutes de respiration. Les liquides passent toujours, les potages demi-liquides aussi, seuls les potages épais ne passent plus.

Expectation pour permettre à cette complication de disparaître.

*1ᵉʳ décembre*. Les liquides même ne passent presque plus. L'enfant est bien portant. On essaie une canule très petite, fenêtrée. Elle est mal tolérée et se bouche de suite, et l'air qui passe à côté est insuffisant pour la respiration. L'enfant bleuit un peu au bout de quelques minutes. Nouvelle canule.

*24 décembre 1906*. L'enfant va bien. Il respire une heure et même une heure et 1/2 avec sa canule bouchée. On met la canule 000. L'enfant la supporte bien et tous les jours la canule est bien fermée.

*Janvier 1907*. Ablation de la canule sans accident. La respiration est bonne. Voix très forte un peu rauque.

*17 décembre 1907*. Le malade est très bien actuellement. Il n'a pas maigri. La voix est bonne, mais un peu forte. Adénoïdes très légères. Coryza fréquent. La laryngoscopie indirecte assez facile montre une épiglotte et des aryténoïdes normaux. La région susglottique est normale, les cordes rougeâtres sont un instant aperçues. Le malade n'a pas repris de crise de suffocation.

### Observation V.

Chatin, Péhu et Sargnon.

*Gros lupus de la face. — Sténose lupique laryngienne. — Trachéotomie d'urgence. — Pleurésie purulente. — A l'examen : sténose glottique infranchissable. — Canulard. — Amélioration progressive de l'état général et de la sténose laryngienne. — Retour partiel de la voix. — Emploi de canule fenêtrée et de la dilatation caoutchoutée. — Ablation de la canule. — Maintien momentané par une canule caoutchoutée de l'orifice de sûreté trachéal. — Guérison.*

P. R., 11 ans 1/2, salle Sainte-Aline, n° 35. Le malade entre à Saint-Pothin pour un lupus très étendu de la face amélioré petit à petit. Il survient des lésions tuberculeuses laryngiennes nécessitant une *trachéotomie d'urgence* en avril 1907.

Un mois après le malade entre à la Charité. État général assez mauvais. Énorme lupus de toute la face, du nez, des lèvres. Matité thoracique gauche remontant à l'épine de l'omoplate avec obscurité respiratoire et souffle interne. Dextrocardie. Ponction : Pleurésie purulente. Amélioration très lente. L'ophtalmo-réaction est franchement positive.

L'examen du pus montre des streptocoques. Pas de bacilles de Koch.

En *juin-juillet* et *août 1907* le malade a de la température oscillant entre 38° et 39°.

En *septembre*. L'état s'améliore et la température s'abaisse. Petit à petit l'état général devient meilleur.

En *octobre*. La température est redevenue presque normale.

En *novembre*. La température remonte. A ce moment on a fait de la radiothérapie qu'on doit interrompre à cause de la température.

En *décembre*. La température s'abaisse. On essaie la radiothérapie. Nouvelle poussée thermique qui disparaît à la fin du mois.

En *janvier, février et mars 1908* le malade est à peu près complètement apyrétique. L'état général s'est notablement remonté. Les phénomènes pulmonaires se sont très atténués. Néanmoins l'expectoration par la canule est toujours purulente.

En *juin 1907*. L'examen du larynx est fait par l'un de nous. On constate : Luette et piliers postérieurs très cicatriciels, très rétractés. La rhinoscopie antérieure est difficile à cause de la sténose de l'entrée des narines. La laryngoscopie indirecte est très difficile par suite de l'impossibilité de tirer la langue à cause du rétrécissement cicatriciel des lèvres. En appliquant le miroir directement dans le fond sans traction sur la langue, on constate l'absence d'épiglotte et à la place du larynx un entonnoir cicatriciel large en haut, mais très vite rétréci. Il semble qu'au niveau de la glotte il y ait un petit orifice très étroit, pas de cordes.

*Trachéoscopie inférieure* à la cocaïne. Trachée rouge sécrétant abondamment ; pas de pus, pas d'ulcération. pas de gonflement à la partie inférieure de la canule. Les cartilages trachéaux se confondent avec le reste de la canule. L'entrée des bronches et l'éperon trachéal inférieur sont rouges, mais non rétrécis.

La *laryngotrachéoscopie directe rétrograde* montre un éperon sus canulaire trachéal mobile avec un petit bourgeon qu'on enlève. Le trachéoscope sous-glottique est introduit sur 1 centimètre de hauteur et permet de constater que les parois postérieures et latérales sont rouges et chroniquement œdématiées. Pas de tissu cicatriciel.

*L'exploration sous-glottique rétrograde au béniqué* montre que l'espace sous-glottique est libre mais ne peut être franchi au niveau de la glotte.

Les tentatives d'ablation de la canule échouent. Suffocation immédiate.

Nous portons à ce moment le diagnostic : *Sténose cicatricielle lupique glottique très serrée* et décidons de faire la laryngostomie et au besoin la radiothérapie ultérieure sur le larynx à travers la fissure ; mais il faut pour cela attendre que les instillations médicamenteuses par le canal aient amélioré le malade et que les lésions pleuropulmonaires se soient amendées.

En tout cas la région sous-glottique étant indemne il y a lieu de faire simplement une thyrostomie.

L'état laryngien a suivi l'état pleuropulmonaire et quand le malade est devenu apyrétique, le larynx s'est petit à petit amélioré, à tel point que le malade commence à parler avec sa canule fermée, mais il ne peut la tenir fermée que quelques instants.

*14 mars 1908*. On met à l'enfant une canule fenêtrée, il peut respirer un moment avec la canule bouchée. Il cause mieux, mais pour éviter les inconvénients de la canule fenêtrée nous essayons de l'engainer dans un tube de caoutchouc. Comme l'orifice de la canule est petit la portion de caoutchouc au contact de la canule passe bien mais la partie sus-jacente avec laquelle nous comptions faire de la dilatation laryngienne sus-canulaire ne passe pas. Nous le laissons donc sortir extérieurement (*20 mars 1908*) et trois jours après nous constatons que le caoutchouc a détruit l'éperon trachéal antérieur de sorte que nous pouvons à ce moment faire entrer sans grande difficulté par la plaie trachéale un drain échancré en avant pour le passage de la canule. Nous introduisons d'abord le drain puis nous plaçons la canule (*23 mars 1908*).

Nous laissons l'appareil en place trois jours. Le malade peut respirer un moment en bouchant la canule, mais pas longtemps, le passage de l'air à travers le drain n'étant pas suffisant. Nous enlevons alors la canule ; l'enfant respire bien par la bouche et nous constatons que l'éperon trachéal antérieur n'existe plus.

Nous remplaçons alors la canule par une canule de caoutchouc dont la portion trachéale est coupée au ras de la partie antérieure de la trachée (après mesures prises 2 centimètres de longueur) de façon à empêcher la trachée de se refermer.

Jusqu'au *29 mars* les mucosités passent bien par le drain canule.

Le *30 mars* les mucosités ne passent plus. La respiration est parfaite même la nuit. L'expectoration devient uniquement buccale.

Pendant les périodes de dilatation caoutchoutée le malade a pris de temps en temps un peu de température, 38°2 le soir.

*5 avril.* Le malade respire très bien par la bouche. L'orifice de sûreté est maintenu par la canule courte caoutchoutée qui est bien supportée mais amène un peu de bourgeonnement extérieur nécessitant des cautérisations au nitrate.

*6 avril.* La canule part. On ne la remet pas de suite. L'orifice se referme, mais le malade respire très bien. A l'examen laryngien, la glotte irrégulière est assez large.

## OBSERVATION VI.

### Lahaussois, Martin et Sarguon.

*Canulard adulte. Œdème chronique sous-glottique. Éperon sus-canulaire serré. Perméabilité laryngienne. Dilatation caoutchoutée. En voie de traitement.*

Ce malade est entré à l'hôpital militaire de Lyon dans le service du professeur Lahaussois. Nous n'avons pas de renseignements précis car il a été trachéotomisé en dehors de Lyon probablement pour un laryngotyphus.

Il ne peut se passer de sa canule.

Il n'a pas été fait d'essais de dilatation.

B. R. S.

Nous examinons le malade avec Aussois et Martin et constatons qu'il s'agit d'une *intercrico* ou tout au moins d'une trachéocricotomie. L'examen au miroir de Clar de la plaie canulaire montre un tout petit bourgeon inférieur. La *trachéoscopie inférieure* permet de trouver une petite exulcération de décubitus au niveau de la paroi postérieure vers l'orifice inférieur de la canule. La *trachéoscopie directe* sous-glottique rétrograde est rendue difficile par l'éperon sus-canulaire très rapproché de la paroi postérieure, à peine cinq millimètres. Nous pouvons néanmoins faire pénétrer notre petit trachéoscope sous-glottique sur une longueur de un centimètre et constater que la paroi est atteinte d'œdème chronique rougeâtre sans ulcération ni sténose cicatricielle mais on ne peut apercevoir les cordes. Le *cathétérisme rétrogade* avec le béniqué fin montre un larynx relativement perméable.

Nous profitons de ce passage pour introduire le fil sans fin et introduire ensuite de bas en haut une sonde de Nélaton n° 17 qui passe assez facilement. Toutes ces manœuvres sont faites sous anesthésie locale. Seul le passage du béniqué a provoqué de gros réflexes.

Dans ce cas nous amenons les deux bouts de la sonde en dehors de la trachée et de la bouche et les relions ensemble. Le malade supporte très bien son caoutchouc. L'alimentation n'est pas gênée. Pas de fièvre. Soins antiseptiques buccaux minutieux. Deux jours après le drain a fait son trou sus-canulaire à droite de la canule. On passe de bas en haut sans enlever la canule et assez facilement une sonde de Nélaton n° 19 sans cocaïnisation.

Le malade est encore en traitement.

---

# TROISIÈME GROUPE D'OBSERVATIONS

---

### Laryngostomies.

### A. — OBSERVATIONS PERSONNELLES.

#### OBSERVATION I.

Rochet, Durand, Nové-Josserand, Garel, Rabot, Sargnon, Thévenot.

*Laryngite diphtérique suraiguë d'emblée. — Tubages. — Détubages spontanés. — Trachéotomie in extremis. Bronchopneumonie. Guérison opératoire.*
*Port permanent de la canule malgré des tentatives de tubages. — Soudure laryngienne totale démontrée par la laryngoscopie directe.*

*Laryngostomie. — Soudure laryngo-trachéale très étendue. Qua-
torze mois de dilatation caoutchoutée. Guérison fonctionnelle.*
*Plastique par le procédé de Glück après treize mois de surveillance
sans tubes ni canule. — Asphyxie anesthésique grave. Mise en
place d'une petite canule de sécurité. — Œdème du conduit néoformé
obligeant à retrachéotomiser dans la cicatrice inférieure. — Embarras gastrique fébrile. Pneumonie. Guérison avec maintien permanent d'une ouverture trachéale basse de sûreté.*

M<sup>lle</sup> O..., *diphtérie en octobre 1904*, à deux ans et quatre mois.
Forme fébrile laryngée d'emblée. Sérothérapie immédiate intense.
Intubation au troisième jour. Détubage spontané cinq jours après.
Asphyxie. Quatre détubages spontanés dans la même nuit. Trachéo-
tomie d'urgence par M. Rabot. Canularde. Au bout d'un mois, essais
négatifs d'une canule fenêtrée (bourgeons).

Broncho-pneumonie en *janvier 1905*. Depuis lors, plusieurs essais
négatifs de décanulement. Asphyxie immédiate.

Intubation en *mai 1905*. Expulsion du tube rempli de très longs
polypes muqueux.

Deuxième tentative de tubage, arrêt au niveau des cordes.

En *juillet 1905*, examen laryngien et trachéal sous anesthésie par
M. le professeur Killian. Soudure cicatricielle totale remontant jusqu'à la glotte.

Partie inférieure de la trachée normale.

Killian conseille la laryngo-fissure.

Laryngostomie en *novembre 1905* par M. Rochet, assisté de
MM. Garel, Rabot, Nové-Josserand, Durand et Thévenot. On laisse
un peu de tissu sain sus-canulaire, car la trachéotomie est très
basse. Atrophie du larynx. Soudure cicatricielle depuis la glotte jusqu'à 1 centimètre de la canule avec prédominance du point rétréci
au niveau du cricoïde. Incision médiane du tissu de cicatrice rendue
très difficile. Section au niveau du thyroïde jusqu'aux tissus mous
et au niveau du cricoïde jusqu'à l'anneau postérieur. L'opération,
très laborieuse, a duré une heure un quart.

Peu de température dans la suite.

Le sphacèle a duré vingt jours.

Très grosse difficulté de la dilatation, qui, au début, fait surtout
un canal prélaryngé.

En *février 1906*. On passe pourtant le drain n° 30 de la filière
Charrière (10 millimètres).

Soudure de la partie supérieure de la fissure avec douleurs et suppuration fétide à ce niveau.

*20 mai 1906*. Débridement de la partie supérieure et débridement latéral sous anesthésie générale. Suture oblique pour raccourcir et dilater le larynx. On constate la destruction de la partie antérieure et inférieure du cartilage thyroïde et de nombreux polypes
muqueux au niveau de la glotte. Pas de cordes.

Emploi d'un drain n° 30, bouché avec de la gaze, avec, à l'extré-

mité supérieure. un plus petit drain enchâssé dans le gros pour dilater l'orifice supérieur.

Raccourcissement du drain de 1 centimètre au bout de quinze
jours.

On met les drains ouverts, déglutition facile, pansements tous les
trois ou quatre jours. Dilatation et épidermisation rapide, voix meilleure. Bon état général et développement normal.

*Décembre 1906.* Occlusion progressive de la canule non fenêtrée, sauf la nuit. La respiration se fait très bien par le drain ouvert
à côté de la canule.

*20 janvier 1907.* Le drain s'échappe sous le pansement, le
larynx est très large.

Ablation de la canule le *25 janvier* et du drain.

*30 janvier.* Suffocation de quelques secondes à la suite d'une
vive émotion. L'écartement des lèvres de la plaie suffit pour ranimer le malade.

Le diamètre du larynx mesure 10 à 11 millimètres. L'organe est
cylindrique ; les parois latérales et même la paroi antérieure sont
devenues cartilagineuses, car le cartilage s'est reformé. La muqueuse
et la peau se continuent insensiblement. La muqueuse est pâle, d'aspect lisse, un peu cicatriciel. La voix est faible, mais nette. La respiration parfaite, même la nuit, est uniquement buccale. La fistule
laryngienne a 1 centimètre et demi de hauteur dans la position normale du cou, la tête en flexion.

L'orifice trachéal canulaire s'est rebouché en quatre jours, mais il
reste un tout petit pertuis distant de 2 centimètres de l'extrémité
inférieure de la fistule laryngienne.

*Février 1907.* Grippe légère. Laryngo-trachéite sèche avec
grosses mucosités. Pas de suffocation, mais nécessité de mettre
deux fois par jour de la vaseline dans la fistule.

Début d'*avril 1907.* — État général excellent, état local parfait.
Respiration uniquement buccale, sauf dans les efforts et la toux.

*15 avril 1907.* Début de rougeole, toux, coryza, conjonctivite.
Température : 39°6.

*18 avril.* Dans la nuit du *18* au *19 avril*, respiration buccale
très gênée. On supprime la bande de gaze qui cachait la fistule pour
permettre la respiration par la fistule. Toux éteinte. Respiration uniquement fistulaire.

*19 avril.* Début d'éruption. Température : matin, 39°2; soir, 39°6.

*20 avril.* Éruption généralisée intense. Température : matin, 39°5 ;
soir, 39°4.

Nuit très mauvaise, suffocation.

*21 avril.* L'éruption et la fièvre diminuent, mais les trois jours
suivants les nuits sont très mauvaises; respiration très pénible uniquement fistulaire. Angine. Très gros gonflement rouge œdémateux
du larynx au niveau de la fistule. Le calibre laryngé est diminué de
plus de moitié. Expulsion très rapide de grosses mucosités trachéales sèches, qu'on détache péniblement par les pulvérisations

d'eau, d'huile de vaseline, et des instillations dans la fistule d'huile d'amandes douces.

Il est nécessaire de réveiller la malade toutes les deux ou trois heures pour la faire tousser et rejeter les mucosités sèches.

Une fois seulement, on est obligé d'écouvillonner le larynx avec un Krishaber. La manœuvre est très pénible, le conduit étant rectiligne et sous-cutané.

Amélioration progressive au bout de quelques jours. La respiration redevient buccale ; mais quand se fit cette transition, il y eut de la gêne respiratoire et 40 respirations à la minute.

*10 mai 1907.* Etat général bon. Encore quelques petites mucosités sèches nécessitant toute la nuit des pulvérisations huileuses par la fistule.

La malade est laissée sans aucune dilatation jusqu'à la fin de février 1908. Sa voix s'améliore progressivement. La malade ne peut chanter. Les cordes se sont reformées sous forme de deux replis muqueux situés un peu au-dessus de l'orifice supérieur de la fissure et se mettant assez facilement en position médiane. Le calibre laryngo-trachéal a diminué depuis la cessation de la dilatation, mais à aucun moment le malade n'a de suffocation. Elle respire toujours par le nez et la bouche, la fissure étant fermée à l'aide d'un petit pansement et d'un col droit. La hauteur de la fissure n'a pas diminué.

L'état général est parfait, la malade ne s'enrhume plus du tout. Elle supporte aussi bien le vent et la poussière qu'un enfant normal.

*21 février 1908.* La plastique est faite par MM. Rochet, Durand et Thevenot sous anesthésie générale au billroth. Pour agrandir le plus possible le diamètre de la fissure, on emploie le procédé de Glück, en prenant le petit lambeau à droite et le grand lambeau à gauche. La plastique est très minutieusement faite avec des lambeaux très épais. La suture est minutieuse à la partie supérieure et à la jonction des deux lambeaux à droite. Pour ne pas faire sangle, on n'abouche pas complètement le lambeau antérieur avec la peau du cou à droite, laissant ainsi un petit espace rectangulaire que l'épidermisation spontanée doit combler.

Les sutures sont faites au crin de Florence.

Cette intervention, très minutieusement faite, dure une heure, la malade est opérée en position de Rose. Malheureusement, il y eut trois alertes anesthésiques à la fin de l'intervention. Les deux premières bénignes, caractérisées par de la cyanose, la malade ayant avalé sans langue. A partir de ce moment, la respiration buccale cesse pour se faire uniquement par la fissure. Aussi au milieu de la suture des lambeaux, la respiration ne se faisant plus par la fissure et se faisant très mal par la bouche, il survient une apnée assez grave nécessitant des tractions de la langue et la mise en place sur le bord inférieur du lambeau d'une canule plus petite que le 000, mise par sécurité.

Dans la soirée, sur la demande de la malade, nous enlevons cette canule qui pourtant n'était pas utile, la respiration étant redevenue buccale. Apnée immédiate, remise en place de la canule. La nuit est assez mauvaise au point de nécessiter une surveillance médicale continuelle. Dyspnée intermittente comme s'il s'agissait de spasmes, la respiration reste buccale.

*Le 22 février 1908.* Nous plaçons une canule 000, la respiration se fait par la canule avec facilité. La température oscille en 38° et 38°6, la malade semble aller mieux, des pulvérisations sont faites dans la chambre. Dans la nuit du *22 au 23 février*, la respiration s'améliore, elle est bruyante, mais sans tirage très marqué.

*Le 23 février 1908.* Dès le matin, le tirage s'installe définitif et progressif. Pensant à un obstacle sous-jacent à la canule qui a été placée dans le canal néoformé et qui est très courte, nous essayons de cathétériser la trachée avec un long Krishaber. Il est arrêté et ne peut franchir l'obstacle. Il s'agit d'un gonflement considérable de tout le canal laryngo-trachéal. Comme l'asphyxie devenait plus grave M. Durand; aidé de MM. Thévenot et Bardonnet pratique un débridement de l'ancienne fistule de la trachéotomie basse pour mettre en trachée saine une canule 00. Le débridement est impossible en haut par suite de la dureté du tissu cicatriciel de la paroi trachéale antérieure. Il est fait en bas. La malade est soulagée définitivement et la dyspnée cesse.

Le lambeau a parfaitement tenu. La température monte à 39° dans la soirée.

Le *24 février 1908.* Température autour de 38°.
Le *25 février* —        —           de 38°5.
Le *26 février* —        —        s'élève à 39°5.
Du *27 au 29 février*, la température oscille entre 37°5 et 39°, avec le plus souvent 38°5.

Les jours suivants, la température baisse et oscille autour de 38°.

Cet état fébrile ne provient pas de la plaie qui se cicatrise très vite de façon parfaite; il ne vient pas non plus du poumon absolument indemne, pas de suppuration par la canule. D'ailleurs, à ce moment, nous remplaçons le 00 par un 000 que nous tenons bouché une partie du temps sans difficultés respiratoires.

Pendant vingt-quatre heures, nous avons essayé de mettre une canule fenêtrée, mais il est survenu du sang et le jeu de la canule interne a été très rapidement gêné par le prolapsus de la muqueuse trachéale.

Les selles de l'enfant sont fétides ; elle est purgée deux fois ; la température baisse et pendant trois jours elle oscille entre 37 entre 38°.

*Le 7 mars 1908.* La malade a 38°5 le matin, elle est emmenée néanmoins dans le midi, car on pense à de l'embarras gastrique, car la dyspnée est nulle et l'examen pulmonaire est négatif. Pendant les six premiers jours qui suivent son départ, la malade présente des oscillations de température extrême variant parfois entre 36°7 et 40° dans la même journée. On entend des souffles intermittents sans localisation fixe. Pas de rate, ni de gros foie. Selles encore un peu fétides avec des peaux abondantes.

Traitement par la quinine, la diète, les enveloppements momentanés de linges humides.

Le septième jour, la température tombe au-dessous de 38° pour ne plus réapparaître. L'enfant a certainement eu des poussées pulmonaires fugaces expliquant ces énormes oscillations de température.

A ce moment, la plaie est totalement cicatrisée, l'épidermisation est parfaite. Il persiste une toute petite fistule à la partie inférieure du lambeau au niveau de la trachéotomie haute. La malade porte dans sa plaie trachéale basse une canule 000 fermée à peu près constamment sans gêne respiratoire. La canule pendant le cours de la dernière maladie a été débouchée lors des grosses élévations thermiques pour rendre plus facile la respiration.

Comme il s'agit d'une enfant ayant fait très facilement à diverses reprises de l'œdème grave du conduit néoformé et comme il pourrait y avoir danger pour l'avenir à ne pas laisser une soupape de sûreté au niveau de l'orifice de la trachéotomie basse, nous maintenons cet orifice provisoirement avec la canule 000 fermée et non fenêtrée, puis nous emploierons des bouchons de caoutchouc mou que nous laisserons le temps nécessaire pour empêcher à cet orifice de se refermer. Un essai préalable pendant quelques heures avec un appareil improvisé nous a démontré la possibilité d'un semblable procédé.

Observation II.

Rabot, Sargnon, Vignard, Barlatier.

*Croup diphtérique. — Tubage. — Détubages répétés. — Trachéotomie. — Tentatives de décanulement. — Port permanent de la canule.*
*Laryngostomie. — Six mois de dilatation caoutchoutée.*
*Plastique en trois temps. — Guérison.*

Solange M..., cinq ans, est entrée à la Charité le 16 février 1904 pour un croup diphtérique (service du D<sup>r</sup> Rabot).

Intubation le jour de l'entrée.

Trois injections de sérum antidiphtérique de 20 centimètres cubes.

Le *23 février*, rejet spontané du tube. Nouvelle intubation.

Du *23 février* au *2 mars*, trois détubages spontanés.

Le *2 mars*, trachéotomie.

Tentatives de décanulements répétées. Le *14 mars*, l'enfant rentre dans sa famille.

Elle vient alors se montrer à plusieurs reprises dans le service de M. Rabot et toutes les tentatives de décanulement restent infructueuses.

Au cours d'une de ces tentatives, en *octobre 1905*, M. Rabot excise quelques polypes qui sortent par la plaie trachéale.

Le *2 avril 1906*, elle est admise à la Charité. Suffocation immédiate dès qu'on bouche la canule.

Essais de cathétérisme laryngé de haut en bas et de bas en haut n'aboutissent pas.

Le *4 avril 1906*, sous anesthésie au chlorure d'éthyle, puis au Billroth, laryngostomie avec M. Rabot.

L'incision commence à environ 1 centimètre au-dessus de la canule. Elle est conduite jusqu'au niveau du bord supérieur du cartilage thyroïde. Incision du cricoïde cicatriciel et du thyroïde. On constate alors l'existence d'une *sténose cricoïdienne cicatricielle* remontant jusqu'au bord inférieur du thyroïde.

Incision du tissu cicatriciel.

Mise en place d'un drain de caoutchouc rouge n° 13, introduit par voie rétrograde par l'orifice de la canule. Son extrémité supérieure affleure les cordes vocales; son extrémité inférieure passe au-dessus du pont sus-canulaire et sort par l'orifice trachéal.

D'ailleurs, ce pont sus-canulaire est supprimé trois jours après la première intervention, car il gêne la dilatation et la mise en place du drain.

*5 avril.* L'opération est remarquablement supportée.

L'enfant a pu s'alimenter.

La température a été : de 38°2 le *4 avril*, soir; de 38° le *5 avril*, matin; de 37°8 le *5 avril*, soir.

*6 avril.* Pansement. Mise en place d'un drain plus gros. Température : 37°5, matin; 37°6, soir.

*7 avril.* Température : 37°7, matin; 38°1, soir.

A partir du *8 avril*, la température est redevenue normale.

Les pansements sont faits tous les deux jours en augmentant progressivement le calibre du drain. L'enfant, d'ailleurs très docile, les supporte remarquablement.

Le sphacèle a été de courte durée. Dès le dixième jour on notait que la plaie laryngée avait une grande tendance à se souder au niveau de son extrémité supérieure. Pour éviter le trop grand rapprochement des bords de la plaie à ce niveau, on a soin à chaque pansement de garnir très soigneusement de gaze cette région; on arrive de la sorte à obtenir l'éversion des bords du larynx.

Les cautérisations sont commencées à partir du douzième jour. Le bourgeonnement prendrait de grosses proportions si on ne s'y opposait pas.

La dilatation est régulièrement continuée. Le drain est bien supporté. Une seule fois on note le déplacement total du drain vers le pharynx, obligeant à enlever le pansement.

Le *25 avril*, on passe un drain n° 19. On a donc beaucoup gagné et de façon rapide.

Dans les premiers jours de *juin*, on passe les drains n°ˢ 19; 20 et 21.

A la fin *juin*, on passe facilement un drain n° 25 très bien supporté. La plaie, à ce moment, est complètement épidermisée et déjà la malade peut respirer sans peine par son larynx quand on ferme la fissure antérieure laryngée.

La dilatation est continuée jusqu'au *15 octobre 1906*. A ce moment le calibre laryngé devenu régulier permet l'introduction facile d'un drain n° 29.

On décide de faire la plastique, car l'enfant respire très facilement par son larynx.

L'opération est faite dans le service de M. Vignard de la façon suivante :

Double incision médiane verticale à 2 centimètres des bords de la plaie laryngée.

Avivement des bords de la fissure laryngée.

Décollement des deux lambeaux.

Mise en place d'un tube de Killian de 8 millimètres de diamètre, dont la branche horizontale passe à la partie inférieure de la fistule.

Fermeture du larynx par un double plan : le plan postérieur comprend les deux bords de la fistule laryngée réunis par trois point au catgut. Le plan antérieur est fait au fil métallique.

Suites opératoires excellentes au point de vue de l'état général, mais malgré les soins opératoires minutieux les fils ont lâché complètement lorsqu'on fait le premier pansement, au troisième jour ; seule la suture profonde paraît tenir en partie.

Un fil métallique profond est placé de façon à amener le rapprochement des bords de la plaie. Le *26 octobre*, ce fil a lâché lui aussi, mais on constate qu'une partie de la plaie s'est réunie par seconde intention.

Le *28 octobre*, on note un premier incident. L'enfant prend un accès de suffocation dû à l'obstruction du tube de Killian par des mucosités. On enlève le tube, on le nettoie et on le replace.

Le *31 octobre*, le tube est diminué de hauteur, puis replacé.

Le *2 novembre*, nouvel accès de suffocation qui cesse en changeant le pansement et en mobilisant un peu le drain sans l'enlever. L'enfant expectore une mucosité épaisse.

Le *5 novembre*, même incident.

Le *9 novembre*, accès de suffocation. L'interne de garde enlève complètement le tube et met à la partie inférieure de la fistule une petite canule. L'enfant expectore des mucosités épaisses. Quelques râles de bronchite. Le même soir, la température s'élève à 38°4 et s'abaisse le lendemain. A cause de ces mucosités, on laisse momentanément la canule.

Le *15 novembre*, la canule est enlevée. L'enfant respire très bien elle expectore par la bouche.

On commence à cautériser les bords de la plaie, qui s'est réunie sur la plus grande partie de son trajet. Il existe à la partie inférieure seulement une fissure de 1 centimètre de haut, fermée par accolement des bords et qui ne laisse passer de l'air que pendant les efforts d'expiration.

Les cautérisations sont continuées à chaque pansement.

Le *24 novembre*, on essaie de passer un fil de catgut au travers de cette fistule pour obtenir qu'elle se ferme, mais inutilement : le catgut, détruit par le nitrate d'argent, lâche bientôt.

Depuis ce moment, la respiration est uniquement laryngée au repos. La voix est assez forte. Mais quand on écarte les bords de la fissure, on constate que la soudure, complète en haut, est incomplète en bas, et quand l'enfant fait un effort expiratoire, il passe un peu d'air par cette fissure.

L'enfant part dans sa famille le *15 décembre 1906*.

Elle est revue le *3 janvier 1907*. — Respiration excellente. Voix forte, bien compréhensible. Lorsqu'elle le veut, elle prend la voix soufflée plus faible, mais très nette.

L'air ne passe pas par la fistule, sauf dans les efforts de toux.

*Examen laryngé.* — Épiglotte et aryténoïdes normaux.

*Corde vocale droite* volumineuse, le double de son volume normal, rougeâtre, un peu irrégulière, non bourgeonnante ; très mobile, elle dépasse la ligne médiane.

*Corde vocale gauche* mal vue ; semble représentée par une simple ligne rougeâtre.

Légères adénoïdes au doigt.

*17 janvier.* Il y a deux mois, l'enfant pesait 11 kilos. Actuellement, 12 kil. 500. Respiration très bonne. Voix forte. Il lui arrive de crier. Elle se mouche très facilement.

*Examen laryngé.* — Pas de modification.

*22 janvier.* La malade a eu la grippe. Mucosités trachéales plus abondantes : la respiration a toujours été excellente.

*4 mars.* L'enfant pèse actuellement 13 kilos. Elle a passé un bon hiver. Elle a grandi de façon rapide. Respiration excellente.

Fistule laryngée : 12 millimètres. Occlusion complète normalement ; dans la toux, il passe toujours un peu d'air.

La peau ne tire plus sur les bords de la plaie. Les cicatrices cutanées sont très atténuées. Voix encore plus forte que précédemment, quelquefois claire, d'autres fois enrouée. On remarque que sa voix est claire quand elle parle sans y faire attention ; si on lui demande de parler, on obtient quelquefois de la voix forte, le plus habituellement une voix à tonalité basse et soufflée, d'ailleurs très nette.

*Mai.* L'enfant va bien. La voix s'est améliorée beaucoup, la muqueuse est blanc rougeâtre, sans aucun rétrécissement, sauf une très légère trace blanchâtre au niveau du cricoïde. Par la trachéoscopie sous-glottique on constate des cordes blanc grisâtres se mobilisant bien, mais n'ayant pas encore une adduction complète. La trachéoscopie inférieure montre la trachée indemne. La laryngoscopie indirecte donne les mêmes résultats que la trachéoscopie sous-glottique.

*Août 1907.* On fait une plastique sous anesthésie locale de Schleich

par le procédé de Berger = petit lambeau latéral retourné et enfoui
sous un grand lambeau venant de l'autre côté. Avivement supérieur
et inférieur peut-être incomplet car l'anesthésie n'a pas été parfaite
à cause des difficultés de l'infiltration dans un tissu cicatriciel. Les
deux tiers inférieurs de la suture prennent; seul le tiers inférieur ne
tient pas car les fils ont lâché. Il reste une fissure d'un centimètre
environ.

*Octobre 1907.* Suture par avivement des bords de la fistule trachéale sans lambeau comme pour un orifice d'ancienne trachéotomie.
La suture paraît tenir les premiers jours, puis elle lâche. L'anesthésie avait été faite à la cocaïne (méthode de Schleich) difficilement
d'ailleurs à cause de la cicatrice.

*Janvier 1908.* Nouvelle plastique par le même procédé, sous anesthésie générale au chlorure d'éthyle, assez mal supportée d'ailleurs,
la malade prenant des accès de suffocation incomplète. L'avivement
est fait minutieusement surtout aux angles supérieur et inférieur.
Les premiers jours la réussite paraît incertaine mais des cautérisations répétées au nitrate d'argent amènent un bourgeonnement
utile.

La guérison se fait complètement. Il persiste pourtant une toute
petite fistule en haut qui se comble par des cautérisations au nitrate
d'argent, mais dans les efforts de toux la peau est légèrement repous-
sée en dehors à ce niveau sur un ou deux millimètres. Ce point faible
cède un jour sous un effort de toux. Nouvelles cautérisations.

La malade va très bien, la voix est excellente, la malade peut
chanter.

OBSERVATION III.

Rabot, Vignard, Sargnon, Barlatier.

*Laryngite rubéolique grave. Pas de bacilles de Lœffler. Tubages.
Détubages spontanés. Trachéotomie.*
*Essais multiples de décanulement. Port permanent de la canule. Ob-
stacle sous-glottique constaté à la laryngoscopie directe.*
*Dilatation caoutchoutée. Amélioration. Décanulement impossible.*
*Laryngostomie. Cicatrice cricoïdienne assez large. Trois mois et demi
de dilatation caoutchoutée. Guérison fonctionnelle.*
*Fissure laryngienne très réduite. Suture par avivement simple. Gué-
rison.*

Petrus P..., huit ans.
Est entré à la Charité le 5 avril 1904.
Laryngite rubéolique. Tirage intense, nécessite l'intubation.
*Examen bactériologique.* — Pas de Lœffler, streptocoques et sta-
phylocoques.
Éruption nette de rougeole le *6 avril 1904.*

Du 5 ou *18 avril*, à six reprises, rejet du tube et chaque fois intubation indispensable.

*18 avril*. Trachéotomie.

*23 avril*. Bon état général. Température normale.

Les essais de décanulement répétés échouent.

Cependant l'enfant peu expirer par le larynx sans pouvoir inspirer; il asphyxie dans les quelques minutes qui suivent l'occlusion de la canule.

L'enfant reste dans le service des angines.

*5 janvier 1906*. Nous faisons avec M. Rabot la *trachéoscopie inférieure*, qui montre l'absence de toute sténose trachéale et de toute lésion due au séjour de la canule.

*13 janvier*. Laryngoscopie supérieure. Le tube est arrêté complètement au contact des cordes vocales.

Essais de perméabilité laryngée infructueux. Le Béniqué est arrêté au niveau de la glotte.

*18 janvier*. Nouvelle exploration laryngée supérieure. Le tube de Killian est arrêté aux cordes vocales, mais on réussit à passer un porte-coton, qui imbibé de solution cocaïne-adrénaline va jusqu'au contact de la canule, ce qui démontre que le larynx est partiellement perméable. L'enfant, d'ailleurs, paraît mieux respirer après cette exploration. Il peut souffler une bougie, ce qui jusque-là n'était jamais arrivé.

Cette constatation fait penser à utiliser la dilatation interne.

*20 janvier*. Mise en place d'une canule à ailettes ; laissée de 9 heures du matin à 6 heures du soir.

Jusqu'au *17 février 1907*, la canule à ailettes est utilisée ; elle est laissée en place dix heures environ avec des intervalles de repos de deux jours. Elle paraît d'abord donner de bons résultats, puis occasionne des douleurs vives, crée du sphacèle et provoque de petites hémorragies.

*17 février 1906*. Cathétérisme du larynx de haut en bas, à l'aide d'une sonde de Nélaton n° 16 laissée en place de telle façon que son extrémité supérieure affleure le niveau des cordes vocales, son extrémité inférieure sortant par la plaie trachéale.

*10 mars 1906*. L'enfant passe dans le service de M. Vignard.

On continue la dilatation laryngée en introduisant maintenant la sonde de bas en haut.

En six semaines on passe du n° 16 au n° 29.

La sonde est bien tolérée, à part quelques petits incidents : généralement déplacement du drain, accidentel ou voulu, car l'enfant, très indocile, tire quelquefois sur son drain et essaye de l'arracher.

Jusqu'à *fin décembre 1906*, la dilatation laryngée est continuée par des drains en caoutchouc introduits par cathétérisme rétrograde.

L'enfant respire jour et nuit avec une canule à soupape complètement fermée. Ce résultat est obtenu dès le mois de mai 1906, mais il est impossible d'obtenir que l'enfant respire sans canule. Dès qu'on enlève la canule, le spasme glottique est tel que l'enfant asphyxie.

Comme on n'obtient pas de résultats meilleurs, l'enfant étant très indocile et débouchant sa canule interne dès qu'on ne le surveille plus, nous décidons, avec M. Vignard, de lui faire la laryngostomie.

*31 janvier 1907 : Laryngostomie.* Le malade ne supportant pas l'anesthésie générale, nous avons recours à l'anesthésie locale par infiltration (solution forte de Schleich). Nous injectons, en quatre piqûres sur la ligne médiane, 3 centimètres cubes de la solution et, un quart d'heure après, le malade étant en position de Rose, on pratique l'opération absolument typique. Signalons, comme particularité, que, la trachéotomie étant basse, la section des parties molles immédiatement au-dessus de la canule rencontre des débris du corps thyroïde qui saignent notablement et obligent à une hémostase minutieuse. Comme d'habitude, la section de la trachée et des cartilages thyroïdes et cricoïdes est faite au bistouri boutonné. Une mèche oxygénée est intercalée, pour l'hémostase, immédiatement au-dessus de la canule, et une mèche imbibée de cocaïne et d'adrénaline est mise quelques instants en place dans le larynx pour supprimer les réflexes.

L'examen du conduit avec le miroir de Clar montre que dans ce cas, que nous avions cru non cicatriciel, il existe au niveau du cartilage cricoïde, sur les parois postérieures et latérales, un croissant cicatriciel laissant un assez vaste espace respiratoire en avant. Mais cet espace respiratoire est très diminué, comme dans tous nos autres cas, par l'éperon trachéal antérieur oblique en bas et en arrière.

Comme d'habitude aussi, en pareil cas, les cordes sont irrégulières et très volumineuses. Il s'agit donc d'un larynx rétréci :

1° Par une cicatrice cricoïdienne assez large ;

2° Par l'éperon trachéal antérieur ;

3° Par la laryngite hypertrophique des cordes, ce qui explique bien l'intensité des spasmes chez notre petit malade.

Nous incisons, sur la ligne médiane, la cicatrice au bistouri boutonné jusqu'au cartilage; puis nous mettons, de chaque côté, trois points de suture à la soie, comprenant non seulement la paroi laryngée et la peau, mais aussi du muscle, pour avoir une cicatrice plus solide et éviter le lâchage précoce des fils.

Mise en place d'un drain n° 20, fixé, comme d'habitude, à la canule externe. Pansement.

Cette intervention a présenté comme particularités :

1° L'anesthésie locale a donné une anesthésie complète, et pourtant l'opération a duré trois quarts d'heure. Le malade a seulement senti les points de suture de la fin.

2° L'emploi de l'anesthésie locale a permis, avant le pansement, de faire tousser vigoureusement le malade et de lui permettre ainsi de vider complètement sa trachée et ses bronches du sang aspiré en faible quantité d'ailleurs.

Le soir, le malade va bien. Température : 36°9.

*1ᵉʳ février*. Température : matin, 38° ; soir, 39°. 136 au pouls le soir. Le malade tousse notablement, d'ailleurs il est assez sujet aux bronchites. Pour ne pas l'immobiliser et lui faire prendre froid, nous enlevons le pansement superficiel et le pansons dans son lit: Sibilances aux deux bases.

*2 février*. Température : matin, 37°7 ; le soir, 38°4. Le malade va mieux. Ablation totale du pansement. La plaie commence à se gangréner surtout au niveau des fils. On met un drain n° 24, qui entre très bien: Même état pulmonaire.

*3 février*. Même état.

*4 février*. Pansement complet. On met un drain en sifflet n° 24. Suppuration nette de la plaie et gangrène superficielle diffuse. Température : 37°7, le matin ; 37°7, le soir.

*5 février*. Même température. Pansement complet. Mise en place d'un drain plus long, la suppuration diminue.

**Du 5 au 10.** Pansement tous les jours, la température est normale. Le 10, la gangrène a disparu, les fils ayant été en partie éliminés, en partie enlevés le 6.

Du *10 février* à la *fin du mois*, la plaie a rapidement et normalement bourgeonné. Cautérisations répétées au nitrate d'argent. La dilatation a été très rapide et, à la fin du mois, on atteignait le n° 30. Le drain a toujours été fermé.

Du *1ᵉʳ* au *15 mars*, la dilatation est très activée. On passe, sans difficulté, le n° 34 qui franchit très aisément les cordes. Nous mettons, à ce moment, le drain non bouché pendant quelques jours, mais, comme la dilatation est très intense et que nous utilisons un drain de 6 centimètres de long y compris la portion inférieure biseautée, l'orifice supérieur du larynx trop dilaté laisse passer des débris alimentaires liquides, potages, qui sont rejetés par la canule. Devant cette complication, nous sommes donc obligés :

1° De diminuer la longueur des drains qui ne dépassent plus les cordes ;

2° De diminuer le calibre du drain employé : nous revenons aux n°ˢ 26 et 30 :

3° D'obturer le drain avec de la gaze ; une fois la gaze s'est détachée, est descendue dans la trachée et a obturé la canule interne qu'il fallut enlever de suite.

A ce moment, la plaie fistulaire entre dans la troisième période ou d'épidermisation.

Du *15 mars* au *15 avril*, nous maintenons une dilatation modérée de 26 à 30, sans vouloir forcer plus pour éviter la déglutition trachéale des liquides et des solides ; le drain employé a 4 centimètres de hauteur seulement. Les pansements complets sont faits tous les deux ou trois jours, et presque tous les jours le pansement superficiel est renouvelé.

Le malade est parfois très nerveux et l'introduction du drain entre les cordes se fait en forçant ; d'autres fois il fait une si violente aspiration que le drain passe dans la cavité buccale ; une fois même, nous avons été obligés de repêcher avec une pince dans le pharynx inférieur ; nous devons ajouter que P... est le plus nerveux et le plus irritable de tous les petits canulards, que jusque-là nous avons eu à observer.

L'épidermisation marche normalement ; cautérisations superficielles de temps en temps au nitrate ; seule la destruction au nitrate de l'éperon trachéal antérieur sectionné est difficile, car, chose anormale, la plaie de laryngostomie se soude de bas en haut, lentement sur plus d'un centimètre de hauteur ; la soudure de l'angle supérieur a été facile à combattre avec la gaze très vaselinée ; d'habitude la soudure se fait uniquement à l'angle supérieur et pas du tout à l'angle inférieur dilaté par la canule. L'éperon trachéal sectionné se trouve donc très en contre-bas de la fissure de laryngostomie, d'où cautérisation très difficile portant forcément sur une étendue plus considérable que l'éperon lui-même.

Ces cautérisations répétées font disparaître les débuts de l'éperon vers le *15 avril*, mais certainement à la suite de ces cautérisations, le *20 avril*, nous constatons une irritation de la muqueuse néoformée, rouge, vascularisée, suintant ; nous sommes obligés de faire des pansements superficiels tous les jours, et *du 24 au 28* de remplacer le drain par une mèche de gaze très vaselinée, qui arrête bientôt les phénomènes inflammatoires. D'ailleurs, à ce moment, le malade a présenté des sibilances aux deux bases sans température.

Ces incidents inflammatoires regrettables ont retardé de quelques jours la guérison, car avant eux depuis quinze jours l'enfant respirait par son drain avec sa canule non fenêtrée totalement obstruée le jour d'abord, puis le jour et la nuit, et cela sans aucune difficulté.

*10 mai.* On est encore obligé de faire le pansement tous les jours, car le malade a toujours beaucoup de mucosités.

On met actuellement un drain très court, uniquement cricoïdien, mais de gros volume. La fistule mesure à peine 2 centimètres. Il persiste encore des traces d'éperon trachéal.

Nous mettons actuellement le drain n° 32 ; nous pourrions mettre facilement 34 à 35.

*15 mai.* L'enfant est complètement guéri ; la fistule n'a plus que 12 millimètres.

*Juin.* La fistule n'a plus que 8 millimètres de hauteur. La voix est très bonne quoiqu'un peu enrouée. Le malade décanulé quitte l'hôpital.

*Novembre 1907.* Le malade revient dans le service. Il respire très bien ; la fistule est très réduite. La laryngoscopie indirecte montre des cordes épaisses gris-rougeâtres en adduction complète dans la phonation. Dans la région sous-glottique, on aperçoit la lumière du canal restreinte latéralement par deux bourrelets blanc-grisâtres absolument comme s'il s'agissait d'une laryngite sous glottique. Il y a néanmoins un espace très suffisant pour la respiration normale dans la marche comme dans l'effort. La voix est forte, un peu rauque. Le malade peut chanter.

Nous faisons la plastique sous anesthésie locale (infiltration de Schleich) par avivement simple et suture. Les sutures réussissent très bien et huit jours après la guérison était complète. L'enfant quitte le service.

*4 avril 1908.* Le malade entre dans le service. Il va très bien. La plaie est complètement refermée sauf une fistulette insignifiante par où passe un peu d'air dans la toux.

OBSERVATION IV.

Vignard, Sargnon, Barlatier.

*Pleurésie gauche antérieure. — Laryngite à fausses membranes non diphtériques. — Intubation. — Chute d'un tube dans la trachée, — Extraction par trachéotomie. — Bronchopneumonie. — Soudure laryngo-trachéale très précoce diagnostiquée à la laryngoscopie directe.*
*Laryngostomie. — Mort par gangrène descendante et fausses membranes trachéobronchiques.*

Amélie F..., quatre ans.
*Antécédents.* — Pneumonie en *janvier 1904*; rougeole en *avril 1904*.

Au commencement de *décembre 1906*, l'enfant aurait eu une pleurésie gauche à épanchement.

En *janvier 1907*, la voix devient un peu bitonale. La toux est coqueluchoïde. L'enfant a de la fièvre.

Du *11* au *14 janvier*, l'état général s'aggrave; température oscillante entre 39° et 40° 5.

Le *15 janvier*, vers le milieu de la journée, commence du tirage qui nécessite l'intubation à 11 heures du soir. Nous faisons l'intubation avec le Dr Thevenet, qui avait vu la petite malade les jours précédents, et nous laissons à demeure un fil de sûreté, comme nous avons l'habitude de le faire. Pendant l'intubation l'enfant rejette une longue fausse membrane.

L'enfant entre à la Charité, dans le service des angines, le même jour et jusqu'au *18 février* nous ne revoyons pas l'enfant.

Injection de sérum, 10 centimètres cubes le jour de son entrée.

Une culture le lendemain ne montre pas de Lœffler. Quelques streptocoques, staphylocoques et diplocoques.

L'interne de service enlève le fil de sûreté.

La température s'abaisse le lendemain. L'enfant paraît bien aller.

Essais de détubage le quatrième jour. Demi-heure après, le tirage est tel, que l'interne de service est obligé de retuber l'enfant.

Le *24 janvier*, quatre jours après cette nouvelle intubation, essai de détubage, mais le tube a glissé dans la trachée et ne peut pas être senti. Il est vu par la radioscopie à la partie inférieure de la trachée.

Le tube est extrait le même jour, par M. Vignard, à l'aide d'une trachéotomie basse.

Etat général grave les jours suivants. Menace de broncho-pneumonie, tendance au collapsus; puis amélioration.

Essais de décanulement dès le quatrième jour et jusqu'au *8 février 1907*. L'enfant respire d'abord une demi-journée sans canule au début, puis le temps pendant lequel elle peut respirer sans canule diminue de plus en plus. Enfin, le *8 février*, elle asphyxie dès qu'on enlève la canule.

L'enfant entre alors sa famille.

Le *18 février*, nous faisons l'examen complet sous anesthésie générale (chlorure d'éthyle, puis Billroth), bien supportée malgré une durée d'une heure et un quart. L'anesthésie est d'ailleurs intermittente.

L'examen montre :

1º *Fistule trachéale.* Quelques petits bourgeons à la partie supérieure. Sans importance. Éperon trachéal antérieur comme d'habitude, très oblique en bas et en arrière.

2º *Trachéoscopie inférieure.* Assez nombreuses mucosités non purulentes. Pas de sténose trachéale ni de décubitus canulaire.

3º *La laryngoscopie supérieure*, faite à plusieurs reprises, montre nettement une oblitération complète grisâtre de la région glottique. Elle paraît constituée par une membrane épaisse. A l'exploration au stylet, nous ne trouvons aucun orifice de communication. Nous ne voyons pas de tisssu cicatriciel blanc neigeux ayant évolué complètement.

4º *Exploration sous-glottique.* Le Béniqué rencontre, à environ 1 centimètre et demi de la fistule trachéale, un obstacle infranchissable.

5º *Essais de perméabilité laryngienne supérieure négatifs.* Notre explorateur caoutchouté, introduit par manœuvre de tubage, rencontre au niveau de la glotte un obstacle infranchissable.

Nous diagnostiquons : *Soudure laryngée totale depuis les cordes jusqu'au cricoïde, constituée par un tissu cicatriciel encore en évolution. La laryngostomie est absolument indiquée.*

Les suites de cet examen sont normales : légères douleurs pharyngées pendant vingt-quatre heures, pas de température, pas de bronchite.

Devant l'innocuité de la première intervention, malgré une anesthésie fort longue et pour éviter les dangers d'une intervention immédiate, nous conseillons la laryngostomie après quinze jours de repos.

Le malade entre à la Charité, le *28 février 1907*, dans le service de M. Vignard.

*1ᵉʳ mars. Laryngostomie* avec M. Vignard et son interne M. Grüber.

B. R. S.                                                                                16

Anesthésie générale (chlorure d'éthyle, puis Billroth).

Nouvelle tentative de cathétérisme rétrograde, infructueuse comme la première fois.

On fait alors la laryngostomie absolument typique.

Hémorragie peu considérable au niveau des débris thyroïdiens.

Le bistouri boutonné, après section de la trachée, tombe sur un cricoïde oblitéré, sauf tout à fait en avant.

Après hémostase et anesthésie locale de la région, nous constatons au miroir de Clar que tout le larynx, depuis le cricoïde jusqu'aux cordes, est oblitéré par des tissus grisâtres, fibreux en formation, laissant seulement en avant un tout petit orifice non encore oblitéré.

Section au bistouri boutonné sur la ligne médiane, en pleine zone soudée et en s'aidant de l'éclairage.

La paroi postérieure du cricoïde se confond avec le tissu fibreux et est presque complètement sectionnée, ce qui donne un gros écartement cricoïdien. Du côté du thyroïde, l'œsophage est minutieusement respecté.

Au cours de l'opération, dans un effort de toux, la malade a éliminé deux ou trois gros crachats purulents, phénomène qui de suite nous a un peu inquiétés et nous a fait craindre des complications thoraciques.

Trois sutures à la soie de chaque côté, comprenant, comme dans le cas de Petrus P..., le larynx, la peau et les muscles.

On met un drain n° 18 attaché à la canule. Pansement habituel. Le soir de l'opération, 37° 8. La malade va bien.

*3 mars.* Température : matin, 38° 3, le soir, 38° 2. Le pansement superficiel est changé, le drain laissé en place.

*4 mars.* Température : 37° 4, le matin ; 37° 3, le soir. Pansement, changement du drain, sphacèle notable, mais superficiel, de toute la plaie.

*5 mars.* Température : matin, 38° 3 ; le soir, 39° et dans la nuit, 39° 8. Le pansement sent mauvais, il est changé. Gangrène nette de la plaie.

*6 mars.* Température : matin, 38° 3 ; à midi, 39° 3 ; à 5 heures, 39° ; à 9 heures, 40°. Pansement le matin, gangrène intense de la plaie ; les fils ont lâché, la plaie est recouverte d'une couche lardacée, d'aspect diphtéroïde ; les plaques se prolongent dans la trachée thoracique, fait bien visible quand on enlève la canule.

En enlevant la canule, la malade expulse de nombreuses mucosités et les deux fils des sutures inférieures qui étaient tombés dans la trachée.

Attouchement de la plaie avec une compresse imbibée d'eau oxygénée et pansement humide légèrement oxygéné. Depuis deux jours la malade présente dans les deux poumons, sur toute la hauteur, des râles humides assez gros et nombreux. Pas de foyer de râles fins, pas de souffle. La malade est repansée le soir ; il s'élimine de grosses membranes d'aspect diphtéroïde. La plaie a meilleur aspect ; néanmoins, la trachée, au-dessous de l'orifice de la canule, est manifestement rétrécie par une couche continue membranoïde. Pansement humide, en partie oxygéné, de la plaie. Les cataplasmes sont remplacés par l'enveloppement humide du thorax.

*7 mars*. Température : matin, 39° 6 ; à midi, 39° 2 ; le soir, 39° 9. Pansement le matin ; la plaie a toujours un aspect gangreneux. Gros râles humides dans la totalité des deux poumons. On remplace la canule petite, par une beaucoup plus volumineuse pour faciliter l'expectoration. Nouveaux pansements le soir ; la plaie a un aspect moins gangreneux. Elle commence à saigner quand on la nettoie avec un tampon imbibé d'eau oxygénée.

Immédiatement avant le pansement, la malade élimine spontanément trois grosses membranes, dont l'une, longue de 4 centimètres, a tout à fait la forme d'un moule bronchique avec deux petites bifurcations.

Il est probable qu'elle vient du poumon droit, car ce dernier est manifestement dégagé.

Par contre, il existe à la base gauche, surtout vers l'aisselle, un foyer broncho-pneumonique. L'état semble désespéré, le facies est tiré, pâle ; la respiration est pénible.

*8 mars*. Température : matin, 38° 8 ; à midi, 38° 9. Pansement le matin, dans son lit. La plaie est bien moins vilaine, mais l'état général est très bas. La malade a de la peine à expectorer : bronchopneumonie de la base gauche manifeste. Les parents emmènent l'enfant dans la soirée. Nous essayons un bain sinapisé. Elle meurt à 10 heures du soir, par arrêt cardio-pulmonaire, sans oppression.

L'autopsie n'a pas été faite.


OBSERVATION V.

Garel, Sargnon, Barlatier, Bonnamour.


*Coqueluche antérieure. — Laryngite non diphtérique. — Tubages répétés. Détubages spontanés. — Trachéotomie d'urgence. — Bronchopneumonie. — Essais de décanulement. — Port permanent de la canule. — Sténose cricoïdienne très serrée constatée à l'examen. Laryngostomie. — Trois mois de dilatation caoutchoutée. — Guérison complète respiratoire et phonatoire.*


Marcelle G., six ans.

Coqueluche en *août 1905*. Convalescence longue.

Paraissait enrhumée depuis une huitaine de jours, lorsque le *28 janvier 1906* elle commença à prendre des accès de suffocation, puis du tirage qui nécessita l'intubation.

L'intubation est faite par M. le Dr Bonnamour le *28 janvier*.

Injection du sérum antidiphtérique.

La culture faite le lendemain montre : pas de Lœffler. *Streptocoques et cocci.*

La température se maintient entre 38°5 et 39° pendant trois jours, puis s'abaisse et revient normale au cinquième jour. A ce moment, détubage. L'enfant se passe de son tube pendant dix heures, puis nouvelle intubation le *2 février*. Rejet spontané du tube le *6 février*. Au bout de deux heures, nouvelle intubation. Rejet spontané du tube le *9 février*. Suffocation immédiate. Nouvelle intubation.

L'enfant entre dans le service de M. Rabot le *12 février*, avec son tube. État général assez bon. Température 38°2. Les mucosités trachéales sont abondantes et obstruent le tube pendant la nuit par intervalles, ce qui occasionne des accès de suffocation.

Dans la nuit du *12* au *13 février*, rejet spontané du tube ; nouvelle tentative de tubage infructueuse. *Trachéotomie d'urgence.*

*14 février.* Température, 40 ; pouls, 158.

*15 février.* Température : 39°2, matin ; 40°1, soir ; pouls 128. Pendant les six jours consécutifs, la température s'abaisse progressivement, mais lentement. La plaie trachéale présente un peu de sphacèle ; les tentatives de décanulement sont commencées le *18 février*, et répétées à plusieurs reprises. L'enfant reste d'abord huit heures sans canule le *18 février*, trois heures seulement le *22 février*.

Enfin, le *23 février*, une tentative de décanulement entraîne de l'asphyxie immédiate.

L'enfant sort le *24 février*. Elle n'a plus de fièvre, mais son état général mauvais ne permet pas de tenter de nouveaux essais de décanulement. L'enfant est envoyée deux mois dans le Midi.

A son retour, M. Garel fait, sous anesthésie générale, d'ailleurs très mouvementée, une laryngoscopie directe, qui lui permet d'apercevoir une masse grisâtre probablement cicatricielle, mais une syncope de l'enfant l'oblige à interrompre l'examen.

A plusieurs reprises, M. Garel essaie, dans les mois suivants, la laryngoscopie indirecte, qui fait voir les cordes en adduction, mais laisse inexplorable la région sous-glottique.

*18 avril 1907.* L'état de l'enfant est très satisfaisant.

Sous anesthésie (chlorure d'éthyle, puis chloroforme), nous essayons une tentative de cathétérisme rétrograde.

L'examen au miroir de Clar montre l'absence de bourgeonnement au niveau de la plaie trachéale, mais l'existence d'un éperon trachéal qui, pareil à ceux que nous avons vus dans les cas précédents, se dirige obliquement en bas et en arrière.

On peut contourner cet éperon trachéal avec un fin Béniqué, mais le cathétérisme par cette voie est impossible. Le Béniqué s'arrête au niveau du cartilage cricoïde. Nous concluons à une sténose cricoïdienne infranchissable, ce qui confirme l'examen laryngé précédemment pratiqué par M. Garel.

La laryngostomie est alors faite avec le D$^r$ Garel et le D$^r$ Bonnamour.

Elle se fait sans incident notable.

L'hémostase est faite progressivement et l'ouverture trachéale et laryngée au bistouri boutonné est faite sans qu'il y ait déglutition de sang dans la trachée.

L'examen du larynx montre :

Une sténose cicatricielle cricoïdienne presque totale. Il persiste seulement du côté droit un tout petit trajet qu'il était impossible de franchir à cause de ses toutes petites dimensions, de sa situation latérale et de ses sinuosités.

L'éperon trachéal dévie complètement l'axe respiratoire trachéo-laryngé.

Les cordes sont très rapprochées sur la ligne médiane. L'incision cutanée et trachéo-laryngienne aboutit juste à leur milieu.

Mise en place de la canule de Rabot et d'un drain très vaseliné de calibre 16.

Fixation du drain et pansement comme d'habitude.

*19 avril*. La nuit a été bonne ; l'enfant a pu s'alimenter sans difficultés.

La température du matin est de 37°8 ; du soir, 38°8 ; pouls 120 ; respiration, 28.

Premier pansement.

*20 avril*. Température du matin, 37°6 ; du soir, 38°4.

Nouveau pansement.

Le sphacèle commence à apparaître au pourtour de la plaie.

Quelques sibilances disséminées.

*21 avril*. Sphacèle très accentué. Pour arrêter le progrès du sphacèle, nous enlevons le drain et le remplaçons par une mèche de gaze vaselinée.

*22 avril*. Le sphacèle a notablement diminué. Le drain est alors replacé.

*27 avril*. Les pansements ont été faits chaque jour en augmentant progressivement le calibre du drain, toujours bien supporté sans douleurs et sans gêne de la déglutition.

*28 avril*. Le sphacèle a totalement disparu et la phase de bourgeonnement commence. La température est redevenue normale.

*30 avril*. Le drain s'est déplacé vers le haut. L'enfant a eu un peu de gêne pour avaler. Drain plus gros.

*1er mai*. Le drain précédent a été trop gros, il a occasionné un peu de gêne locale sans troubles de la déglutition. La température du soir a été de 38°2. On replace un drain notablement plus petit.

Du *1er mai* au *10 mai*, les pansements ont été faits chaque jour.

Pour la seconde fois, le *6 mai*, le drain s'est légèrement déplacé en avant.

Actuellement, l'enfant va aussi bien que possible. Le calibre du drain est maintenant de 26.

Le tissu cicatriciel a complètement fondu pendant la période de sphacèle ; il ne persiste que des débris de l'éperon sectionné.

La dilatation a été continuée jusqu'au milieu de *juillet* pour être sûr du résultat. On aurait pu facilement la cesser quinze jours plus tôt.

*6 août*. La malade a très bien supporté l'ablation du drain et de la canule. La respiration est parfaite. Elle peut chanter. La fistule a une longueur de 17 millimètres ; les bords ne sont pas complètement accolés ; la peau autour de la fistule est un peu irritée.

L'enfant porte habituellemeut un pansement serré, de sorte que la respiration se fait uniquement par la bouche, même la nuit. Elle n'est jamais oppressée, même quand elle court. Les caprices, toutes les émotions ne provoquent aucune gêne respiratoire. Toutes les mucosités passent habituellement par la bouche.

*23 octobre 1907*. La fistule ne mesure plus que 15 millimètres de hauteur. La zone cricoïdienne s'est très légèrement rétrécie sous forme d'une légère bride cicatricielle, sans gêner d'ailleurs en rien la respiration qui est uniquement buccale. En mettant l'enfant tête très basse, on aperçoit très bien avec le miroir de Clar les cordes qui sont blanchâtres, un peu épaissies avec une bonne adduction. Sous la corde vocale gauche, il existe un petit bourgeon rougeâtre du volume d'une tête d'épingle que l'on cautérise à l'acide chromique.

La voix et le chant sont un peu rauques. Le malade a présenté des troubles digestifs, de la diarrhée lientérique due à une dilatation gastrique.

*Décembre 1907*. La malade va très bien, le bourgeon a été cautérisé à diverses reprises et a disparu.

*Février 1908*. L'état se maintient très satisfaisant, la voix s'améliore, la respiration est parfaite, la malade va être suturée incessamment.

OBSERVATION VI.

Marfan, Sargnon, Barlatier, Brisci, Oppert.

*Rougeole. — Laryngite suffocante grave de nature douteuse. Tubages répétés. Persistance de la dyspnée. Trachéotomie.*
*Alternatives de tubages et de trachéotomies. Insuccès de la dilatation par des canules dilatatrices, des tubes médicamenteux, les sondes de Boulay, les olives de Schrœtter, l'intubation répétée, la thiosinamine, les laminaires — (117 tubages — 4 trachéotomies).*
*Sténose cricoïdienne très serrée avec intégrité de la trachée inférieure, mais légère suppuration trachéobronchique.*
*Laryngostomie — Cricoïde très serré et ossifié. Dilatation pendant neuf mois. Récidive partielle de la cicatrice. Nouvelle dilatation caoutchoutée après section médiane postérieure de tout le cricoïde. Amélioration très notable. Malade en traitement.*

Hélène L., 6 ans, entre le 14 mai 1902 au pavillon de la diphtérie.

Laryngite grave après une rougeole. — Tirage et tubage à l'entrée. Injection de 20 centimètres cubes de sérum.

Le lendemain l'examen des cultures ne permet pas d'affirmer la diphtérie.

Les *16, 17 et 20 mai* on veut détuber l'enfant. Chaque fois le tirage réapparaît, nouvelle intubation.

Le *22 mai*, trachéotomie.

Le *27 mai*, la canule est enlevée. Le tirage revient. On doit mettre un tube de 10 à 12 ans.

Au bout de deux jours premiers essais de détubage. Ils sont infructueux.

Alors ont lieu de nouvelles tentatives de détubage toujours sans succès.

Aussi juge-t-on utile de faire une *nouvelle trachéotomie* pour laisser à demeure la canule.

Cette fois on attend six jours pour ôter la canule. Tirage.

Il faut tuber de nouveau, mais le tubage est difficile et le larynx n'admet qu'un tube Froin de 2 à 3 ans.

Ensuite tous les deux jours une tentative de détubage.

Au 4ᵉ tubage le tube de Deguy (4 ans) pénètre.

*20 juin.* La malade respire sans tube pendant quelques heures, puis est reprise de tirage. Cette fois le tube ne passe plus. *Une troisième trachéotomie* est faite d'urgence.

*23 juin.* On recommence le tubage, qui de nouveau est possible. On supprime la canule.

Pendant les 21 jours suivants le larynx est dilaté par l'introduction et la mise en place des tubes de 3 à 5 ans. Pendant cette période on détube tous les trois jours.

Chaque fois une nouvelle intubation est nécessaire.

*13 juillet.* L'enfant peut se passer de tube, elle reste 24 heures respirant librement par le larynx.

*Pendant deux mois elle reste sans tube ni canule* sauf pendant 4 jours (du 3 au 7 août). L'enfant, dans un accès de colère, a eu une suffocation grave qui a nécessité un nouveau tubage, suivi d'une période de calme de 26 jours, pendant laquelle on fait l'examen des crachats et l'essai du traitement spécifique.

Ni l'un ni l'autre ne donnent de résultats positifs.

*Examen du larynx par le docteur Boulay.*

Rougeur du larynx. Adhérence des cordes dans leur moitié antérieure.

Après ces deux mois un accès de dyspnée survient. La respiration était d'ailleurs gênée depuis longtemps.

Le *6 septembre* on retube. On ne peut introduire que le tube de 2 ans.

Du *6 au 21 septembre*, série de 8 tubages, en augmentant chaque fois le calibre du tube. On arrive ainsi au tube de 6-7 ans. La malade très améliorée peut alors rester 23 jours sans tube.

Le *15 octobre* la dyspnée oblige de nouveau à recourir au tubage, mais celui-ci est impossible. M. Deguy est obligé de trachéotomiser (4ᵉ *trachéotomie*). La canule reste en place 15 jours.

A partir du 31 octobre, tous les jours M. Lenhardt, interne du service, fait de la dilatation du larynx avec les sondes de Boulay. Trois sondes chaque jour de plus en plus grosses. Aucun tube ne passe.

Il faut 25 jours pour qu'on puisse introduire le plus petit tube.

Le *6 décembre*. Le tubage est repris régulièrement. Au bout de 4 jours on peut passer le tube de son âge (6-7 ans).

Pendant 7 mois l'intubation est continuée. On a essayé sans succès :

1° *Le tubage pendant deux heures chaque jour*.

2° *Le tubage de six jours sans détubage*.

3° *Le tubage diminué*. — Le larynx revient sur le tube au fur et à mesure qu'on prend un plus petit calibre.

4° *Les tubes carapaçonnés d'alun, puis d'iodoforme, inclus dans la gélatine, puis dans la gélose*.

5° *Les tubes d'ébonite de Froin, de Sevestre, de Deguy et Weill, de Marfan*. On détube toujours au pouce, chaque mois 5 centimètres cubes de sérum.

*Pendant le mois de juin 1903* l'enfant reste détubée de temps en temps pendant quelques heures.

Le *1er juillet 1903* on tente de la laisser détubée pendant une matinée. On doit recourir à une nouvelle intubation. Le tube se replace difficilement (tube de Froin de 2 ans).

Le *5 juillet 1903* on essaie de détuber, mais pendant les tentatives le tube se perd dans le larynx. Le doigt ne le sent plus. Il s'est retourné et est descendu la tête entre les cordes vocales supérieures et inférieures.

Le *7 juillet 1903*. Trachéotomie sous le chloroforme. Le tube est toujours en place (rayons X).

Le *12 juillet 1903* sous chloroforme on agrandit la plaie de trachéotomie, on refoule le tube en haut vers l'épiglotte où on le saisit facilement. L'enfant garde sa canule.

Le *20* et le *24 juillet* deux dilatations sont pratiquées par le Dr Boulay.

D'autres tentatives sont ensuite faites sans résultat, sauf une fois où le professeur Marfan put passer une bougie de petit diamètre.

L'état général de l'enfant reste satisfaisant. Elle ne peut pas se passer de canule, mais elle parle assez nettement en obturant sa canule.

*En août et septembre*, aucun incident, l'enfant garde sa canule.

*En octobre*, amygdalite droite sans conséquences.

Le *8 décembre 1903* on tente à nouveau l'ablation de la canule. L'enfant paraît respirer assez bien; mais peu à peu des mucosités s'amassent dans la région sous-glottique et l'enfant qui ne peut les expulser à travers son larynx rétréci est bientôt menacée d'asphyxie.

Le *19 décembre* l'incision de trachéotomie est recouverte. Canule à demeure.

*En décembre*, pneumonie de six jours.

*10 février 1904.* On tente de nouveau de supprimer la canule, mais pour les mêmes raisons que précédemment, après cinq jours il faut recanuler l'enfant.

*Avril 1904.* On injecte à plusieurs reprises de la thiosinamine dans le larynx.

*Du 21 avril au 9 mai* la thiosinamine est faite en injections sous-cutanées ; six injections de 0,10 chaque (solution à 1/10). Aucune réaction ne se produit.

Le *10 mai 1904* on essaie de décanuler l'enfant mais le 15 mai on doit ouvrir la plaie trachéale et remettre la canule.

Pendant toute l'année la situation ne se modifie pas et l'enfant reste canularde.

En *décembre 1905* deux laminaires ont été introduites dans le larynx et laissées en place 24 heures chacune ; la première de 3 millimètres, la seconde de 4 millimètres.

Le troisième jour elle élimine par la plaie trachéale quelques escharres très fétides.

Après les laminaires la voix qui avait persisté un peu a été supprimée complètement.

Depuis, l'enfant porte toujours une canule, on ne peut plus laisser comme autrefois de canule perforée parce que les bourgeons charnus envahissent l'orifice.

Dernier examen de M. Fiocre en janvier 1907. Les cordes vocales qui jusque-là étaient restées visibles ne peuvent plus être aperçues par suite du gonflement de toute la portion sus-glottique principalement des bandes ventriculaires. L'orifice du larynx se trouve réduit à un pertuis.

Les aryténoïdes pendant les mouvements du larynx paraissent s'incliner d'une façon égale.

Hélène a subi au total 117 tubages et 4 trachéotomies.

*Laryngostomie le 11 mai 1907.* L'opération est précédée d'un examen laryngé sous anesthésie. On constate l'absence de sténose dans le segment sous-jacent à la plaie trachéale par trachéoscopie inférieure et l'examen par voie sous-glottique rétrograde permet de s'assurer qu'il existe une sténose cricoïdienne infranchissable au béniqué fin. Anesthésie au billroth simple sans incidents.

Section des parties molles et du larynx jusqu'à l'insertion des cordes vocales. Le cricoïde ossifié rend la section difficile et lente. Tamponnement à la cocaïne et à l'adrénaline. Hémorragie réduite au minimum. Section médiane des cicatrices. On constate un examen osseux cricoïdien très serré.

Suture du larynx à la peau (3 sutures). Mise en place d'un drain n° 16 de 4 centimètres de longueur. Canule trachéale. Gaze vaselinée. Pansement.

Les *suites opératoires* sont bonnes. L'état général reste excellent. La réaction fébrile n'a pas dépassé 38°4 au deuxième jour de l'intervention. A aucun moment on n'a eu à craindre de complication broncho-pulmonaire. L'expectoration muco-purulente habituelle n'a pas augmenté sensiblement. L'alimentation liquide a été facile.

Le sphacèle débute le second jour. Il envahit la plaie trachéale superficiellement depuis l'angle inférieur de la plaie jusqu'aux cordes vocales.

Vers le 4<sup>e</sup> jour il est très intense, ce qui oblige à faire sauter les sutures. La plaie se disjoint en grande partie.

Le tissu cicatriciel fond au contact du caoutchouc, l'anneau osseux marqué par une ligne blanche tend à s'effacer peu à peu sous la pression du drain. Des tamponnements réguliers sont faits à l'eau oxygénée pure. Le sphacèle rétrocède à partir du sixième jour. La plaie commence à bourgeonner et la muqueuse reprend son aspect presque normal vers le quinzième jour. Le pansement n'a jamais eu d'odeur très fétide.

La dilatation et les pansements sont faits régulièrement.

La dilatation est laborieuse et lente.

On place un drain n° 18 le   6<sup>e</sup> jour, soit le 18 mai
—         —      n° 20 le   8<sup>e</sup> jour, soit le 20 mai
—         —      n° 22 le 18<sup>e</sup> jour, soit le 30 mai
—         —      n° 24 le 23<sup>e</sup> jour, soit le  5 juin
—         —      n° 26 le 58<sup>e</sup> jour, soit le 10 juillet

Du 27 mai au 1<sup>er</sup> juillet les drains ont été insuffisamment enfoncés et insuffisamment maintenus en place, de sorte que le canal trachéal s'est rétréci au point de former avec la gouttière cutanéo-muqueuse antérieure un conduit gemellé en double canon de fusil.

Du 31 mai au 2 juin deux jours de fièvre. La température atteint 38°6 le soir.

*18 juin 1907.* L'anneau cricoïdien s'étant resserré, on a pratiqué une incision linéaire verticale de l'anneau au niveau de la paroi postérieure du rétrécissement. Cette incision et l'application plus précise des sondes ont redonné au cylindre trachéal une forme adéquate au calibre des drains.

A partir du 15 juillet (visite et examen par Sargnon), les drains au lieu d'être arrondis aux deux extrémités ont été biseautés à l'extrémité inférieure.

Le n° 28 est placé au 73<sup>e</sup> jour, soit le 25 juillet
Le n° 30    —      au 79<sup>e</sup> jour, soit le 31 juillet
Le n° 31    —      au 94<sup>e</sup> jour, soit le 15 août

Ce chiffre n'a pas été dépassé.

L'introduction des drains n'a jamais présenté de difficultés sérieuses; quelquefois l'enfant en colère se contractait et empêchait le glissement du drain entre les cordes vocales, car elle réclamait simultanément l'introduction du drain et de la canule.

*Stade de bourgeonnement.* — La cautérisation au nitrate faite de temps en temps s'est opposée à l'épidermisation de dehors en dedans.

On n'a jamais eu à lutter contre la soudure de la partie supérieure de la plaie. Au contraire on a essayé sans résultat de la provoquer afin de diminuer la plastique ultérieure.

L'introduction de drains progressivement plus gros, le frottement au moment du passage des fils de fixation du drain au niveau de l'angle supérieur de la plaie s'opposaient en effet à la soudure.

Les restes de l'éperon trachéal n'ont pas été cautérisés, souvent il persiste encore mais peu marqué.

La surface linéaire cicatricielle cricoïdienne s'efface par la pression du drain. La cautérisation n'exerce que peu d'action sur elle.

*Stade d'épidermisation.* — Ce stade était effectué au 1er juillet, époque à laquelle le docteur Brisci reprend la direction du pansement. Le revêtement cutané s'invagine de 2 millimètres environ dans la cavité laryngienne.

*8 Septembre 1907.* L'aspect de la plaie est ovalaire à grosse extrémité inférieure. C'est un point d'exclamation renversé, sa longueur est de 28 millimètres.

Le n° 32 passe facilement. Le canal trachéal est bien cylindrique. Le rétrécissement cricoïdien est à peine appréciable, la plaie a bel aspect.

Le drain n'a pas été débouché. La respiration continue donc à se faire par la canule. Elle se fait facilement, la plaie étant obstruée par de la gaze.

La parole ne s'est pas modifiée. La voix est chuchotée. L'articulation est défectueuse et il faut être habitué à l'enfant pour comprendre ce qu'elle dit. Il y a lieu de tenir compte de l'irritation de la muqueuse des cordes par le passage et le maintien en place du drain.

Le pansement n'est plus fait que tous les deux jours depuis le 20 août.

L'état général est bon. L'expectoration muco-purulente est toujours égale. Signalons une période de catarrhe intense du 12 au 29 juillet environ.

Jamais d'albumine dans les urines.

Depuis juillet le pansement consiste dans le changement de canule, le nettoyage de la trachée avec des tampons montés d'ouate sèche ou imbibée d'eau bouillie. Le contact des tampons amène par réflexe une expectoration abon-ante muco-purulente.

Rarement attouchement à l'eau oxygénée.

*8 octobre 1907.* La trachée est bien dilatée, cylindrique. Le rétrécissement cricoïdien a disparu. Le n° 34 passe facilement. La sécrétion bronchique est minime, il n'y a pas eu de nouvelle poussée catarrhale depuis le mois de juillet.

*10 novembre 1907.* Le drain a été enlevé mais la dilatation ne s'est pas maintenue. Le rétrécissement tend à se reproduire.

On reprend la dilatation avec un drain sans canule. Léger sphacèle local, le drain est mal toléré. La dilatation a été reprise avec le drain biseauté et la canule.

La dilatation est continuée jusqu'à fin-janvier avec changement de drain et pansement tous les trois jours. Le drain tient mal en place, il s'échappe souvent, l'enfant est indocile. La sténose cricoïdienne persiste, la dilatation est donc des plus laborieuses, malgré la section en deux endroits de la bride cicatricielle. La dilatation est cessée à partir du 1er février.

*20 février 1908.* La cicatrice reparaît très nette surtout à droite. Néanmoins le résultat obtenu jusque-là est très supérieur à ce que les méthodes antérieures de dilatation avaient pu donner.

*28 février 1908.* La malade nous est adressée pour reprendre quelque temps la dilatation. Elle entre à la Charité dans le service de Vignard et nous constatons une fissure laryngotrachéale très haute et très large. La trachée n'est pas rétrécie mais il persiste encore un peu de sécrétion purulente.

Au niveau du cricoïde existe un anneau cicatriciel incomplet très dur, très serré à droite, avec de nombreuses croûtes desséchées au niveau de la cicatrice.

On nettoie minutieusement la région et après anesthésie cocaïnique nous sectionnons la paroi postérieure jusqu'aux tissus mous pré-œsophagiens. Hémorragie légère. Dilatation sus-canulaire avec un tampon de gaze vaselinée et maintenue serrée en boudin avec des fils pour éviter son aspiration dans la trachée.

*29 février.* En enlevant le tampon on constate une dilatation notable. On met un tampon plus volumineux.

*2 mars.* Le tampon est remplacé par un drain n° 35 qui est maintenu difficilement par la canule en bas. Malgré sa hauteur il a de la tendance à s'échapper en haut et en avant, car le rétrécissement le refoule.

*3 mars.* La dilatation a été très efficace.

*4 mars.* Le drain s'est déplacé ; une partie de la dilatation est perdue.

*5 mars.* On met un drain n° 37.

La semaine suivante la dilatation se fait normalement. Une seule fois l'enfant a des troubles de la déglutition, le drain étant un peu long.

*15 mars.* La dilatation se fait bien. La cicatrice est très aplatie, très ramollie, formant une petite masse blanchâtre. La trachée et le larynx sont en rectitude absolue. La malade est toujours très pénible à panser.

Pour supprimer les déplacements du drain, nous essayons le procédé de dilatation déjà utilisé par le professeur Fournier (de Marseille) et dans un drain de caoutchouc n° 39, plus long que le précédent et non biseauté, nous engainons la canule. Nous mettons en place d'abord le drain muni de son fil puis la canule dans l'échancrure du drain. Les fils du drain sont reliés à la canule externe comme d'habitude. La fixité de ce système est absolument parfaite aussi bien pour la canule que pour le drain. Pas de troubles de la déglutition.

*16 mars.* Le pansement superficiel est seul changé ; on laisse la canule et le drain en place.

*17 mars.* Même pansement.

*18 mars.* Ablation du drain et de la canule. La dilatation est parfaite ; nous remettons le même drain après l'avoir stérilisé.

OBSERVATION VII.

Vignard, Sargnon, Hau, Barlatier.

*Angine post-scarlatineuse de nature douteuse avec laryngite suffo-*
*cante. Intubations répétées. Détubages spontanés.*
*Trachéotomie d'urgence. Essais de décanulement infructueux. Sou-*
*dure totale cricoïdienne et sous-glottique.*
*Laryngostomie. Énorme sphacèle. Guérison malgré des incidents*
*multiples après cinq mois de dilatation caoutchoutée. Respiration*
*calme. Voix défectueuse.*

Fillette 6 ans. Il y a 3 ans en janvier elle eut une scarlatine avec
angine pendant la convalescence. Injection de sérum. Guérison
apparente. L'enfant commence à sortir, s'enrhume et brusquement
prend des accès de suffocation.

On soupçonne un corps étranger. Le D\ Hau fait une radioscopie,
ne constate pas de corps étranger mais une opacité pulmonaire pouvant faire songer à une bronchopneumonie au début.

Sténose laryngée typique. Rien à la gorge. Pas de fausses membranes. Le D\ Hau fait le tubage qui à cause du spasme glottique
ne réussit qu'à la deuxième tentative (3 mars 1904). Un détubage
spontané les jours suivants. Intubation.

Le *11 mars 1904* nouveau détubage spontané ; elle reste 48 heures
sans tube.

Le *13 mars* dans la nuit retour brusque du spasme. Asphyxie
blanche nécessitant un tubage immédiat en position couchée et la
respiration artificielle.

Du *13 au 22 mars* les mêmes incidents se reproduisent et nécessitent plusieurs tubages le 13 mars, un le 16, deux le 22.

*Trachéotomie.* On met une canule à soupape mais l'enfant
asphyxie à chaque tentative de fermeture. Un essai d'ablation de la
canule est infructueux. L'examen du larynx montre l'intégrité de la
glotte, mais cet examen est difficile. Un nouvel examen pratiqué par
Garel ne donne pas de meilleur résultat.

L'enfant entre salle Sainte-Renée dans le service du D\ Vignard
le 24 mai 1907.

*29 mai 1907.* Nous faisons un examen laryngé sous anesthésie au
chlorure d'éthyle puis de billroth.

*Examen de la plaie trachéale au miroir de Clar.* — Absence complète de granulations. Le fond de la plaie trachéale a un aspect blanc
grisâtre.

*Examen trachéal inférieur*, à l'aide du petit trachéoscope à
mandrin de Killian, après anesthésie locale, cocaïne et adrénaline.
La muqueuse trachéale est saine sauf au niveau du bout inférieur de
la canule où on remarque l'existence d'une plaque blanchâtre en

croissant antérieur, traces d'un décubitus canulaire. Pas de sténose vraie de la trachée, dont le calibre est à peu près normal.

*Examen de la région sous-glottique.* — L'éperon trachéal est très accusé, il fait une saillie accentuée. Nous constatons qu'il est complètement soudé et immobile. Il est possible de le contourner à l'aide d'un béniqué fin et d'un petit stylet. Mais en faisant cette exploration nous constatons qu'on est arrêté au niveau de la région cricoïdienne et qu'en ce point le stylet bute contre un obstacle infranchissable. Plusieurs tentatives faites avec des béniqués fins nous montrent que la sténose est infranchissable.

L'examen au trachéoscope fenêtré confirme les renseignements fournis par l'exploration au stylet.

*La laryngoscopie directe* ne réussit pas à donner des indications précises dès la première tentative. Une seconde tentative permet de voir suffisamment les cordes vocales volumineuses, placées en adduction. L'exploration au stylet sous le contrôle de la vue après anesthésie cocaïnique montre qu'on bute au-dessous des cordes vocales contre un rétrécissement total. On fait le diagnostic de *soudure cricoïdienne.*

Le *6 juin.* Laryngostomie faite sous anesthésie générale au billroth avec le D<sup>r</sup> Vignard. Opération classique sans hémorragie notable. Il y a soudure totale depuis la région sous-cricoïdienne jusqu'aux cordes qui sont englobées. On fait la section minutieuse postérieure de la soudure jusqu'aux tissus mous. On met de suite un drain n° 18.

Le *7 juin.* Le drain est changé.

Le *8 juin.* Changement du drain. Début de sphacèle à la partie supérieure.

Le *9 juin.* Le sphacèle augmente.

Le *10 juin.* Le sphacèle est considérable. Nous supprimons le drain et mettons de la gaze dans la plaie mais quelques heures après la gaze aspirée dans la trachée bouche la canule, amène de l'asphyxie nécessitant l'ablation immédiate de tout le pansement.

Le *11 juin.* Le sphacèle est très considérable. Les fils supérieurs et moyens ont sectionné les tissus et sont enlevés. Pansement à la gaze mais serrée.

Le *12 juin.* Le sphacèle diminue. Ablation des fils inférieurs. Tamponnement à la gaze vaselinée.

Le *13 juin,* diminution du sphacèle. On remet un drain.

Le *14 juin.* Le sphacèle augmente à droite. Il a suivi le passage des fils à travers les tissus et isole ainsi presque complètement un fragment de cartilage thyroïde et de tissus mous gros comme une noisette.

Le *15 juin.* Le sphacèle a disparu sauf au niveau du bourgeon isolé par deux gros sillons. Nettoyages minutieux à l'eau oxygénée. Pas de drain.

Le *16 juin.* Pansement. Pas de drain.

Le *17 juin.* Le bourgeon tend à se ressouder. On replace un drain qui est laissé jusqu'au 21 juin. La suppuration est faible.

Le *22 juin*. Le drain se déplace en haut amenant à ce niveau un peu de sphacèle. On met un drain plus court jusqu'au 26 juin. La plaie se ressoude en haut.

Le *26*, le *27* et le *28 juin* on met un drain fermé.

Le *29 juin*. On met le drain ouvert, ce qui produit de la déglutition des liquides dans la trachée et oblige à supprimer le drain.

Le *30 juin*. On supprime le drain pendant 36 heures puis on remet un drain fermé changé tous les deux jours.

Le *5 juillet*. La malade déglutit dans sa trachée la gaze qui fermait le drain en haut.

Le *6 juillet* Un peu de bronchite diffuse. On enlève le drain et le lendemain le rétrécissement cricoïdien tend à réapparaître.

Le *8 et le 9 juillet*. On met un drain court bouché.

Le *10 juillet*, le drain étant déplacé on en met un plus grand qui produit du sphacèle au niveau du rétrécissement.

Pendant toute cette période, caractérisée par un gros sphacèle et quelques complications venant du drain, la malade a eu les 7 premiers jours après l'intervention de la température oscillant autour de 38° avec un 39°4 au troisième jour, lorsque le sphacèle était le plus intense. Aucun phénomène grave pulmonaire n'est survenu.

Par deux fois la déglutition des liquides dans la trachée a provoqué des 38°5.

Cette malade nous a permis d'étudier la pathogénie du sphacèle. Les cultures que nous avons faites nous ont nettement démontré l'origine microbienne du sphacèle. Le résultat de ces recherches est signalé dans notre étude sur la laryngostomie.

*Du 11 juillet au 13 août*, la malade est dilatée très régulièrement sans incident. A ce moment nous supprimons la canule et le drain pendant quatre jours. La cicatrice réapparaît rapidement. On passe avec difficulté un drain n° 28 qui en 24 heures reforme le trajet en provoquant une ulcération, qui guérit en six jours, après cautérisation au nitrate d'argent. On passe le n° 30.

Le *23 août*, comme la cicatrice tend à reparaître, on l'incise sous cocaïne.

Ultérieurement, il y eut un peu de trachéite. La muqueuse est rouge mais la dilatation se poursuit.

Le *14 octobre*. La dilatation a été cessée pendant quelques jours et la cicatrice tend à réapparaître. On l'incise à droite et à gauche sous cocaïne et on remet en place un drain n° 30, jusqu'au 19 octobre. Il se forme une ulcération trachéale postérieure et latérale droite.

Le *22 octobre*, à cause de l'ulcération, en enlève le drain et la canule pour reprendre la dilatation.

Le *29 octobre*, la dilatation est supprimée deux jours et la cicatrice reparaît à gauche. Nouvelle dilatation pendant 10 jours. La cicatrice rétrocède. La respiration est bonne, la voix est très défectueuse, l'enfant ne sait plus parler.

Elle quitte le service le 15 novembre 1907.

Des nouvelles ultérieures reçues de cette malade sont très satisfaisantes. Pas de récidive. La respiration est uniquement buccale. La voix s'est beaucoup améliorée.

*19 mars 1908.* La malade va très bien. L'état général est parfait ; elle a notablement engraissé. L'hiver s'est très bien passé sauf un léger rhume contracté ces jours-ci, sans importance d'ailleurs. La respiration a toujours été parfaite même dans la course, elle est uniquement buccale. Par contre, la voix est faible comme soufflée et quand la malade veut parler vite, sa voix ressemble un peu à celle d'un canulard. Quand elle veut s'appliquer à parler lentement en ouvrant nettement la bouche, la parole est bien meilleure. Ce n'est donc qu'une question d'éducation, car l'examen direct sous-glottique en position de Rose exagérée montre des cordes rougeâtres très nettes, en bonne adduction lors de la phonation.

La fissure a 24 millimètres de hauteur, les bords sont écartés de 1 millimètre environ, la peau rentre nettement dans la cavité, la muqueuse est blanc-rosé avec un très léger relief blanchâtre cricoïdien, plus marqué à droite. L'axe laryngotrachéal est absolument rectiligne. En rapprochant la peau du cou assez mobile pour fermer le larynx, la respiration est parfaite. La malade va être suturée incessamment quand son état bronchique sera parfait.

OBSERVATION VIII.

Prof. Delsaux et Sargnon.

(Communiquée par le professeur Delsaux à la Société belge de chirurgie du 26 janvier 1908, et par le D<sup>r</sup> Fallas à la Société belge de laryngologie de 1905).

*Section trachéolaryngienne par coup de couteau. Suture. Guérison apparente. Sténose cicatricielle et dyspnée. Trachéotomie. Insuccès de la dilatation par les canules, les tubes dilatateurs et les mandrins. Laryngofissure. Récidive. Sténose sous-glottique très serrée membranoïde avec un petit pertuis. Immobilité des cordes. Laryngotomie. Guérison.*

Jeune homme de 20 ans coupe la gorge à sa femme et se fait la même opération. Ils sont transportés tous deux à l'hôpital et guérissent après suture de la trachée et de la plaie (novembre 1906).

Six semaines après la sortie de l'hôpital, le mari, prisonnier de l'État, est pris de crises dyspnéiques et trachéotomisé d'urgence.

Un essai d'ablation de la canule avait provoqué un accès de dyspnée.

Le docteur Delsaux examine alors le malade et constate que toute la moitié gauche du larynx est rouge et tuméfiée. La bande ventriculaire recouvre la corde vocale gauche immobilisée. A droite, la bande ventriculaire laisse partiellement à découvert la corde vocale dont la mobilité est conservée mais limitée. Il s'agit donc d'une sténose sous-glottique. Quelques jours plus tard, la corde vocale droite devient très rouge et s'immobilise. On pense à une paralysie par englobement des muscles et des récurrents dans le tissu de cicatrice.

Trois mois et demi après le début, aucun changement n'étant survenu, le docteur Delsaux fait la laryngotomie médiane avec les docteurs Brockaerdt et Fallas. Cette intervention permet de constater un rétrécissement cicatriciel sous-glottique.

Le rétrécissement fut dilaté de force et dans la membrane thyrohyoïdienne fut placée à demeure une grosse canule trachéale dont l'extrémité inférieure dépassait le rétrécissement cicatriciel sousglottique.

Malheureusement le malade ne put supporter l'appareil plus de 24 heures consécutives. Il exigea qu'on lui remît une canule en position basse.

Le professeur Delsaux fit construire un tube dilatateur de gros calibre à extrémité articulée de façon à permettre les mouvements de déglutition. Mais il ne fut pas possible de l'utiliser et un mois après la laryngotomie le malade se trouvait dans les mêmes conditions qu'avant l'intervention.

La dilatation fut faite alors à l'aide de mandrins de calibre progressif.

*27 avril 1907.* La corde vocale gauche était en abduction, immobile ; la corde droite se rapprochait bien de sa congénère immobile. Sous la glotte, on aperçoit le rétrécissement cicatriciel avec un orifice de trois millimètres environ sous l'angle antérieur de la glotte. Patiemment, pendant plusieurs mois, la dilatation avec des mandrins fut continuée sans résultat.

*31 octobre 1907.* Examen extérieur : thyroïde très saillant, très dur, très ossifié et déformé, par suite de la laryngofissure antérieure. L'examen laryngoscopique (laryngoscopie indirecte) montre l'intégrité de la région glottique. La corde vocale gauche se meut moins bien que la droite. La région sous-glottique est rétrécie.

L'examen sous-glottique avec le *salpingoscope de Valentin* pratiqué par le D<sup>r</sup> Delsaux montre une membrane cicatricielle sous-glottique complète, sauf à gauche et en avant où il existe un pertuis de quelques millimètres.

*L'examen direct avec le miroir de Pieniazeck et le trachéoscope fenêtré sous-glottique* donne les mêmes résultats.

*La trachéoscopie inférieure* montre l'intégrité de la trachée.

Le lendemain, *1<sup>er</sup> novembre 1907*, opération par les D<sup>rs</sup> Delsaux et Sargnon.

Incision classique, hémorragie moyenne. Le cricoïde et le thyroïde ossifiés sont impossibles à sectionner avec le bistouri boutonné, mais la cisaille de Moure en a immédiatement raison, sans aucune difficulté.

B. R. S.        17

Le larynx est de calibre à peu près normal dans la région glottique et sus-glottique, mais la région sous-glottique présente une membrane cicatricielle épaisse qui est incisée au bistouri boutonné.

La suture de la peau à la muqueuse est impossible par suite de l'ossification des cartilages. Il faudrait décoller la peau pour l'amener à la muqueuse, ce qui est inutile.

On se contente de suturer la peau au périchondre externe. Un seul incident est à noter. Au niveau du cricoïde un abcès périchondrique donne abondamment sans qu'on puisse le pincer. Pour en avoir raison, nous faisons de la compression et une petite suture hémostatique.

Les pansements sont faits régulièremeut suivant le mode habituel.

*24 novembre.* Le malade va très bien. On raccourcit le tube dilatateur dont le calibre est augmenté. L'épidermisation se fait bien à gauche, mais à droite il y a exubérance de bourgeons qu'on cautérise au nitrate d'argent. Le malade ne souffre plus. Déglutition parfaite.

*1er décembre 1907.* Le malade va très bien. La dilatation se poursuit normalement ; il porte continuellement sa canule fermée même la nuit et respire à travers son drain dilatateur. La corde gauche semble se régénérer.

*4 février 1908.* Le malade a quitté l'hôpital depuis un mois. Il se porte à merveille, respire jour et nuit au travers de son tube dilatateur, la canule étant fermée. La corde vocale est en partie régénérée, un repli muqueux s'est formé et fait l'office de corde.

*10 mars 1908.* Le malade ne porte plus de pansement au devant du cou, un simple morceau de sparadrap adhésif aiglais ferme la fissure trachéo-laryngo-cutanée. L'opéré s'en trouve très bien. On songe à faire le plastique.

OBSERVATION IX.

Sieur, Rouvillois, Sargnon.

(Malade présenté à la Société de chirurgie de Paris, le 17 décembre 1907).

*Sténose du larynx d'origine typhique par chondrite traitée par la laryngostomie et la dilatation caoutchoutée. Guérison rapide.*

Le sergent S..., âgé de 25 ans, contracte une *fièvre typhoïde* le 17 septembre 1905. Pendant la convalescence surviennent, du côté du larynx, des accidents inflammatoires qui obligent à pratiquer d'urgence la trachéotomie, le *22 octobre 1905.*

Pendant près d'un an, le malade expectore des crachats purulents, au milieu desquels on constate, à diverses reprises, des fragments de cartilages nécrosés.

A noter que le malade n'a pas eu de syphilis et qu'il n'existe chez lui aucun signe d'une lésion tuberculeuse.

Évacué sur le Val-de-Grâce à la date du *17 février 1907*, soit 16 mois environ après le début de ses accidents laryngés. Le docteur Sieur constate alors l'existence d'une sténose laryngée telle qu'il lui est difficile d'introduire dans le larynx un stylet boutonné. Néanmoins, après une anesthésie cocaïnique soigneuse, il peut se rendre compte que l'espace interaryténoïdien et la glotte ont encore un diamètre suffisant pour admettre un béniqué ayant le volume d'un porte-plume. Mais l'instrument est arrêté par une sorte d'écran siégeant au niveau du cartilage cricoïde et par suite, immédiatement au-dessus de la canule trachéale. L'exploration faite par la trachée à l'aide d'un fin béniqué et d'une sonde conductrice d'un très petit calibre confirme les renseignements fournis par la laryngoscopie.

Au cours de cet examen, le docteur Sieur réussit à introduire de bas en haut une fine sonde conductrice d'un très petit calibre, qui peut être saisie par la bouche et conservée une demi-heure par le malade. Mais, par la suite, il lui fut impossible de retrouver le trajet.

La suppuration du larynx étant encore abondante, un traitement médical fut fait avant les tentatives de dilatation. Ces dernières ne furent commencées qu'en mai et furent faites à l'aide des tubes servant au tubage du larynx.

Très rapidement on put arriver à introduire par la partie supérieure du larynx toute la série des tubes, mais sans pouvoir leur faire franchir la région cricoïdienne.

*20 juillet 1907. Laryngostomie* (Docteurs Sieur, Rouvillois et Sargnon).

*L'examen laryngoscopique* montre que la région du vestibule est saine, la région glottique extrêmement serrée, sans orifice net.

*La trachéoscopie inférieure est négative* de même que *la trachéoscopie sous-glottique rétrograde*. Le trachéoscope fenêtré est vite arrêté.

*L'exploration au béniqué* est totalement arrêtée au niveau du cricoïde. Toutes ces manœuvres sont faites sous anesthésie cocaïnique.

Anesthésie générale. Malade en position de Rose. Incision verticale et médiane des parties molles du cou, allant depuis la partie supérieure du cartilage thyroïde jusqu'à l'orifice de la canule. Hémostase faite avec le plus grand soin. Chemin faisant, on constate les traces d'une ancienne infiltration inflammatoire péri-laryngée.

Les cartilages cricoïde et thyroïde sont très durs, presque calcifiés, et on a beaucoup de peine à les inciser. Après les avoir sectionnés très péniblement avec de forts ciseaux, à défaut d'une cisaille de Moure, et les avoir écartés, on constate que la cavité laryngienne est très rétrécie jusqu'aux cordes depuis le cricoïde.

La muqueuse est œdémateuse et blanchâtre, épaissie, mais il n'y a pas traces de sténose cicatricielle, ni de membrane ou soudure. Il s'agit de recroquevillement des cartilages par chondrite et périchondrite. Le cartilage cricoïde est surtout rétréci, ce qui nécessitait une soudure.

Par contre, la partie supérieure du larynx est libre, ce que laissaient supposer les précédentes tentatives de dilatation.

La suture est facile. On place ensuite à demeure un drain de caoutchouc constitué par un fragment de sonde de Nélaton, n° 14, et on bourre la plaie laryngée à l'aide d'une mèche imprégnée de vaseline au salol.

Les suites immédiates apyrétiques ont été un peu douloureuses. La réaction produite par la présence du drain, d'abord très vive, s'est rapidement atténuée et, en un mois, le calibre du drain passait du n° 15 au n° 30, sans aucune difficulté. De temps à autre, on touchait au crayon de nitrate d'argent les bourgeons muqueux exubérants, de façon à hâter leur affaissement et leur élimination.

A partir du n° 30, l'augmentation de calibre du drain a suivi une progression plus lente, surtout à cause de l'intolérance au niveau de la région cricoïdienne qui se traduisait par des douleurs et une certaine gêne de la déglutition. On a même dû, à deux reprises, revenir au drain précédent pour faire cesser l'intolérance et éviter le sphacèle des tissus.

*Décembre 1907.* Larynx largement dilaté dans toute son étendue. Il a maintenant un calibre de 15 millimètres et admet un drain n° 43. Il n'est pas possible de pousser plus loin la dilatation.

*25 décembre 1907.* Le malade rentre dans sa famille. Il s'habitue progressivement à respirer sans son tube. Il doit revenir à la fin de mars dans le service du D<sup>r</sup> Sieur pour permettre de fermer la fissure médiane si la dilatation s'est maintenue.


OBSERVATION X.

Beco et Sargnon.


(Malade présenté le 6 février 1908 à la Société médico-chirurgicale de Liège).

*Papillomes suffocants. — Trachéotomie. — Laryngofissure. — Récidive. — Laryngostomie. — Récidive au cours des pansements. — Nouvelle ablation par curetage. Malade très améliorée, en traitement.*


Enfant ayant subi une trachéotomie pour *papillomes suffocants du larynx.* Persistance de la sténose. Laryngofissure. *Cautérisations au galvano.* Récidive des papillomes. Enfant canulard.

*2 novembre 1907.* La laryngoscopie indirecte et la laryngoscopie directe ne sont pas faites, car l'opération est pratiquée de suite et le temps manque.

L'examen de la plaie trachéale montre au pourtour de la canule de très nombreux papillomes, de même dans la région sous-glottique. Pas de papillomes dans la partie inférieure de la trachée.

*Laryngostomie.* — Opération classique moyennement hémorragique. Emploi de la canule modifiée de Lombard. Section impossible du cricoïde au bistouri boutonné, car le cricoïde est ossifié. La cisaille de Moure permet facilement la section.

La cavité laryngienne au niveau du coude de la canule et au-dessus est bourrée de papillomes que l'on curette minutieusement. Hémorragie sans importance. Il y a un papillome sur la corde vocale gauche et entre les deux cordes; on constate en arrière une bride cicatricielle qui est incisée à fond. La suture de la muqueuse et de la peau est difficile dans ce cas à cause de l'ossification, mais une partie des fils sont suffisamment bien placés; d'autres accolent simplement la muqueuse au périchondre.

Au second pansement, le D<sup>r</sup> Beco trouve encore un petit papillome ayant échappé lors de l'opération.

Huit jours après, destruction au voisinage de l'orifice canulaire de deux petits bourgeons de nature douteuse, mais paraissant être des granulations banales.

Pendant les six semaines suivantes, l'exploration minutieuse ne révèle aucune production suspecte. On croit toute récidive terminée. Les pansements deviennent plus espacés et moins minutieux, mais bientôt on constate dans le haut de la trachée deux masses papillomateuses aplaties entre le drain et la paroi trachéale. Curettage et cautérisations au nitrate d'argent.

Persistance encore d'un débris papillomateux qui est enlevé.

La dilatation a été très rapide dans ce cas, mais on fermera tardivement la fissure laryngienne, d'ailleurs très réduite, par peur de récidive.

OBSERVATION XI.

Fournier et Sargnon.

(Communication faite par le D<sup>r</sup> Fournier avec présentation de la malade, au Comité médical des Bouches-du-Rhône. Séance du 28 mars 1908).

RÉSUMÉ : *Diagnostic bactériologique : Diphtérie en 1905* (bacilles moyens et longs).
*Complications : Croup secondaire; broncho-pneumonie.*
*Traitement sérothérapique.*
*Traitement chirurgical : Intubations 5; trachéotomie; canularde.*
*Sténose infranchissable à l'examen; laryngostomie en 1907.*

*Histoire de la malade.* — M<sup>lle</sup> L. L., 6 ans 1/2. Rien à signaler dans les antécédents héréditaires; mais, quoique jeune, la fillette a déjà un passé pathologique : rougeole à 2 ans, scarlatine à 4 ans.

Dans la nuit du *21 au 22 mars 1906*, le D<sup>r</sup> Périot, médecin de la famille, est appelé d'urgence près d'une fillette qui s'étouffe. L'aspect et l'évolution de l'affection font soupçonner une diphtérie, et, sans attendre la réponse du laboratoire, il fait, dès le matin, en même temps que l'ensemencement, une première injection de 20 centimètres cubes de sérum antidiphtérique.

Le *23 mars*, diagnostic confirmé par l'examen bactériologique (Lœffler : bacilles moyens et bacilles longs). Nouvelle injection de sérum (20 centimètres cubes).

Le *24 mars*, au moment où, sur les conseils du D$^r$ Périot, le D$^r$ Fournier est appelé à examiner l'enfant, sa température est de 38° 4. Les ganglions sont assez volumineux ; on constate une rougeur diffuse du côté de la gorge, mais pas de fausses membranes ; l'affection affecte surtout une forme croupale ; la toux est caractéristique, le tirage est manifeste ; il y a menace de suffocation, et le tubage indiqué est aussitôt pratiqué sans difficulté.

Le *25 mars*, nouvelle injection de 10 centimètres cubes de sérum, et le 26, malgré la persistance de la température élevée, détubage. La journée est relativement bonne. L'enfant profite de l'absence du tube pour s'alimenter, mais le soir, le tirage réapparaît, et l'intubation est à nouveau nécessaire. Le lendemain, l'enfant paraît mieux, elle est joyeuse, et le 28, on pratique l'extraction du tube, extraction à la suite de laquelle elle semble entrer définitivement dans la voie de la guérison.

Du *29 mars* au *3 avril*, en effet, chaque jour paraît confirmer l'amélioration, et déjà on pense à la convalescence quand, dans la nuit du 3 au 4 avril, on constate de l'agitation, de l'insomnie La température s'élève à 39° 4, la respiration devient plus difficile, l'enfant se cyanose et l'asphyxie est telle à 5 heures du matin, que le D$^r$ Périot prie le D$^r$ Fournier de revenir d'urgence intuber l'enfant, en même temps qu'il lui injecte à nouveau 20 centimètres cubes de sérum.

L'intubation faite, la petite malade redevient calme, mais elle tousse, expectore, et se plaint de douleurs thoraciques. L'auscultation révèle des râles sous-crépitants avec râles sibilants aigus à la base du poumon droit ; c'est là un foyer de broncho-pneumonie.

Le *6 avril*, détubage vers 8 h. 1/2 du matin. Une heure plus tard, le tirage est intense, il y a nécessité absolue de remettre le tube dont l'enfant, du reste, ne veut et ne peut vraisemblablement plus se passer. En présence de cette situation, le D$^r$ Fournier propose à la famille une trachéotomie. L'opération conseillée est acceptée après consultation avec le professeur d'Astros, mais point sans avoir pratiqué auparavant, en même temps que des injections intra-trachéales d'huile mentholée, une nouvelle tentative de détubage le *10 avril*.

Deux heures après l'ablation du tube, les phénomènes de suffocation sont intenses. Frictions, éther, ballons d'oxygène soutiennent l'enfant déjà sans connaissance, et c'est dans ces conditions tragiques qu'est faite rapidement la 5$^e$ et dernière intubation.

Il est à noter que l'extraction du tube, à l'aide du fil laissé à

demeure, a toujours été facile, l'intubation également; mais on constate des taches noirâtres sur la surface du tube; c'est là vraisemblablement l'indice d'ulcérations laryngées, la trachéotomie s'impose.

*13 avril*, trachéotomie. Elle est faite sous chloroforme, lentement,
et assez basse.

Le soir, la température est de 33°9, mais, dès le lendemain, elle
tombe à 37°8 pour ne plus s'éloigner de la normale jusqu'au 17 mai,
époque à laquelle l'enfant fait une nouvelle poussée de broncho-
pneumonie.

Dans l'intervalle, toute tentative de décanulement est restée
vaine; la première a été faite six jours après l'intervention. Dès que
l'enfant n'a plus sa canule, elle pleure, s'agite, les lèvres de la plaie
s'incurvent, le spasme apparaît et la dyspnée oblige à la replacer.

En dépit de toute thérapeutique calmante (antipyrine, bromures),
c'est sans succès que médecins et parents en tentent l'ablation définitive. Au moment de son nettoyage qui se répète tous les deux
jours environ, l enfant respire par l'orifice trachéal, mais, après
quelques minutes, ou presque subitement s'il existe des bourgeons
exubérants, elle bat des mains, frappe du pied, cherche sa canule;
la cyanose se produit vite, suivie d'asphyxie, d'où nécessité de la
replacer.

En juin, afin de mieux habituer l'enfant à respirer par le larynx, le
D^r Fournier fait faire une canule spéciale, à double effet, fenêtrée et
munie d'un disque obturateur, lequel pouvait, au gré de la malade,
fermer ou non l'orifice externe. Ce dispositif avait non seulement
l'avantage de supprimer toute appréhension, puisque l'enfant pouvait
lui-même en régler le fonctionnement, mais encore celui de permettre l'obstruction graduelle de l'orifice.

A cette époque, M^lle L. a un brillant état général, elle est très
gaie, s'amuse à éteindre des allumettes et peut même souffler une
bougie; néanmoins, la fermeture de l'orifice externe de la canule
entraîne l'asphyxie dans les quelques minutes qui suivent. On soupçonne alors une sténose laryngée d'origine cicatricielle, due aux
tubages répétés, et successivement on essaie, pendant des mois, de
lutter entre le rétrécissement, soit par l'empl i de canules décroissantes, soit par les cathéters métalliques ou les sondes en gomme,
soit enfin par l'intubation.

Tous les efforts restent négatifs.

La laryngoscopie indirecte quoique difficile, permet d'entrevoir
des cordes considérablement épaissies en adduction. Il est impossible de voir la région sous-glottique. On ne peut songer à utiliser,
dans ce but, l'orifice trachéal, même avec les petits miroirs de Pieniazeck; cet orifice, quoique dépourvu de bourgeons exubérants, est
très petit : l'enfant porte une canule 00.

L'ablation de cette canule permet toutefois de constater : 1° L'existence d'un éperon trachéal sus-canulaire t ès accentué et non
mobile; 2° à l'aide d'un speculum auris, l'absence de toute ulcération.

. Le cathétérisme rétrograde, tenté bien des fois, reste toujours impossible : béniqué, explorateurs caoutchoutés, stylets, rencontrent toujours un obstacle sous-glottique infranchissable.

Toutes ces manœuvres qui ont été faites et répétées pendant des mois, l'ont été après une minutieuse anesthésie locale (cocaïne-adrénaline) et nous n'avons jamais eu à noter la moindre alerte.

La résultante de ces essais infructueux fut la conclusion suivante :

1° Non perméabilité du larynx par suite d'une sténose probablement cicatricielle et certainement serrée ;

2° Impossibilité d'obtenir une dilatation par voie interne ;

3° Nécessité d'une intervention sanglante, et par voie externe.

La laryngostomie est décidée.

Le *17 novembre 1907* on fait un examen trachéal et laryngé du malade. La *trachéoscopie inférieure* est difficile par suite de l'étroitesse de la plaie trachéale ; néanmoins elle montre l'intégrité de la partie inférieure de la trachée.

La *trachéoscopie sous-glottique* est impossible pour les mêmes raisons aussi bien avec le miroir de Pieniazeck qu'avec le trachéoscope fenêtré.

L'*exploration rétrograde au béniqué* montre un obstacle cricoïdien infranchissable.

Cet examen est fait sous anesthésie à la cocaïne.

*Laryngostomie faite après cet examen* avec l'aide de Pieri, chirurgien des hôpitaux de Marseille, qui fait l'anesthésie générale. Opération très classique. Le cricoïde est ossifié, il résiste au bistouri boutonné et doit être incisé à la cisaille de Moure. Section médiane des cicatrices.

L'examen du conduit ainsi formé, confirme nos prévisions. Il s'agit bien d'une soudure totale du larynx, l'éperon trachéal sus-canulaire antérieur est très accentué, les brides cicatricielles sont nombreuses et serrées, au niveau du cricoïde, les cordes sont noyées dans le tissu de cicatrice.

La gouttière laryngo-trachéale refaite, trois points de suture, au niveau des lèvres de la plaie, assurent de chaque côté l'union de la paroi laryngée à la peau. Enfin la mise en place d'un drain n° 24, fixé à la canule externe, constitue avec un pansement très aseptique et vaseliné, les derniers temps d'une intervention qui a duré environ 45 minutes.

*Suites opératoires.* — Elles se passèrent du moins les premiers jours, sans incidents notables. Pendant 48 heures quelques vomissements chloroformiques, peu de réaction fébrile.

Le premier pansement, fait dès le lendemain de l'intervention, consiste dans le nettoyage de la canule, et la mise en place d'un nouveau drain en tout semblable au premier, après attouchements légers à l'eau oxygénée. Du 19 novembre au 27, nous assistons à la période de sphacèle.

Pendant sa durée, toutes précautions sont prises pour éviter la propagation des plaques de sphacèle vers l'appareil bronchique : les pansements sont renouvelés chaque matin, les fils sont enlevés prématurément (le 3ᵉ jour), un abcès est incisé au niveau de l'un des points de suture, enfin les plaques de gangrène sont régulièrement et méticuleusement touchées avec des tampons imbibés d'eau oxygénée.

Le 28 l'enfant quitte la maison de santé. Son état général est très satisfaisant. D'abondantes sécrétions à aspect catarrhal, nécessitent le nettoyage fréquent de la canule interne. Peu ou presque plus de sphacèle, la température depuis trois jours ne dépasse pas 37°8.

A partir du 29 novembre la fillette est pansée chez elle ; la plaie bourgeonne rapidement, trop rapidement même, ce qui entraîne des attouchements au nitrate d'argent.

Le *3 décembre*, le calibre du drain commence à être augmenté, la dilatation est faite méthodiquement, c'est-à-dire, sans franchir plus d'un numéro à la fois, tous les 4 à 5 jours.

Le *9 décembre* l'enfant se trouve tout à fait bien, et vient elle-même se faire soigner tous les deux jours à la clinique du Dʳ Fournier ; les bourgeons exhubérants, malgré le nitrate d'argent envahissent les lèvres de l'incision laryngo-trachéale et entraînent une soudure trop rapide de l'extrémité supérieure de la plaie. On renonce au nitrate d'argent et on emploie avec succès le galvano-cautère après anesthésie locale.

Du *16 au 30 décembre* nous poursuivons la dilatation et dans les derniers jours du mois, nous sommes arrivés sans difficulté à employer le nᵒ 30. Dès lors, en même temps que nous supprimons la gaze qui obstrue la lumière du tube, nous en diminuons la longueur (5 cm. 1/2 au lieu de 6 cm. 1/2) et remplaçons la canule simple par notre canule fenêtrée à diaphragme, mais toujours avec pavillon rapporté en avant (modèle Lombard-Sargnon).

Le résultat est très satisfaisant : la respiration devient presque uniquement laryngée, et si l'enfant ouvre parfois l'orifice externe de la canule, c'est accidentellement au moment d'une quinte de toux, ou si les sécrétions trachéo-bronchiques sont trop abondantes.

Le *7 janvier* survient un incident. La respiration qui, jusqu'alors s'effectuait admirablement par la lumière du drain, devient difficile, la fillette est obligée de maintenir ouvert l'orifice externe de la canule, la déglutition est douloureuse, la mise en place du drain peu aisée.

Après anesthésie locale (cocaïne, adrénaline) laryngoscopie indirecte à travers l'orifice trachéo-laryngé. On voit nettement à l'entrée du vestibule laryngé, au niveau de l'extrémité supérieure de la section thyroïdienne un amas de fongosités grisâtres, c'est là, très certainement la cause de l'obstruction du drain.

Le calibre du drain est ramené au nᵒ 28 et on pratique sous contrôle du miroir, des cautérisations au galvano-cautère. L'effet produit n'est pas heureux : le bourgeonnement se reproduit, la déglutition et les pansements sont très douloureux.

Le *16 janvier*, après anesthésie au mélange de Bonain, on pratique à l'aide d'une curette fenêtrée et coudée tout exprès presque à angle droit, un curettage, à la suite duquel, on remplace le drain ouvert par un drain fermé et plus long, 6 cm. au lieu de 5 cm. 1/2. Le résultat fut cette fois-ci très satisfaisant et huit jours plus tard, on ne voyait plus de fongosités.

La dilatation est alors reprise, mais avec un tube, toujours long de 6 cm. et à nouveau fermé. Dès les premiers jours de février, le n° 31 est aisément supporté par la muqueuse laryngée; la dilatation, considérée comme suffisante, est maintenue à ce numéro.

Le 10 février, on constate, au niveau du biseau du drain vers la courbure de la canule, une bague cicatricielle très accentuée, d'où rétrécissement annulaire de la trachée en ce point. L'emploi du drain très biseauté, pouvant descendre assez bas en arrière de la canule, n'arrive pas à modifier ce rétrécissement, c'est alors que le Dr Fournier modifie très heureusement la dilatation par le procédé suivant, employé, croyons-nous, pour la première fois.

Au drain en bec de flûte, venant s'insinuer plus ou moins bas suivant la longueur du biseau entre la paroi postérieure de la trachée et la convexité de la canule, il substitue un drain sectionné horizontalement à ses deux extrémités et portant à 1 cm. au-dessus de l'extrémité inférieure, un orifice par lequel est introduite la canule raccourcie elle-même dans sa portion intra-trachéale. Ainsi existait un véritable manchon de caoutchouc, qui tout en l'isolant agissait sur la totalité de l'anneau cicatriciel, permettant d'obtenir du même coup, avec une dilatation parfaite une fixité absolue de la canule et du drain (v. cliché au chapitre : Laryngostomie).

De tels pansements régulièrement faits trois fois par semaine jusqu'à ces jours-ci, ont permis d'obtenir des résultats heureux.

La plaie est épidermisée, l'éperon trachéal sus-canulaire et la bague cicatricielle n'existent plus.

*Au point de vue respiratoire :* La malade peut sans peine utiliser son larynx, quand on ferme la fissure antérieure laryngée.

*Au point de vue vocal :* La voix soufflée est déjà nette, et la voix articulée deviendra certainement de plus en plus compréhensible,

1° après fermeture de l'orifice antérieur ;

2° lorsque les cordes vocales atrophiées par la compression caoutchoutée auront repris un peu de leur développement et de leur mobilité.

*Fin mars 1908.* La petite malade va très bien ; les bords de la plaie sont au contact par suite du pansement à plat, la respiration est parfaite. Les cordes se dessinent de plus en plus. Il ne restera sans doute plus qu'à faire l'autoplastie un peu plus tard.

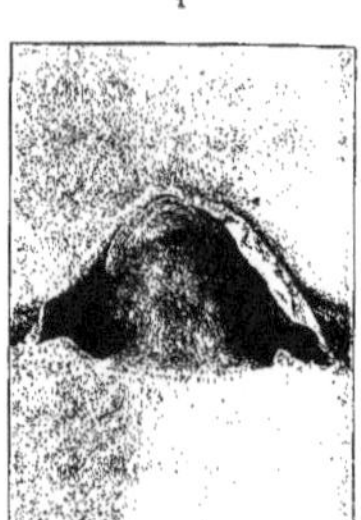

*Observation I.*
Photographie de la malade après la dilatation.
On constate en bas la fistule résultant de
la trachéotomie basse. Au-dessus, la fissure
de la laryngostomie cricoïdienne et
thyroïdienne inférieure); entre les deux orifices un pont sus-canulaire.

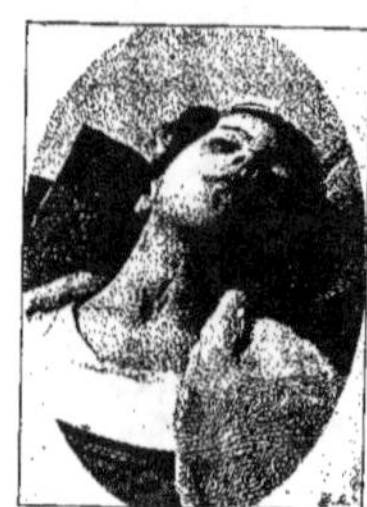

*Observation II.*
Photographie de la malade après la dilatation.
On constate une fissure trachéo-cricoïdienne
comprenant l'orifice canulaire ancien.

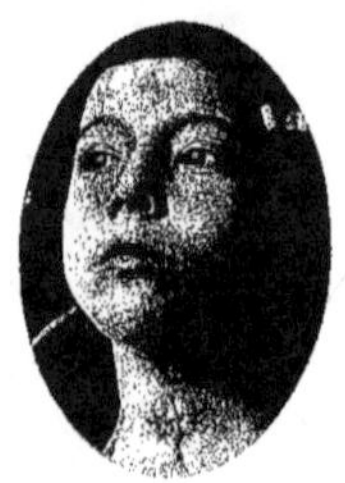

*Observation II.*
Même malade après la plastique (3 mois après
la dernière opération plastique).
Il persiste en haut et en bas deux tout petits
pertuis laissant filtrer quelques mucosités
seulement dans la toux.

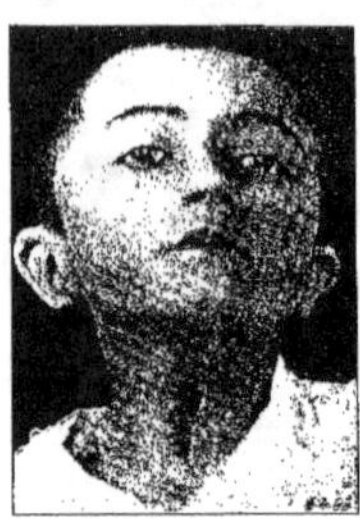

*Observation III.*
Photographie du malade immédiatement après
la dilatation. On constate une fissure trachéo-cricoïdienne comprenant l'orifice canulaire ancien.

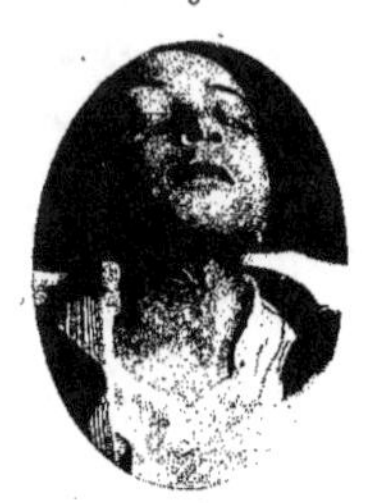

*Observation III.*
Photographie du même malade dix mois après
la dilatation. A noter que la fissure s'est considérablement rétrécie de haut en bas par
suite de l'état inflammatoire de la peau. C'est
le seul cas que nous ayons observé de soudure tardive spontanée presque complète.

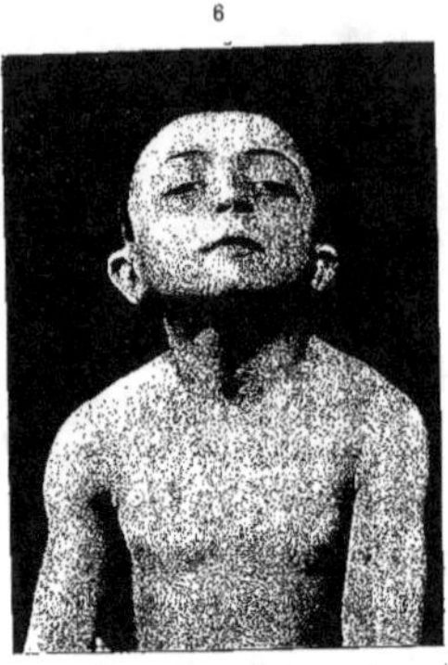

*Observation III.*
Même malade plusieurs mois après la suture; il persiste
seulement une très petite fistulette.

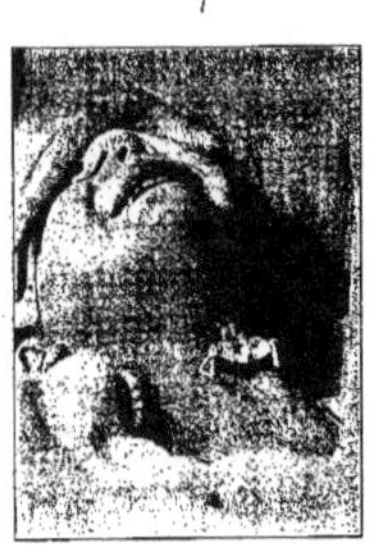

*Observation V.*
Photographie prise trois semaines après l'opération, la canule étant en place.

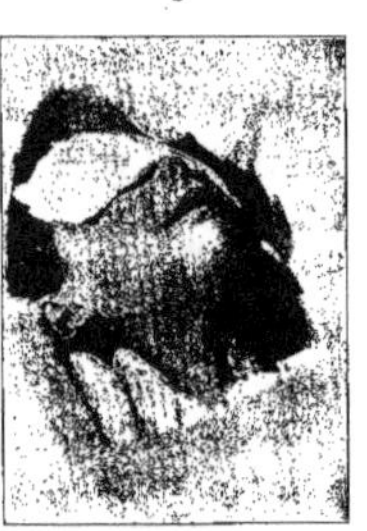

*Observation V.*
Même malade, la canule enlevée.

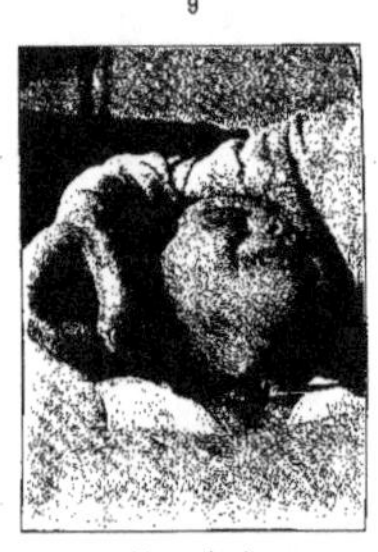

*Observation V.*
Même malade, avec écartement des parois du
canal laryngo-trachéal en voie de dilatation.

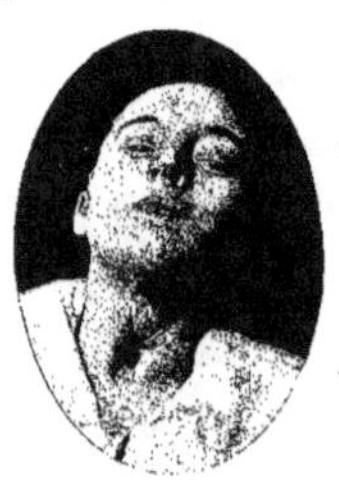

*Observation VI.*
La dilatation, à cause de la gravité du cas et
d'une récidive cicatricielle, est des plus
pénibles. On passe actuellement un drain n°
38 (12 ans). A noter la très large fissure due
à la difficulté et à la longue durée de la
dilatation. Il faudra certainement plusieurs
plastiques pour fermer la brèche.

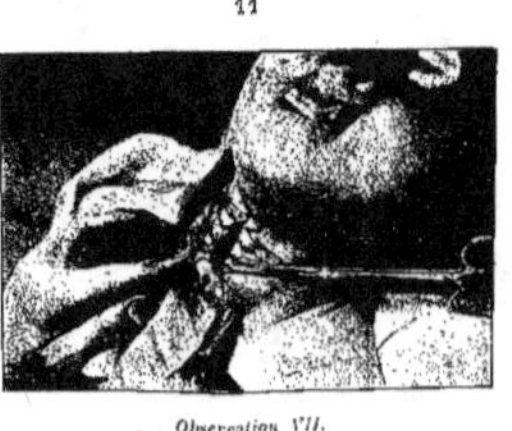

*Observation VII.*
Photographie de la malade prise pendant l'opération immédiatement après la suture. Les parties noires sont produites par des taches de sang.

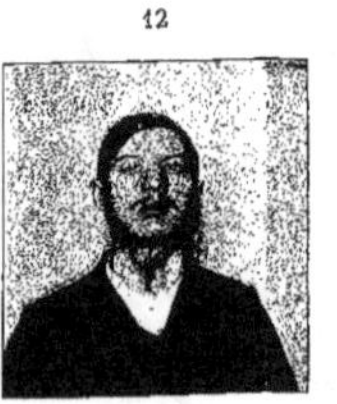

*Observation VIII.*
Laryngostomie avant la plastique; la
saillie du cartilage thyroïde est due à
un épaississement provoqué par le
traumatisme causal (coup de couteau).
Photographie de M. le Prof. Delsaux.

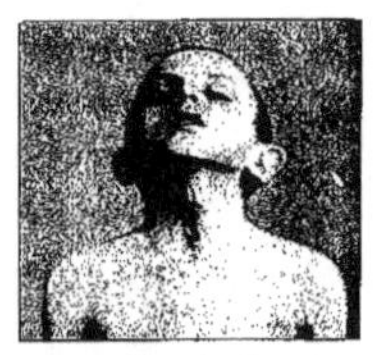

*Observation X.*
Laryngostomie pour papillomes récidivants
à la laryngofissure; le malade est encore
en traitement. Photographie de M. le
Dr Beco.

## B. — LARYNGOSTOMIES DIVERSES PUBLIÉES.

### Observation XII.

*Professeur Canépele* (de Bologne).

(Observation publiée au XI⁰ Congrès de Laryngologie de Rome, octobre 1907).

Jeune homme de 20 ans. Sténose laryngo-trachéale causée par périchondrite suppurée. Trachéotomie d'urgence. Décanulement impossible.

Dilatation par les tubes et les cathéters de Schrœtter. Succès partiel, mais décanulement impossible.

Laryngostomie en 1904. Après trois mois de dilatation, décanulement. Plastique trachéale. Guérison.

### Observation XIII.

*Professeur Collet* (de Lyon).

Bulletins et Mémoires de la Société française d'oto-rhino-laryngologie, Paris, 13 mai 1907, p. 57, et *Collet* et *Jacod* : Société des Sciences médicales de Lyon, séance du 24 avril 1907 (in *Lyon Médical*, 1907, II, p. 219).

Antoine D., 5 ans 1/2. Croup diphtérique en avril 1906. Intubation d'urgence (Hôpital de Saint-Étienne). Quelques jours après, trachéotomie à la suite de plusieurs détubations sans succès. Port permanent de la canule.

Essais de traitement par des intubations répétées. Aucun succès. Deuxième trachéotomie. Nouveaux essais de détubation sans canule. Insuccès.

Entre le *18 juillet 1906*, dans le service du P⁰ Collet. Tirage sus-sternal continu. La culture montre des bacilles de Lœffler.

*19 juillet.* Sous anesthésie, laryngoscopie directe avec le tube-spatule de Killian. Pas de soudure des cordes, sténose fibreuse sous-glottique qu'on ne peut pas cathétériser.

*20 juillet.* Accès de suffocation dans la nuit.

*22 juillet. Opération* avec le concours du D⁰ *Thévenot.* D'abord trachéotomie. Tissu cicatriciel du premier anneau trachéal et de la région cricoïdienne. Incision du premier anneau et du thyroïde jusqu'à l'insertion des cordes vocales. Suture des lèvres de l'incision laryngée à la peau. Mise en place d'une sonde de Nélaton, n° 20, qui descend jusqu'à la canule. Pansement occlusif avec une mèche vaselinée.

Pansements consécutifs en augmentant le calibre de la sonde.

Au bout d'un mois 1/2, sonde n° 29 (calibre de 9 à 10 millimètres).

Pansements irréguliers jusqu'en novembre 1906 (indocilité de l'enfant).

*Novembre 1906.* Incision du tissu cicatriciel qui s'est reformé un peu. On recommence la dilatation par le n° 23.

Pansements méthodiques, au début, tous les jours ; au bout d'un mois et 1/2 tous les deux jours.

*Janvier 1907.* Sonde n° 30 (ce calibre a été conservé depuis), le tissu cicatriciel disparaît, dès janvier l'épidermisation se produit.

*Février 1907.* Épidermisation complète.

*25 février 1907.* Ablation de la canule qui tend à faire bourgeonner l'angle inférieur de la plaie. L'enfant respire avec le tube de caoutchouc.

Un mois après on enlève le tube de caoutchouc. Respiration parfaite par la bouche. Pansement simple à la gaze.

*Mai.* Respiration normale. Très bon état général. Augmentation de poids. Voix grave avec un peu de raucité.

Persistance d'une fissure qui sera fermée prochainement.


## Observation XIV.

### D^rs Descos, Viannay et Mandy.

Société des Sciences Médicales de Saint-Étienne, séance du 15 janvier 1908 (in *Loire Médicale*, 15 février 1908, n° 2).

Enfant de 5 ans 1/2. Entrée dans le service du D^r Descos, le 20 juin 1905, avec laryngite diphtérique. Tubage immédiat. Plusieurs intubations.

Trachéotomie le *4 avril 1907*. Nombreuses tentatives de décanulement infructueuses. Port permanent de la canule.

Pendant deux ans, dilatation laryngée avec des tubes, des bougies en gomme, des béniqués et des dilatateurs de Schrœtter. Tout fut inutile.

*25 mai 1907. Laryngostomie* par le D^r Viannay. Rétrécissement cricoïdien très serré, d'une hauteur de 1 centimètre 1/2, juste au-dessus de l'incision primitive de trachéotomie. Éperon trachéal très saillant obturant presque totalement la lumière du conduit.

Dilatation caoutchoutée progressive par le D^r Mandy. Aucune complication locale ou générale. Dès que l'état de la muqueuse l'a permis, suppression de la canule remplacée par le tube en T de Killian qui a servi à la fois de canule et de mandrin dilatateur.

Dilatation laryngée de diamètre 32 de la filière Charrière. Muqueuse laryngo-trachéale complètement épidermisée. Depuis de longues semaines, l'enfant respire normalement. La voix seule est encore imparfaite.

## Observation XV.

### *Professeur Jaboulay* (de Lyon).

*Jaboulay.* Chirurgie des centres nerveux et des viscères, 1902, II, page 246 (Observation rapportée à la Société des sciences médicales de Lyon, juin 1899, par le docteur Descos, in *Lyon médical*, 1899, tome 91, page 555).

Homme, 30 ans. Syphilis laryngée. Trachéotomisé à la fin de 1897 pour des accidents d'asphyxie, par Garel. Deux laryngofissures en 1899 par le professeur Jaboulay.

Une troisième fois, incision du larynx sur toute sa longueur. *La lumière du larynx est étalée à l'extérieur en la retournant pour ainsi dire pour exposer au dehors toute sa face interne.* L'opération fut bien supportée. La muqueuse laryngée était épaissie et infiltrée sur toute son étendue. Il y eut chaque fois récidive de la sténose.

Quatrième intervention. Excision du rétrécissement, c'est-à-dire de la muqueuse laryngée. Celle ci se reproduisait et était à nouveau le point de départ de bourgeons charnus et de végétations qui donnaient encore une sensation purulente.

Les dilatations avaient été vainement essayées et faites de haut en bas et de bas en haut.

Le malade guérit par une laryngectomie faite le 14 février 1900, par le professeur Jaboulay. Appareil prothétique de Martin.

## Observation XVI.

### *Dr Jauquet* (de Bruxelles).

Société clinique des hôpitaux de Bruxelles, 9 novembre 1907, et Société médico-chirurgicale du Brabant, 29 octobre 1907. (*La clinique belge*, 16 novembre 1907).

5 ans 1/2. L'enfant a été pris, il y a environ quatre ans, de spasmes de la glotte dont la cause reste obscure. Tubage, puis, après diverses péripéties, trachéotomie. Port permanent de la canule.

L'enfant fut alors visité et soigné par un grand nombre de praticiens belges et étrangers et fut l'objet de soins variés dont les uns furent sans effet ou peu efficaces et les autres dangereux.

L'enfant, vu par le docteur Jauquet en octobre 1907, portait une canule double (à branche laryngée), mais était pris de spasme à chaque tentative de fermeture de la canule.

Au niveau de la fistule trachéale existe une masse cicatricielle remplissant la lumière de la trachée, dépassant même en avant le niveau de la paroi antérieure de celle-ci. Le niveau antérieur du pont cicatriciel proliférant progressivement avait fini par envahir tout l'espace séparant les fenêtres, rendant le passage de l'air impossible dès que le pavillon était obstrué. Au-dessous, la trachée était parfaitement libre.

Toute tentative de dilatation par les voies naturelles était évidemment illusoire, dangereuse même. L'état général était excellent, la poitrine et le cœur intacts. La laryngostomie fut décidée après un examen confirmatif fait en consultation avec le médecin de la famille, le professeur Spehl.

L'opération fut pratiquée le *21 octobre* avec l'aide des D^rs Spehl, Fallos et Hannoteau. L'incision du thyroïde et de la trachée fut prolongée plus bas que l'ancienne fistule afin de placer une canule ordinaire sous le niveau du tissu cicatriciel, qui fut excisé en grande partie.

L'opération se termina sans une ligature, sans le moindre incident.

Pendant trois jours, injection des repas dans l'œsophage au moyen d'une sonde molle. Suites normales sans la moindre alarme, la température restant constamment aux environs de 37°.

Le *9 novembre*, à peine trois semaines après l'intervention, il ne reste plus du vaste pont cicatriciel qu'une mince élevure se distinguant à peine des anneaux de la trachée. Le premier drain était du 15, de la filière; actuellement du 25, représentant à peu près le calibre normal chez un enfant de cet âge. Les pansements quotidiens ont pu être faits chaque fois d'une façon parfaite sans anesthésie, ni générale, ni locale.

OBSERVATIONS XVII et XVIII.

*Professeurs Melzi et Cagnola* (de Milan).

(Observations publiées au XI^e Congrès de laryngologie de Rome, octobre 1907, in *Archivio italiano di otologia*, volume XIX, fasc. 2).

1^er cas. Homme, 28 ans. Sténose sous-glottique. Trachéotomie en février 1905. Examen laryngé le 13 mars (D^r Melzi), laryngite hypoglottique et sténose grave.

Dilatation laryngée avec des tubes, sans succès.

Laryngoscopie directe : grave sténose cicatricielle au-dessus de la fistule trachéale.

Tentatives de dilatation rétrograde avec l'appareil d'Egidi en novembre 1905.

Octobre 1906. Sténose cicatricielle sous-glottique ; paralysie des adducteurs; fistule trachéo-œsophagienne.

Laryngostomie (18 novembre 1906), tamponnement laryngé.

Guérison après 4 mois de dilatation.

2^e cas. 5 ans 1/2. Laryngite diphtérique. Trachéotomie.

Atrésie cicatricielle laryngée consécutive à la canule. Port permanent de la canule.

Laryngostomie, 1er mai 1907. Guérison après 2 mois 1/2 de dilatation.

### Observations XIX, XX et XXI.

*Professeur Ruggi.*

(Observations publiées au XIe Congrès de laryngologie de Rome, octobre 1907, par le professeur Canépele).

1er cas. Enfant de 5 ans. Papillomes laryngés. Trachéotomie. Décanulement impossible. Laryngostomie le 26 janvier 1898. Dilatation. Guérison après trois mois [1].

2e cas. Jeune fille de 16 ans. Papillomes laryngés.

Excision endolaryngée répétée par le professeur Canépele; dyspnée grave. Trachéotomie d'urgence. Laryngofissure; râclage de toute la cavité endolaryngée. Cautérisation au galvano. Suture immédiate.

Soudure presque complète du larynx. (La trachéotomie d'urgence et la laryngofissure furent exécutées dans une ville de l'étranger).

Décanulement impossible. La malade a été vue par les professeurs Chiari (de Vienne) et Massei (de Naples).

Dilatation par les tubes de Schrœtter faite par le professeur Canépele, sans succès.

Laryngostomie par le professeur Ruggi. Après trois mois de dilatation, suture du larynx, plastique trachéale, décanulement. Guérison.

3e cas. Homme de 28 ans. Canulard depuis 8 ans à la suite de sténose laryngée, probablement syphilitique. Dilatation par les tubes de Schrœtter, sans résultat.

Laryngostomie. Après trois mois, décanulement. Guérison.

Pour ces trois cas, pas de suture du larynx à la peau. La dilatation a été faite avec des tampons de gaze et de coton couverts de gutta-percha laminée.

---

1. Cette observation a été rapportée par le Dr Carlo Nasi dans le Journal *La Clinica chirurgica*, 7 avril 1899, n° 4.

## A. — Méthodes de dilatation

*1° Malades traités par l'intubation prolongée ou*

| AUTEURS | AGE et sexe | NATURE de la maladie | INTUBATION | TRACHÉOTOMIE Primitive Haute Basse | Secondaire Haute Basse |
|---|---|---|---|---|---|
| Anderson | 2 ans 1/2 | Diphtérie | | Trachéotomie; canulard | |
| Sophus Bentzen | 1 an 1/2 | Diphtérie | | Trachéotomie; canulard | |
| id. | 6 ans | Diphtérie au cours de scarlatine | | Trachéotomie; canulard | |
| H. V. Berg | 27 observ. | | Intubat. tubards | | |
| Bokay | Fille 9 ans | Diphtérie | Tubage | Trachéotomie; canularde depuis cinq ans | |
| id. | Garçon 2 ans | Diphtérie | Tubage | Trachéotomie; canulard depuis 36 jours | |
| id. | 12 ans | Laryngite sous-glottique chronique | Intubation | Pas de trachéotomie | |
| id. | 2 ans | Diphtérie | Intubation 18 jours | Trachéotomie; canulard pendant 3 mois | |
| id. | fille 2 ans | Diphtérie | 302 heures d'intubation primitive | Trachéotomie secondaire; canularde pendant 40 jours | |
| id. | garçon 3 ans | Diphtérie | Intubat. primitive de 4 jours | Trachéotomie secondaire | |
| Bonain et Rodet | adulte | Laryngo-typhus | | Trachéotomie primitive; canulard | |

**interne sans intervention sanglante.**

*par l'intubation après trachéotomie secondaire*[1].

| NATURE ET SIÈGE de la sténose | | TRAITEMENT | DURÉE du traitement et résultats | BIBLIOGRAPHIE |
|---|---|---|---|---|
| Cicatricielle | Non cicatricielle | | | |
| | | Intubation | Quelques jours; guérison | Journal of laryng., 1890 |
| Larynx cicatriciel | | Intubation tous les deux jours | Echec complet, durée 2 mois (enfant laissé à cause du jeune âge) | Ugerschrilt for Lœger, n° 27 et 28 1904 |
| Cicatrice cricoïdienne partielle | | Intubation | Un mois; échec complet | id. |
| Sténoses chroniques | | Intubation prolongée | Temps variable un peu plus d'un an | New-York méd. Record, 8 juillet 1905 |
| Repli falciforme 3° anneau trachéal | | Intubation | 8 mois; guérison, décanulement | Médecine infantile, 15 novembre, 1897 |
| | Granulations sous-glottiques | Intubation en enlevant la canule | 8 jours; guérison | id. |
| | Bourrelets sous-glottiques | Tubes de Schrœtter (ne sont pas supportés), intubation tous les 2 jours (D' Baumgarten); cautérisations | 9 mois; guérison sans trachéotomie | id. |
| | | Sonde urétrale très fine, puis tubage | 2 mois; guérison définitive | Congrès de Moscou, 1897 et Arch. de médecine infantile, 1901 |
| | | Intubation | 2 mois; guérison Définitive | Arch. de méd. infantile, 1901 |
| | | Intubation | Mort au début du traitement (rougeole, bronchopneumonie) | id. |
| Tissu cicatriciel sousglottique | | Intubation (tubes d'adulte) canule fenêtrée | Insuccès (tubes expulsés) thyrotomie proposée mais refusée | Thèse de Sargnon, page 334 |

1. Voir dans le texte, p. 130, une statistique de *John Rogers*, non comprise dans les tableaux et qui porte sur 22 cas traités par l'intubation (tubes normaux, spéciaux ou à fixation trachéale).

| AUTEURS | AGE et sexe | NATURE de la maladie | INTUBATION | TRACHÉOTOMIE Primitive Haute Basse | Secondaire Haute Basse |
|---|---|---|---|---|---|
| Bonain | 39 ans | Syphilis | | Trachéotomie ; canulard | |
| Brat | femme 63 ans | Fracture du larynx | | Trachéotomie ; canularde | |
| Don Ramon Castaneda | 3 ans | Laryngite aiguë suffocante grippale | | Trachéotomie haute primitive (cricoïde intéressé) canulard | |
| Bœckel | 10 ans | Croup | | Trachéotomie ; canulard | |
| Chiari | Enfant | | | Trachéotomie ; canulard | |
| Corradi | 4 ans | Diphtérie | Intubation | Trachéotomie ; canulard | |
| Deguy et Detot | 7 ans | Laryngite sous-glottique ulcéreuse (non diphtérique) | Intubation d'une journée | Pas de trachéotomie | |
| Deguy | 2 ans 1/2 | Laryngite de nature inconnue | Intubation de 5 jours | Trachéotomie secondaire ; canulard | |
| Deguy | 2 ans 1/2 garçon | Diphtérie | | Trachéotomie d'emblée | |

| NATURE ET SIÈGE de la sténose | | TRAITEMENT | DURÉE du traitement et résultats | BIBLIOGRAPHIE |
|---|---|---|---|---|
| Cicatricielle | Non cicatricelle | | | |
| | Tuméfaction des bandes ventriculai-res | Sondes métalliques de Schrœtter. Tubage (tubes d'O' Dwyer en ébonite | Mort brusque à la suite d'expulsion du tube | Thèse de Sar-gnon, page 397 |
| Sténose cica-tricielle post- trachéo-tomique | | Tubes d'O'Dwyer. Tubes de Schrœtter. Tubes de Bleyer. | Bon résultat. Res-piration encore soufflante | Réunion des oto-rhino-la-ryngologistes des Pays-Bas, 10 mai 1903 |
| | | Intubation, canule enlevée. | Tube laissé 4 jours. Décanulement | Boletin dy la-ryngología, janvier-février 1902 |
| | | Cathétérisme rétro-grade avec béniqué. Intubation. | Insuccès | Thèse de Malfilatre, 1885 |
| | Paralysie des dilatateurs | Intubation (tube laissé 1/2 heure par jour). | 4 jours guérison | Gaz. deg osp.. 1906 (art. de Coppetti) |
| | | Tubes en ébonite de Schrœtter. Cy-lindres de lami-naire. Tubage. | 9 mois guérison | Arch. Ital. di otol., février 1897 |
| Sténose consécutive au tubage | | Intubation | Mort par asphyxie (autoextubation) | Revue des maladies de l'enfance, 1905 |
| Pas d'examen laryngé | | Intubation en enle-vant la canule. | 5 mois 1/2. Bon résultat ; l'enfant quitte le service sinon guéri du moins dans un état satisfaisant | Thèse d'Eyméoud, Paris 1905 (ob. III) |
| Pas d'examen laryngé | | Tubage en enlevant la canule, plusieurs fois obligation de la replacer. | 1 mois 1/2. Mort de rougeole. Pen-dant les 15 der-niers jours l'en-fant avait respiré sans tube ni ca-nule. | Thèse d'Eyméoud (ob. IV) |

| AUTEURS | AGE et sexe | NATURE de la maladie | INTUBATION | TRACHÉOTOMIE Primitive Haute Basse | Secondaire Haute Basse |
|---|---|---|---|---|---|
| Deguy | 6 ans fille | Diphtérie douteuse | Intubation six jours | Trachéotomie secondaire ; canularde. | |
| Donogany | 23 ans homme | Sténose laryngée syphilitique | | Trachéotomie ; canulard. | |
| Eklund | 4 ans garçon | Indéterminée | | Trachéotomie ; canulard. | |
| Id. | 2 ans garçon | Id. | | id. | |
| Ferroud | 5 ans | Diphtérie | Intubation | Trachéotomie secondaire ; canulard. | |
| Fielding Taylor | Enfant | | Intubation | Pas de trachéotomie ; tubard. | |
| Galatti | Garçon 20 mois | Diphtérie | Intubation de 4 jours | Pas de trachéotomie ; tubard. | |
| Gampert | 3 ans 1/2 | Diphtérie | Intubation | Trachéotomie secondaire ; canulard. | |
| Gampert | 5 ans | id. | id. | id. | |
| Ganghofner | 5 ans | Diphtérie | Intubation pend. un mois | Trachéotomie secondaire ; | |
| Georgiewski | enfant | indéterminée | Intubation | Trachéot. secondaire ; canulard. | |
| J.P. Griffith | 26 mois | Diphtérie | Intubation | Pas de trachéotomie. | |
| R. Göbell | Six observ. de sténoses du larynx | 5 laryngites diphtériques ; 1 non diphtérique | Intubation | Pas de trachéotomie. | |

| NATURE ET SIÈGE de la sténose | | TRAITEMENT | DURÉE du traitement et résultats | BIBLIOGRAPHIE |
|---|---|---|---|---|
| Cicatricielle | Non cicatricelle | | | |
| Pas d'examen laryngé | | Intubation en enlevant la canule — 2 fois elle dut être replacée — pendant 5 mois — bougies métalliques : 1 mois, nouvelle intubation 2 mois, tube de tannin et d'iodoforme ; de nouveau tubage pendant 3 mois, laminaires. | Insuccès. reste canularde — Cette enfant a été laryngostomisée. (Voir obs. VI des laryngostomies) | Thèse d'Eyméoud (ob. V) |
| Syphilis | | Intubation — décanulement après 5 mois — intubation continuée. | Paraît donner un bon résultat. — malade encore en traitement. | Réunion des laryng. hong., 28 mars 1901 |
| | | Intubation | 15 jours ; guérison | Thèse de Sargnon, p. 477 |
| | | Id. | 13 jours ; guérison | Id. |
| | | Intubation | 5 jours ; décanulement | Thèse de Ferroud, Lyon, 1894 |
| | | Intubation prolongée | 187 jours ; guérison | New-York médical Record, 8 juillet 1905 |
| Périchondrite cricoïdienne | | Intubation | Mort au bout de 20 jours (broncho-pneumonie) | Intub. Geschwür, 1902, page 70 |
| | Spasme glottique | Intubation (tubes d'O'Dwyer) | 4 jours guérison | Revue mens. des malad. de l'enf. janv. 1890 |
| | Spasme glottique | Intubation (tube d'O'Dwyer) | 4 jours guérison | id. |
| | | Intubation 1 an 1 2 pendant ce temps 2 trachéotomies faites d'urgence | 1 an 1/2 guérison | Intub. Geschwür Galatti, 1902, page 9? |
| Sténose trachéale | | Intubation (tubes longs de l'auteur) | Guérison; décanulement | Pract Wratch, 1905 |
| Sténose cicatricielle après tubage | | Intubation prolongée | Insuccès; sténose persistante | New-York med., 1er juin 1901 |
| Sténose consécutive à l'intubation | | Intubation prolongée | Durée de 8 jours à 5 mois. 5 succès 1 insuccès | Deutsche Zeitsch. f. chirurgie, LXXVIII, 4-6 |

| AUTEURS | AGE et sexe | NATURE de la maladie | INTUBATION | TRACHÉOTOMIE Primitive Haute Basse | Secondaire Haute Basse |
|---|---|---|---|---|---|
| Hagenbach | 1 an 1/2 fille | | Intubation | | Trachéot. secondaire. |
| Heyman | 18 mois | Diphtérie | Intubation de 15 jours | Trachéotomie secondaire. | |
| Illberg | 6 ans | Diphtérie | Intubation | Trachéotomie secondaire. | |
| Kashnitz | 2 obs. | Diphtérie | | Trachéot. canulards. | |
| Killian | 7 obs. | Diphtérie | | Trachéot. canulards. | |
| Killian | enfant | Diphtérie | | Id. | |
| Killian | enfant | Diphtérie | | Id. | |
| Kenefick | 2 ans | Diphtérie | Intubation | Pas de trachéotomie ; tubard. | |
| Von Lénart | enfant | Laryngite hypoglottique | Intubation | Trachéot. secondaire | |
| Levrey | 3 ans 1/2 fille | | | Trachéotomie | |
| Lipscher | 22 ans | | Intubation | Trachéotomie secondaire | |
| Long | 6 ans | Diphtérie | | Trachéotomie primitive | |

| NATURE ET SIÈGE de la sténose | | TRAITEMENT | DURÉE du traitement et résultats | BIBLIOGRAPHIE |
|---|---|---|---|---|
| Cicatricielle | Non cicatricielle | | | |
| Occlusion cicatricielle | | Essais de tubage sans succès | Mort par tuberculose miliaire | Correspond. f. Schweitzer Aerzte, 1900 n° 17 |
| | | Intubation | 5 mois ; guérison ; décanulement. | Thèse de Paris, 1897 |
| | | Intubation | Un mois ; guérison | Soc. de laryng de Berlin, janvier 1893 |
| | Granulations glottiques et sous-glottiques | Intubation | Guérison totale ; dans 1 cas en 2 mois | Zweite Versammlung Suddeutscher laryng. Heidelberg, 4 juillet 1895 |
| | Granulations gonflement sous-glott., adduction des cordes | Intubation (tubes de caoutchouc durci à fixation trachéale) | Guérison complète ; durée la plus courte 5 semaines dans 3 cas | Id. |
| | Id. | id. | Mort par asphyxie au cours du traitement | Id. |
| Excroissances sous-glott. et sténose trach. | | id. | 3 ans. La guérison définitive n'a pas encore été obtenue | Id. |
| | | Intubation | Six mois ; guérison | Acad. de médec. de New-York, 27 déc. 1899 |
| | Bourrelets s.-glottiques | Intubation | 6 mois ; décanulement, 2 mois après récidive, de nouveau canulard. | Soc. hongroise de laryngologie, 6 oct. 1898 |
| | | Intubation | Décanulement mais retour des accidents de suffocation obligeant à remettre la canule | Journal clinique infantile, 14 nov. 1895 |
| Tumeur sous-glottique (ni syphilis, ni tuberculose) | | Intubation (tubes en ébonite) | Guérison ; décanulement | Soc. méd. hongroise, 30 janvier 1906 |
| Sténose cicatricielle cricoïdienne | | Intubation | 129 jours ; guérison | The Lancet, 25 juillet 1903 |

| AUTEURS | AGE et sexe | NATURE de la maladie | INTUBATION | TRACHÉOTOMIE Primitive Haute Basse | Secondaire Haute Basse |
|---|---|---|---|---|---|
| Massei | Femme 29 ans | Syphilis | | Trachéotomie; canularde | |
| Massei | Homme 50 ans | Syphilis | Intubation | Trachéot. secondaire | |
| E. Meyer | Enfant | Diphtérie | | Trachéot. primitive | |
| Navratil | 15 ans | Laryngite sous-glottiq. | | Trachéot. primitive | |
| Navratil | 13 ans | Laryngite sous-glottiq. | Intubation | Pas de trachéotomie; tubard | |
| O'Dwyer | 7 ans | Diphtérie à 3 ans | Intubation de 2 mois | Pas de trachéotomie | |
| Payson Clarck | plus. observ. | | Intubation | | |
| Pieniazeck | 6 ans fille | Diphtérie | | Trachéotomie haute | |
| Pieniazeck | 4 ans garçon | Diphtérie | Intubation | Trachéotomie secondaire | |
| Ritter | Enfant | Diphtérie | Intubation de six semaines | Trachéotomie secondaire | |
| Rosemberg | Adulte | Syphilis | | Trachéotomie | |
| Rosemberg | Adulte | Périchondrite aryténoïdien. | | Trachéotomie | |
| De Roaldès | 41 ans | | | Trachéotomie | |
| Ründström | 42 obs. | | | | |

| Nature et siège de la sténose | | Traitement | Durée du traitement et résultats | Bibliographie |
| Cicatricielle | Non cicatricielle | | | |
| --- | --- | --- | --- | --- |
| Périchondrite cricoïdienne | | Intubation | Guérison décanulement | Thèse de Sargnon, p.399 |
| Id. | | Intubation | 35 jours ; guérison ; décanulement | Thèse de Sargnon, p. 400 |
| | | Intubat. (tubes d'O'Dwyer modifiés) tubes de caoutchouc avec noyau de métal. | Temps inconnu, décanulement, guérison | Soc. de laryng. de Berlin, 22 mars 1907 |
| | Bourrelets sous-glottiques | Intubation | Amélioration au bout de 15 jours. Fente sous-glottique plus large. Pas d'autres résultats. | Soc. hongroise de laryng.. 24 février 1898 |
| Sténose sous-glottique | | Intubation d'O'Dwyer | Résultat partiel obligation de tuber de temps en temps. | Soc. hongroise de laryng.. 31 mai 1900 |
| Sténose sous-glottique 4 ans après | | Intubation (tube de gélatine alunée). | 79 jours, guérison | Arch. of. Pediatrie, juillet 1897 |
| Sténoses cicatricielles | | Intubat. prolongée | | 24ᵉ Associat. Amer. de laryng., 26 mai 1902 |
| | Granulations sous-glottiques | Intubation (tubes triangulaires) 3 tubages de 10 jours. | 1 mois, guérison | Monatsch. f. Ohrenheil., 1899, n° 12 |
| Cicatrice ; adduction des cordes | | Intubat. (tubes triangulaires) un seul tubage de 10 jours. | 10 jours, guérison | Monatsch. f. Ohrenheilk. 1899, n° 12 |
| Sténose cicatricielle | | Intubation | Guérison totale | Assemblée des médecins allemands de Prague, 25 avril 1902 |
| Périchondrite cricoïdienne | | Tubes de Schrœtter ; tubage | Plusieurs années, guérison | Soc. de laryng. de Berlin, 1892 |
| Périchondrite aryténoïdien. | | Intubation de 3 jours | Amélioration | Soc. de laryng. de Berlin, 1892 |
| Soudure membraneuse des cordes | | Sonde de caoutchouc. Tubes de Schrœtter. Tubes d'O'Dwyer. | Pas de résultat indiqué | Thèse de Sargnon, p. 120 |
| Sténoses chroniques | | Intubation | Respirat. norm. 32 Amélioration 5 Insuccès 1 Mort 4 | Arch. Semon. 1899. Centralblatt. 1900 |

| AUTEURS | AGE et sexe | NATURE de la maladie | INTUBATION | TRACHÉOTOMIE Primitive Haute Basse | Secondaire Haute Basse |
|---|---|---|---|---|---|
| Shmiegelow | Toute une série de cas | Syphilis ou non | | Trachéotomie ; canulards depuis plusieurs années | |
| Shmiegelow | garçon 6 ans | | Intubation | Trachéotomie secondaire ; canulard depuis 3 mois. | |
| Shmiegelow | 4 ans | | Intubation | Trachéotomie secondaire ; canulard depuis 3 mois. | |
| Shmiegelow | 2 ans 1/2 | | | Trachéotomie canulard depuis 7 mois | |
| Shmiegelow | 2 ans | | | Trachéotomie, canulard | |
| W. K. Simpson | Adulte | | | Trachéotomie, canulard | |
| Tomasi Lucia | 4 ans | Diphtérie | Intubation | Pas de trachéotomie ; tubard | |
| R. Vargas | Femme 33 ans | | | Trachéotomie primitive basse | |
| Wachod | | | Intubation | Trachéotomie basse | |
| Wolkowitsch | 17 ob-serva-tions. | Causes diverses | | | |
| Zwillinger | 21 ans femme | Plaie du larynx | | Trachéotomie | |

| NATURE ET SIÈGE de la sténose | | TRAITEMENT | DURÉE du traitement et résultats | BIBLIOGRAPHIE |
|---|---|---|---|---|
| Cicatricielle | Non cicatricielle | | | |
| Périchondrite cricoïdienne | | Intubation | Excellents résultats | Soc. de laryng., 5 mai 1902 |
| Sténose cicatricielle | | Intubation | Un an, guérison | Monats. f. Ohrenheilk., 1892 |
| Sténose cicatricielle | | Intubation | 15 jours, guérison | Id. |
| | | Intubation | Un mois. Mort par asphyxie à la suite d'autoextubation | Id. |
| | | Intubation | Guérison | Id. |
| | | Intubation en laissant la canule | 3 jours, guérison | Acad. de méd. de New-York, 25 janvier 1899 |
| Périchondrite cricoïdienne avec ulcération | | Intubation prolongée | 3 mois de tubage. Mort subite à la suite d'autoextubation. | Arch. di otologia, nov. 1903 |
| Membrane sous-glottique très sténosante | | Intubation, tubes de Bayeux | 25 jours, guérison, restitutio ad integrum | Boletin di laryngologia, février 1901 |
| Sténose cicatricielle | | Intubation | Pas de résultat connu | Prague Med Wochenschr. 1900. n° 49 |
| Sténoses chroniques | | Intubation | 4 succès définitifs durée de 4 jours à 4 mois. | Pirogov Congrès de Moscou, 10 janv. 1902 |
| Diaphragme fibreux au niveau de la cicatrice | | Tubes d'O'Dwyer | Guérison | Société hongr. de laryngolog., 25 mai 1899 |

*2° Malades traités par les autres méthodes. (Canules dilatatrices.*

| AUTEURS | AGE et sexe | NATURE de la maladie | INTUBATION | TRACHÉOTOMIE Primitive Haute Basse | Secondaire Haute Basse |
|---|---|---|---|---|---|
| Ausset | 5 ans fille | Diphtérie | Intubation | | Trachéot. secondaire; canulard |
| Boulai (de Rennes) | 15 ans | Fracture du larynx | | Trachéot. primitive; canulard | |
| Boulay | 14 mois | | Intubation de quelques heures | | Trachéot. secondaire; canulard |
| Boulay | 4 ans 1/2 fille | Diphtérie douteuse | 7 intubations | | Trachéot. secondaire; canularde pen 7 mois |
| Bowlby | 18 ans | Laryngo-typhus | | Trachéot. primitive; canulard | |
| Capart | Adulte | | | Trachéot. primitive; canulard depuis 2 ans | |
| Chassaignac | Adulte | Laryngo-typhus | | Trachéot.; canulard. | |
| Chiari | Homme 19 ans | Diphtérie 7 ans auparavant | | Trach. basse canulard | |
| Czermack et Balassu | Adulte | | | Trachéot.; canulard | |
| Dechange | Adulte | | | Trachéot.; canulard | |
| Deguy | 4 ans 1/2 | Rougeole, diphtérie | Tubage 9 jours | | Trachéot. secondaire |
| Ebstein | 23 ans homme | Diphtérie à 5 ans | | Trachéot.; canulard | |
| Filding Taylor | Enfant | | Intubation (tubes trop gros) | | |

*Bougies. Sondes en gomme. Béniqués. Cathéters métalliques ou en ébonite.)*

| NATURE ET SIÈGE de la sténose | | TRAITEMENT | DURÉE du traitement et résultats | BIBLIOGRAPHIE |
|---|---|---|---|---|
| Cicatricielle | Non cicatricielle | | | |
| | | Cathéters de Schrœtter | Aucun résultat | Galatti (Intub. Gesch., 1902). page 91. |
| Sténose cicatricielle | | Tubes de Schrœtter à deux reprises et à un an d'intervalle | 6 mois 1/2, décanulement, guérison. | Arch. intern. de laryngol., 1899. |
| Rétrécissem. sous-glott. | | ondes dilatatrices, cautérisations au nitrate d'argent par voie trachéale. | Bon résultat. | Soc. de laryng. de Paris, 12 avril 1907. |
| | Tuméfaction sous-glottiq. | Bougies fines, sondes métalliques. tubes de Schrœtter. | 2 ans, guérison. | Semaine méd., 1899. |
| | Gonflement laryngé | Dilatation laryngée | 2 mois, insuccès. | Soc. de laryng. de Londres, nov. 1895. |
| Laryngo-sténose grave | | Dilatation par la méthode de Schrœtter. | L'enfant peut respirer 8 à 10 min. en bouchant sa canule. | Acad. de méd. belge, 1880. |
| Sténose grave | | Cathétérisme de haut en bas par tubes de caoutchouc vulcanisé. | | Thèse de Malfilâtre 1885. |
| Sténose trachéale (3°, 4° 5° anneau). | | Dilatation méthodique avec cathéters élastiques introduits par un mandrin. | Dilatation presque complète. | Thèse de Sargnon, p. 477. |
| | | Cathétérisme laryngé rétrograde. | Insuccès | Thèse de Malfilâtre, 1885. |
| | | Cathétérisme laryngé rétrograde. | Insuccès. | Thèse de Malfilâtre, 1885. |
| | Œdème sous-glottique | Sondes métalliques, d'abord 2 fois par semaine, puis 1 fois pendant un an, puis très irrégulièrement pendant 3 ans. | Le rétrécissement est devenu presque infranchissable. État général mauvais. Mort par tuberculose. | Bull. de la Soc. de Pédiatrie, 1902. |
| Occlusion cicatricielle cricoïdienne | | Canule de Siœrck à deux branches. | Traitement abandonné. | Soc. Viennoise de laryngol., 2 juin 1898.. |
| Sténose laryngée | | Dilatation progressive longtemps continuée. | Guérison. | New-York méd., 16 sept. 1905. |

| AUTEURS | AGE et sexe | NATURE de la maladie | INTUBATION | TRACHÉOTOMIE Primitive Haute Basse | Secondaire Haute Basse |
|---|---|---|---|---|---|
| Franck | Adulte | Laryngo - ty - phus | | Trachéot. ; ca- nulard | |
| Franck Donaldson | Femme 34 ans | Dipthérie | | | |
| Garel et Coignet | Homme 59 ans | Syphilis | Dilatation par tubes de Schrœtter avant trachéotomie | | Trachéot. se- condaire ; ca- nulard |
| Gerhardt | Adulte | Laryngo - ty - phus | | Trachéot. : ca- nulard | |
| Gougenheim | Homme 43 ans | Syphilis | | Trachéot. ; ca- nulard | |
| Göbell | | Fracture du larynx | | | |
| Hagenbach | 4 ans 1/2 garçon | | | Trachéot. ; ca- nulard | |
| Hering | 36 obser- vations | Causes diver- ses | | Trachéot.: ca- nulards | |
| Jaboulay | | | | Trachéot. ; ca- nularde | |
| Jacobson | Adulte | Syphilis | | Trachéot.: ca- nularde | |
| Kohler | 15 obser- vations | Causes diver- ses | | | |

| NATURE ET SIÈGE de la sténose | | TRAITEMENT | DURÉE du traitement et résultats | BIBLIOGRAPHIE |
| --- | --- | --- | --- | --- |
| Cicatricielle | Non cicatricielle | | | |
| Sténose laryngée | | Dilatation avec des sondes par cathétérisme rétrograde. | 4 mois; insuccès. | Th. de Paris, 1865. |
| Diaphragme sous-glottique | | Dilatation par les tubes de Schrœtter. | Guérison. | Laryngological Society of London, 13 oct. 1893. |
| Sténose laryngée | | Canule fenêtrée, dilatation par la méthode de Schrœtter. | Insuccès, reste canulard. | Thèse de Sargnon, p. 393. |
| Périchondrite typhique | | Cathétérisme rétrograde avec un dilatateur à 2 branches. | Insuccès. | Thèse de Malfilâtre, 1885. |
| | | Dilatation avec pince de Fauvel, puis sondes en caoutchouc durci, puis bougies métalliques de Schrœtter. | 6 mois. Dilatation laryngée totale. Le malade respire avec sa canule fermée, mais ne peut être décan. | Soc. de Chir. de Paris, juin 1889. |
| Sténose trachéale | | Bougies de Schrœtter | | Deutsche Zeit. f. Chir., LXXVIII, 4-6. |
| | | Dilatation méthodique, seconde trachéotomie. | Guérison. | Galatti (intub. Gesch., 1902). p. 91. |
| | | Dilatation par la méthode de Schrœtter. | 8 succès : 4 fois canule enlevée trop tôt, accès de suffocation a retardé le résultat. 10 cas : Lumière du larynx normale, impossibilité de décan. 18 cas : Insuccès total, pas de dilatation laryngée efficace. | Congrès de Londres, 1881. |
| | Sténose fonctionnelle | Dilatation avec olives de Schrœtter. | Guérison. | Thèse de Sargnon, p. 471. |
| | | Méthode de Schrœtter. | 8 mois, insuccès total. | Arch. f. Clin. chir., 1885. |
| Sténoses cicatricielles | | Dilatation à l'aide de cathéters de caoutchouc durci. | En général bons effets, résultats meilleurs que la laryngofissure. | Wiener klin. Randschau, 1903 |

| AUTEURS | AGE et sexe | NATURE de la maladie | INTUBATION | TRACHÉOTOMIE Primitive Haute Basse | Secondaire Haute Basse |
|---|---|---|---|---|---|
| Kortaweg | 2 ans garçon | Diphtérie | | Trachéot. ; canulard | |
| Koschier | 3 ans | Diphtérie | | | |
| Lambert Lack | Enfant | Diphtérie | Intubation | | Trachéot. secondaire |
| Liston | Adulte | Traumatisme | | Trachéotomie | |
| Lublinski | Homme 19 ans | Diphtérie à 2 ans | | Trachéotomie | |
| Lublinski | Homme 20 ans | Plaie du larynx | | Trachéot. ; canulard | |
| Malfilâtre | Adulte | | | Trachéot. ; canulard | |
| Malfilâtre | Adulte | | | Trachéot. ; canulard | |
| Perez Moreno | Adulte | Syphilis | | Trachéot. ; canulard | |
| Navratil | 24 ans | Plaies du larynx | | Trachéot. ; canulard | |
| Navratil | 37 ans | Laryngite hypertrophique sous-glottiq. | | Trachéot. ; canulard | |
| Norris Wolfenden | 43 ans | Laryng. chronique simple | | Trachéot. ; canulard | |
| Pfeifer | Adulte | | | Trachéot. ; canulard | |
| Picqué | | | | Trachéot. ; canulard | |

| NATURE ET SIÈGE de la sténose | | TRAITEMENT | DURÉE du traitement et résultats | BIBLIOGRAPHIE |
| Cicatricielle | Non cicatricielle | | | |
| --- | --- | --- | --- | --- |
|  | Granulations laryngo-tra- chéales | Intubation rétrograde avec drains de caoutchouc. | Guérison totale. | Ned Tjasch v. Genusk., 1903, p. 1090 |
| Sténose laryngée |  | Dilatation progres- sive par les drains, procédé de Maydl. |  | Soc. Viennoise de laryng., 4 fév. 1897. |
|  | Granulations laryngées | Dilatation tubes d'O' Dwyer, puis pince courbe dilatatrice. | 5 mois, guérison. | Soc. de laryng. de Londres, 2 juin 1899. |
| Laryngo-sté- nose cicatri- cielle |  | Cathétérisme laryngé rétrograde. | 2 mois 1/2, guérison. | Thèse de Mal- filàtre, 1885. |
| Rétréciss. tra- chéal au ni- veau de la ci- catrice de l'ancien. tra- chéotomie |  | Cathétérisme dilata- teur, 18 séances. | Guérison. | Soc. de méd. de Berlin, 15 juin 1887. |
|  | Bourgeons charnus trachéaux | Dilatation progres- sive. | Guérison. | id. |
|  |  | Béniqué dilatateur méthode de Schrœt- ter. | 3 mois, améliora- tion notable. | Thèse de Mal- filàtre, 1885. |
|  |  | Béniqué dilatateur. | 2 mois 1/2, insuccès. | id. |
|  |  | Dilatation laryngée, 16 séances. | Le malade peut res- pirer avec la canule fermée, mais ne peut être décanulé | Soc. de laryng. de Madrid, 3 mai 1899. |
| Ankylose ci- catricielle des aryténoïdes |  | Dilatateur de Navra- til. | Insuccès, reste ca- nulard. | Soc. de laryng. Hongroise, 23 octob. 1894. |
| Occlusion ci- catricielle du larynx |  | Bougirage élastique. | Insuccès. | Soc. de laryng. Hongroise, 24 fév. 1898. |
| Œdème des replis aryté- no-épiglotti- ques, nécrose du cricoïde, périchondrite |  | Dilatation avec dila- tateur à trois bran- ches de Mackenzie. | Guérison, décanu- lement. | British Med. Journal, 14 avril 1888. |
|  |  | Cathétérisme laryngé rétrograde. | Insuccès. | Thèse de Mal- filàtre, 1885. |
|  |  | Dilatation laryngée (par Gougenheim). | Guérison. 3 ans après, respiration parfaite. Auto- plastie de la plaie trachéale. | Soc. de Chir. de Paris, 27 déc. 1893. |

| AUTEURS | AGE et sexe | NATURE de la maladie | INTUBATION | TRACHÉOTOMIE Primitive Haute Basse | Secondaire Haute Basse |
|---|---|---|---|---|---|
| Petel | Adulte | Syphilis | | Trachéot. ; ca-nulard | |
| Petel | 45 ans | Syphilis | | Trachéot. ; ca-nulard | |
| J. Roux | Enfant | Dipthérie | | Trachéot.; ca-nulard. | |
| Ruault | 30 ans homme | Syphilis | | Trachéot.d'ur-gence | |
| Ründström | 28observations | Causes diver-ses, syphilis, sclérome,etc. | | | |
| Ründström | 20observations | Id. | | Trachéot. ; ca-nulards | |
| Schiffers | Adulte | Laryngo-ty-phus | | Trachéot.; ca-nulard | |
| Schrœtter | Adulte homme | Sclérome la-ryngo-tra-chéal. | | Trachéot. ; ca-nulard depuis plusieurs an-nées | |
| Schrœtter | 11observations | Presque tous syphilitiques | | | |
| Sokolowski | Femme 54 ans | | | Trachéot. ; ca-nularde | |
| Stœssel | Homme 28 ans | Plaie laryngée | | Trachéot. ; ca-nulard | |
| Thost | 7 ans | | | Trachéot.; ca-nulard | |
| Urunuela | 60 ans homme | Fracture du larynx | | Trachéot. ; ca-nulard | |
| Vergniaud | Adulte | Laryngo-ty-phus | | Trachéot. ; ca-nulard | |

| Nature et siège de la sténose | | Traitement | Durée du traitement et résultats | Bibliographie |
| Cicatricielle | Non cicatricielle | | | |
|---|---|---|---|---|
| Laryngo-sténose syphil. | | Cathétérisme au béniqué pendant 2 mois, méthode de Schrœtter. | 1 an. Le malade peut respirer la canule bouchée, ne peut être décanulé. | Soc. Méd. de Rouen, 1885. |
| Laryngo-sténose syphil. | | Dilatation aux béniqués. | 5 mois, légère amélioration. Pas de décanulement. | Thèse de Malfilâtre, 1885. |
| | | Cathétérisme de haut en bas. | Insuccès. | id. |
| Chondrite et périchondrite cricoïdienne | | Olives de Schrœtter | Résultat nul. | Société d'oto-rhino-laryng. de Paris, 5 mai 1902. |
| Sténoses cicatricielles | | Dilatation avec les cathéters laryngiens de Schrœtter. | Respir. normale 20<br>Amélioration 5<br>Insuccès 1<br>Mort 2 | Arch. Semon, 1899. |
| 50 % de sténoses cicatricielles graves | | Dilatation par les olives de Schrœtter. | Respiration normale 13<br>Amélioration 6<br>Insuccès 1 | id. |
| | Adduction des cordes, luxat. des aryténoïdes | Dilatation | Le malade garde sa canule. | Soc. de Méd. de Liège, juillet 1886. |
| Sclérome laryngo-trach. | | Cathéters de Schrœtter, le malade se cathétérise lui-même. | Reste canulard. | Monats. f. Ohrenheil., mai 1895. |
| Périchondrite | | Dilatation par les olives de Schrœtter. | Guérison totale | Annales de Lermoyez 1876 |
| Soudure sous-glottique | | Dilatation progressive. | Améliorat. rapide. | Intern. klin. Rundschau, nᵒˢ 19 et 20, 1890 |
| | | Dilatation de bas en haut par des drains et des sondes. | Guérison, décanulement. | Thèse de Sargnon, p. 115. |
| Sténose laryngée | | Dilatation avec des bougies coniques en gomme, puis bougies métalliques. | | Thèse de Sargnon, p. 114. |
| Sténose glottique | | Dilatation avec l'appareil de Browne. | 2 mois de traitement Guérison | Congrès Espagnol de laryngologie, 23 sept. 1899. |
| Périchondrite et ankylose aryténoïdien. | | Dilatation laryngée. | | Revue de laryng., 8 déc. 1894. |

**B. — Traitement par les méthodes sanglantes**

| AUTEURS | AGE et sexe | NATURE de la maladie | INTUBATION | TRACHÉOTOMIE | |
| --- | --- | --- | --- | --- | --- |
| | | | | Primitive Haute Basse | Secondaire Haute Basse |
| Boulay et Boulai | 17 ans | Diphtérie | | Trachéotomie; canulard depuis l'âge de 3 ans | |
| Boulay et Gasne | 23 mois | Corps étranger arête de poisson | | Trachéotomie primitive; canulard | |
| Id. | 18 mois | Corps étranger fragment de liège | | Trachéotomie primitive; canulard | |
| E. Brewer | 11 ans | Papillomes | | Trachéotomie à 5 ans; canulard | |
| Calamida | Femme 28 ans | Tuberculose | | | |
| Calamida | Homme 27 ans | Paralysie des dilatateurs glottiques | | Trachéotomie | |
| Carrié | 5 ans | Laryngite diphtérique | | Trachéotomie; canulard | |
| Collinet | 31 ans homme | Diphtérie à 8 ans | | Trachéotomie; canulard depuis 12 ans 1/2 | |
| Collinet | Adulte femme | Syphilis et tuberculose | | Trachéotomie; canularde | |
| Descos et Deygas | 6 ans 1/2 garçon | Diphtérie | Intubation de 6 jours, puis série d'intubations secondaires | | Trachéotomie secondaire; canulard |

par voie interne suivies ou non de dilatation.

| NATURE ET SIÈGE de la sténose | | TRAITEMENT | DURÉE du traitement et résultats | BIBLIOGRAPHIE |
| Cicatricielle | Non cicatricielle | | | |
|---|---|---|---|---|
| Sténose presque totale | | A 13 ans, dilatation laryngée. Pinces dilatatrices. Sections à l'emporte-pièce. Cautérisation galvanique. Sans aucun succès. Tubes de Schrœtter. Intubation. Électrolyse | Guérison en un an. Décanulement Guérison physiologique complète | Congrès de laryng. de Paris, 3 août 1900 |
| | Corps étranger, bourgeons charnus | Ablation de bourgeons charnus refoulés par la sonde et enlevés à la curette. Cautérisation | Guérison. Décanulement | Annales de laryngol., 1903 |
| | Corps étranger, bourgeons charnus | Ablation de bourgeons charnus et du corps étranger refoulés par la sonde. Cautérisation | 3 mois. Décanulement. Guérison | Id. |
| | Papillomes | Ablation de polypes trachéaux et laryngés | Guérison. Décanulement | New-York méd., 11 fév. 1906 |
| Membrane sténosante glottique | | Incision. Dilatation par tubage | Guérison définitive | Onzième Congrès de lar. Rome, oct. 1907. |
| | | Dilatation rétrograde avec les tubes de Poli | Résultats satisfaisants | Archivia ital. di otologia, 1908, vol. I. |
| | Granulations de la plaie trachéale | Expulsion spontanée par efforts de toux | Guérison. Décanulement | Th. de Paris, 1879 |
| | Atrophie laryng. Saillie d'un aryténoïde en avant et en dedans | Résection du repli aryténo-épiglottique à l'aide de pinces emporte-pièces | Guérison | Soc. franç. de lar., 14 mai 1900 |
| | Excroissances interary-ténoïdiennes | Curettage des excroissances. Dilatateur à 2 branches par la plaie trachéale | Amélioration locale Aggravation de l'état général. Mort par tuberculose pulmonaire | Soc. de lar. Paris, 5 mai 1902 |
| Sténose sous-glottique infranchissable | | Électrolyse puis dilatation au béniqué puis fibrolysine et tubage | L'enfant respire sans canule et sans tube dep. 11 jours après 5 mois de traitement. Larynx très perméable. Mort subite par syncope | Soc. des sciences médic. de Saint-Etienne, 19 déc. 1906 |

| AUTEURS | AGE et sexe | NATURE de la maladie | INTUBATION | TRACHÉOTOMIE Primitive Haute Basse | Secondaire Haute Basse |
|---|---|---|---|---|---|
| Ebstein | 4 ans fille | Diphtérie | | Trachéotomie | |
| Ebstein | | Œdème de la glotte | | Trachéotomie | |
| Echtermeyer | 17 ans | Syphilis | | Trachéoto- mie ; canulard | |
| Egidi | 15 mois fille | Diphtérie probable | | Trachéoto- mie ; canularde | |
| Egidi | 4 ans fille | Diphtérie | | Trachéotomie primitive ; canularde | |
| Egidi | 6 ans | Id. | Intubation de 2 jours | | Trachéotomie secondaire ; canulard |
| Gelesaroff | Adulte homme | Plaie du larynx | | Trachéoto- mie ; canulard | |
| Gerhardt | Enfant | | | Trachéoto- mie ; canulard | |
| Gougenheim et Tissier | Adulte homme | Tuberculose probable | | Trachéoto- mie ; canulard | |
| Golding Bird | 2 ans 1/2 | Diphtérie | | Trachéoto- mie ; canulard | |
| Hamaide | Enfant | Diphtérie | Intubation de 20 jours | | Trachéotomie secondaire |
| Henrichsen | 31 ans | Plaie du larynx | | Trachéoto- mie ; canulard pendant 3 mois | |

| NATURE ET SIÈGE de la sténose | | TRAITEMENT | DURÉE du traitement et résultats | BIBLIOGRAPHIE |
|---|---|---|---|---|
| Cicatricielle | Non cicatricielle | | | |
| | Sténose un mois après par tuméfaction trachéale | Section à la pince coupante puis dilatation | Guérison | Soc. viennoise de laryng., 8 nov. 1900 |
| | Tuméfaction trachéale antérieure | Excision à la pince coupante. Dilatation | Guérison | Soc. viennoise de laryng., 8 nov. 1900 |
| Cicatrice sondant l'épiglotte et le vestibule laryngé | | Plusieurs incisions Intubation | Guérison. Décanulement | Soc. de lar. de Berlin, 19 février 1904 |
| Sténose sous-glottique cicatricielle | | Plusieurs interventions et dilatation forcée | | 3ᵉ Congrès de la Soc. ital. de laryngol. 28 oct. 1897 |
| | Granulations | Excision de granulations par grattage. Pince dilatatrice de Trousseau. Intubation (tubes de Bayeux laissés à demeure) | Guérison totale | Congrès de Rome, 2 oct. 1905 |
| | | Dilatation forcée sous anesthésie. Pinces de Trousseau. Intubation. Sondes flexibles | Guérison totale | Id. |
| Sténose cicatricielle | | Section au ténotome. Dilatation avec sondes élastiques | Guérison | Th. de Montpellier, 1897 |
| | Adduction des cordes | Incisions. Canule fenêtrée | Guérison | Th. de Sargnon, p. 93 |
| | Végétations intralaryngées | Ablation à la pince à deux reprises à cause de récidives | 2 ans. Guérison | Ann. de Lermoyez, 1888, p. 333 |
| | Granulations trachéales | Excision de granulations. Dilatation par tubes de caoutchouc | 16 jours. Guérison | Th. de Sargnon, p. 115 |
| | | Dilatation laryngée. Section du rétrécissement par voie interne. Canule en T placée par voie trachéale | Mort inopinée par fermeture brusque de la canule en T | Presse oto-laryng. belge, n° 8, 1906 |
| Diaphragmes sus-canulaires | | Excision du diaphragme par voie trachéale à la pince de Grunwald. Intubation | Guérison | Nord. méd. Arch., 25 janv. 1906 |

| AUTEURS | AGE et sexe | NATURE de la maladie | INTUBATION | TRACHÉOTOMIE Primitive Haute Basse | Secondaire Haute Basse |
|---|---|---|---|---|---|
| Houel | Adulte | Plaie du larynx | | Trachéotomie ; canulard | |
| Jacobson | 27 ans homme | Syphilis | | Trachéotomie ; canulard | |
| Koch | 42 ans homme | Tuberculose laryngée | | Trachéotomie ; canulard | |
| Lœckardt | Adulte | Laryngo-ty-phus | | Trachéotomie ; canulard | |
| Mackenzie | Homme | Tuberculose | | Trachéotomie ; canulard | |
| Massei | 28 ans femme | Croup douteux à 14 ans | | Trachéotomie | |
| Navratil | Adulte | Laryngo-ty-phus | | Trachéotomie ; canulard | |
| Parker | 32 ans | Laryngite hypertro-phique | | Trachéotomie | |
| Poyet | Adulte | Syphilis | | Trachéoto-mie ; canularde | |
| Ritter | 4 ans | Diphtérie | Intubation | | Trachéotomie secondaire |
| Rosemberg | Enfant | Diphtérie | | Trachéotomie ; canulard | |
| Schmiegelow | 2 ans | Papillomes multiples | | Trachéotomie | |
| Schmiegelow | 33 ans | Laryngite hypertro-phique | | Trachéotomie ; canulard depuis 15 ans | |
| Schmiegelow | 6 ans | Diphtérie | | Trachéotomie | |

| Nature et siège de la sténose | | Traitement | Durée du traitement et résultats | Bibliographie |
| Cicatricielle | Non cicatricielle | | | |
|---|---|---|---|---|
| Laryngo-sténose cicatricielle | | Incision au ténotome. Dilatation rétrograde | 4 mois. Canule supprimée puis autoplastie | Th. de Malfilâtre, 1885 |
| | | Incision par voie interne. Méthode de Schrœtter | 5 ans. 1/2. Décanulement. Autoplastie | Arch. f. klin Chir., 1885 |
| | | Cautérisation puis curettage | Insuccès. Malade reste canulard | Th. de Sargnon, p. 459 |
| | | Dilatation laryngée sans succès. Ablation d'une partie des cordes vocales et du cartilage aryténoïde | Guérison définitive | New-York méd., 30 juin 1900 |
| | Œdème et végétations vestibulaires | Cautérisations. Ablations de végétations | 1 mois. Décanulement | British med. Journ., 4 fév. 1888 |
| Diaphragme membraneux sous-glottique | | Incision au couteau laryngien à deux reprises. Séances de dilatation | Guérison | Arch. ital. di laryng., avril 1892 |
| Atrésie totale cricoïdienne | | Deux fois incision de la membrane | Pas de décanulement mais grosse amélioration ; le succès est attendu | Soc. hongr. de laryngol., 28 nov. 1901 |
| Sténose cicatricielle | | Electrolyse. Ablation de petites portions de tissu cicatriciel à la pince | Amélioration. Plusieurs récidives | Soc. de lar. de Londres, 3 mars 1899 |
| Occlusion membraneuse du larynx | | Dilatation progressive. Plusieurs incisions, récidives | Insuccès, reste canularde | Société de lar. française, 5 mai 1902 |
| | Granulations laryngées | Excision des granulations | Guérison | Wien. Méd. Woch., n° 43 1903 |
| | Végétations de la région canulaire | Curettage des végétations | Guérison. Décanulement | Soc. de Berlin, 10 mars 1893 |
| | Papillomes | Ablation avec la pince et à l'aide de la spatule de Killian | Larynx perméable mais récidives | Arch. intern. de laryngol., juillet 1907 |
| | Polypes laryngés | Ablation d'un polype, tubage | Mort après 20 jours avec fièvre et bronchite | Monat. f. Ohrenheil., 1892 |
| Sténose cicatricielle | Végétations | Excision de végétations à la pince et à l'aide de la spatule de Kirstein, perforation d'un diaphragme, dilatation | Guérison | Soc. danoise de laryngol., 2 mai 1906 |

| AUTEURS | AGE et sexe | NATURE de la maladie | INTUBATION | TRACHÉOTOMIE Primitive Haute Basse | Secondaire Haute Basse |
|---|---|---|---|---|---|
| Solis Cohen | Adulte | Tuberculose | | Trachéotomie | |
| Van der Wilden-berg | 18 mois | Papillomes laryngés | | Trachéotomie | |

## C. — Traitement par les méthodes sanglantes par voie externe

| AUTEURS | AGE et sexe | NATURE de la maladie | INTUBATION | TRACHÉOTOMIE Primitive Haute Basse | Secondaire Haute Basse |
|---|---|---|---|---|---|
| Alapi | 6 ans 1/2 | Diphtérie | Intubation de 10 jours | | Trachéot. secondaire, canulard |
| Baudrand | 5 ans 1/2 garçon | | Intubation d'une semaine | | Trachéot. secondaire |
| Bayeux | deux observ. | | Tubages multiples | | Trachéot. secondaire |
| Beco | Enfant 4 ans 1/2 | Papillomes diffus | | Trachéot. | |
| Sophus Bentzen | 4 ans | Diphtérie | | Trachéot. haute cricoïdienne | |
| Sophus Bentzen | 6 ans | Diphtérie | | Trachéot primitive ; canulard | |
| Bokay | 2 ans 1/2 garçon | Diphtérie | Intubation de 200 heures | | Trachéot. secondaire |
| Bokay | 2 ans 1/2 fille | Diphtérie | Intubation de 400 heures | | Trachéot. secondaire ; canularde pendant 8 mois |

| Nature et siège de la sténose | | Traitement | Durée du traitement et résultats | Bibliographie |
| --- | --- | --- | --- | --- |
| Cicatricielle | Non cicatricielle | | | |
| Sténose cicatricielle | | Incision d'une portion indurée. Dilatation | Mort par généralisation tuberculeuse | Assoc. laryng. américaine, sept. 1888 |
| | Papillomes | Excision de papillome avec la pince de Killian et le tube-spatule | Guérison. Décanulement | Archives de Chauveau, 1907 |

**avec ou sans dilatation consécutive avec ou sans plastique.**

| Nature et siège de la sténose | | Traitement | Durée du traitement et résultats | Bibliographie |
| --- | --- | --- | --- | --- |
| Sténose sous-glottique cicatricielle | | Laryngotomie partielle avec excision. Dilatation (fils de soie, bougies). Nouvelle laryngotomie, greffes de Thiersh. Intubation. | 2 ans ; guérison | New-York Med. Journal, 26 janvier 1901 |
| Occlusion cicatricielle | | Laryngofissure, excision. Dilatation. | Insuccès ; reste canulard. | Galatti (intub. Gesch., 1902, p. 69). |
| Sténose cricoïdienne | | Crico-trachéotomie dilatation. | | Semaine Médicale, 1899 |
| Papillomes | | 2 thyrotomies ; fissure totale de la trachée. | Guérison | Société belge de laryng., juin 1901 |
| Sténose sous-glottique | | Trachéot. basse. Laryngofissure. Canule de Mikulicz. Intubation. | 3 ans ; respire avec canule fermée | Ugerkrift for Lœger, 1904, n° 27-28 |
| Sténose sous-glottique | | Trachéot. basse. Laryngofissure. Canule en verre. Intubation. | Un an ; respire avec canule fermée | Id. |
| Atrésie cicatricielle | | Laryngotomie. Sutures. Intubation. Nouvelle laryngotomie. Canule fenêtrée. Intubation. | Sept mois ; guérison | Arch. de Med. Infantile, 1901 |
| Sténose cicatricielle sous-cricoïdienne | | Laryngotomie, excision. Intubation. | 1 an 1/2 ; guérison totale | Congrès de Moscou, 1897 |

| AUTEURS | AGE et sexe | NATURE de la maladie | INTUBATION | TRACHÉOTOMIE Primitive Haute Basse | Secondaire Haute Basse |
|---|---|---|---|---|---|
| Bokay | 5 ans garçon | Diphtérie | Intubation de 12 jours | | Trachéot. secondaire |
| Bokay | 5 ans garçon | | Intubation de 200 heures | | Trachéot. secondaire |
| Bokay | 5 ans | | Intubation de 135 heures | | Trachéot. secondaire |
| Boulay | 5 ans garçon | Diphtérie | 11 intubations | | Trachéot. secondaire |
| Bosio | Enfant | | | Trachéot.; canulard | |
| Braden Kyle | 6 ans garçon | Diphtérie | | Trachéot.; canulard depuis 9 mois | |
| Tilden Brown | Enfant | | Intubation | | Trachéot. canulard |
| Calamida | Homme 43 ans | Sténose cicatricielle sous-glott. traitée auparavant par l'intubat. | Intubation primitive | | Trachéot. secondaire; canulard |
| Castex | 30 ans femme | | | Trachéot.; canulard | |
| Comba | 5 ans | Diphtérie | | Trachéot.; canulard depuis 7 mois | |
| Cosh | 14 ans garçon | Papillomes | | Trachéot.; canulard | |

| NATURE ET SIÈGE de la sténose | | TRAITEMENT | DURÉE du traitement et résultats | BIBLIOGRAPHIE |
|---|---|---|---|---|
| Cicatricielle | Non cicatricielle | | | |
| Atrésie totale | | Laryngotomie, section du rétrécissement. Dilatation par des fils de soie. Puis intubation. Nouvelle laryngotomie. Puis intubation. Dilatateurs de Schrœtter, de Stœrck. A deux reprises curetages. | Résultat imparfait. La sténose existe encore | Arch. de Méd. Infantile, 1901 |
| | | Laryngotomie. Intubation. | Plusieurs mois ; pneumonie | Arch. de Méd. Infantile, 1901 |
| | | Laryngotomie. Intubation. | Plusieurs mois; Mort. Œdème de la glotte et pneumonie | Arch. de Méd. infantile, 1901 |
| Sténose sous-glottique | | Laryngofissure. Excision. Suture immédiate. Cathétérisme, bougies dilatatrices. | 5 mois. Pas de décanulement. | Congrès de Moscou, 1897 |
| | Granulations sus-canulaires | Laryngotomie. Excision de polypes. | Décanulement. Guérison. | Soc. Ital. de laryng., oct. 1899 |
| Sténose glottique | | Incision par voie externe. Dilatation. Dilatateurs. Tubage. Thyrotomie. Excision. | Guérison. | Ass. Americ. de laryng., 1906 |
| Sténose | | Thyrotomie, excision | Mauvais résultat. Pas de décanulement. | In John Rogers (Am. J. of the M. Science, nov. 1905). |
| Sténose cicatricielle ; récidive | | Laryngofissure | Guérison, décanulement | Arch. ital. di otologia, 1908, vol. I |
| Diaphragme sous-glottique | | Thyrotomie. Sections multiples du diaphragme. Dilatation avec pinces de Laborde, puis par tubes de Shrœtter. | Pas de décanulement, cependant dilatation très efficace | Th. de Fortunet, Paris, 1899 |
| | Eperon trachéal, granulations | Laryngotomie. Excision. Tubes d'O' Dwyer. Sondes. | Guérison totale | Acad. medico-fisica florantina, juin 1900 |
| Cicatrice due à l'ablation des papillomes | | Excision de la cicatrice. Greffes de Thiersh. Intubation | Guérison totale | Ann. of Surgery, nov. 1901 |

| AUTEURS | AGE et sexe | NATURE de la maladie | INTUBATION | TRACHÉOTOMIE | |
| --- | --- | --- | --- | --- | --- |
| | | | | Primitive Haute Basse | Secondaire Haute Basse |
| Dolbeau | | | | Trachéot. ; ca-nulard | |
| Dundas Grant | 18 ans | Typhoïde | | Trachéot. ; ca-nulard | |
| Egidi | Adulte | Sclérome laryngé | | Trachéot. ; ca-nulard | |
| Egidi | Adulte | Sténose trau-matique | | Trachéot. ; ca-nulard | |
| Fallas | 20 ans, homme | Plaie du larynx | | Trachéot. ; ca-nulard | |
| Fallas | 13 ans | Abcès sous-glottique | | Trachéot. haute ; canu-lard | |
| Fœderl | 6 ans | Plaie tra-chéale | | Trachéot. basse et suture | |
| Galatti | Un an 1/2 | Diphtérie | Intubation de 10 jours ; 213 heures | | Trachéot. secondaire;ca-nulard |
| Garel | Adulte femme | Syphilis pro-bable | | Trachéot. | |
| Gelesaroff | | Plaie du larynx | | Trachéot. ; ca-nulard | |
| Glück. | Deux observ. | Diphtérie. | | Trachéot. ; canulards. | |

| NATURE ET SIÈGE de la sténose | | TRAITEMENT | DURÉE du traitement et résultats | BIBLIOGRAPHIE |
|---|---|---|---|---|
| Cicatricielle | Non cicatricielle | | | |
| | | Laryngofis. Canule dilatat. laryngée. | Insuccès | Th. de Malfilatre, 1885 |
| Périchondrite aryténoïdienne | | Dilatateurs. Tiges de laminaires. Incisions. Intubation. Laryngofissure. Excision. Canule à ailettes. Intubation | Résultat partiel | Soc. de laryng. de Londres 8 mai 1895 |
| | | Laryngotomie. Exc. Ablat. du cricoïde. | Insuccès | Soc. Ital. de lar. oct. 1899. |
| Sténose cricoïdienne | | Laryngotomie. Excision. Ablation du cricoïde. | Insuccès | Id. |
| Sténose laryngée. | | Thyrotomie (Delsaux et Brœckaert) canule dilatatrice. | Résultat nul. | Bull. de la Soc. belge de laryng., 1907. |
| Sténose cricoïdienne. | | Sondes de Schrœtter. Amélioration. Laryngotomie, excision de granulations et du tissu cicatriciel, suture. Intubation (tous les jours). | Amélioration, pas de guérison. | Id. |
| Sténose trachéale cicatricielle. | | Trachéotomie basse. Résection de la cicatrice et de la trachée. Suture des 2 bouts. Tête fléchie. | Guérison. | Klin. Woch., 1897, p. 125. |
| Cicatrice cricoïdienne. | | Excision de granulat par la plaie trachéale. Laryngo-fissure. Excision de la cicatrice. Transplantation cutanée. Dilatation par des drains, par canule de Shorstein. | Insuccès total, reste canulard. | Uber Narbenstrictur nach. Intub., 1896, Wien. |
| Sténose laryngée. | | Insuccès des olives de Schrœtter. Laryngofissure (Rochet et Garel). Mise en place d'une olive de Schrœtter pour dilatation. | Insuccès, reste canulard | Th. de Sargnon, p. 378. |
| Sténose sousglottique. | | Laryngotomie. Excision de la cicatrice. Dilatation. | Malade encore en traitement. | Th. de Montpellier, 1897. |
| Rétrécis. du larynx. | | Plastique, lambeaux ostéo-périostiques pris au sternum. | Guérison | Monats. für Ohrenh., Avril 1904. |

| AUTEURS | AGE et sexe | NATURE de la maladie | INTUBATION | TRACHÉOTOMIE Primitive Haute Basse | Secondaire Haute Basse |
|---|---|---|---|---|---|
| Gougenheim et Guinard | 10 ans garçon | Lupus du larynx | | Trachéot. | |
| Gradenigo | Femme adulte | Abcès péri-trachéal | | Trachéot. | |
| Gradenigo | Adulte | Laryngite sous-glottique | | Trachéot. | |
| R. Gübell | 1 ans 1/2 | Dyspnée datant de la naissance. Syphilis probable | | Trachéot.; canularde depuis l'âge de 2 mois 1/2 | |
| R. Gübell | 4 ans | Rougeole et diphtérie | | Trachéot. primitive; canulard | |
| Hagenbach Burckhardt | 4 ans 1/2 garçon | | Intubation | | |
| Hagenbach Burckhardt | 6 ans garçon | | Intubation | | Trachéot. canulard |
| Hagenbach Burckardt | 4 ans 1/2 | | Intubation | | Trachéot. canulard |
| Hagenbach Burckardt | 2 ans garçon | Diphtérie | Intubation de 5 jours | | Trachéot. canulard |
| Hahn | 22 ans homme | Syphilis | | | |
| Hahn | Adulte | Fracture du larynx | | Trachéot. | |
| Hahn | Adulte | Id. | | Id. | |
| Hahn | Adulte | Id. | | Id. | |
| De Havilland Hall | 25 ans homme | Syphilis | | Trachéot. canulard | |

| NATURE ET SIÈGE de la sténose | | TRAITEMENT | DURÉE du traitement et résultats | BIBLIOGRAPHIE |
| Cicatricielle | Non cicatricielle | | | |
|---|---|---|---|---|
| | | Laryngofissure. | Décanulement. | Ann. Lermoyez août 1897. |
| | Œdème chronique et nécrose. | Laryngofissure. | | Soc. italienne de laryng., 28 oct. 1897. |
| Sténose laryngée. | | Laryngofissure. | Guérison, décanulement. | Soc. italienne de laryng., oct. 1899. |
| | Œdème de la glotte. Granulations. | Laryngotomie. Excision de granulat., dilatation avec les bougies. | Insuccès, reste canulard. | Deutsch. Zeitschr., LXXVIII, 4-6 |
| Rétrécissement cicatriciel cricoïdien. | | 3 laryngofissures successives, chaque fois suivies de dilatation par l'intubation. Transplantation cartilagineuse et cutanée ; plusieurs alertes respiratoires. | 2 ans. Guérison totale. | Id. |
| Sténose cicatricielle. | | 2 laryngofissures avec excision. Dilatation. | 4 ans. Insuccès. | Corresp. für Schw. Aerzte, 1900, n° 17. |
| | | Deux laryngofissures avec excision. Dilatation laryngée. | 4 ans 1/2. Guérison. | Id. |
| Occlusion cicatricielle. | | Laryngofissure. Intubation. | 2 ans 1/2. Guérison. | Id. |
| Sténose sousglottique cicatricielle. | | Laryngofissure. Excision de la cicatrice. Sutures, intubation. | 4 mois. Guérison totale. | Id. |
| Syphilis cicatricielle. | | Hémirésection. laryngée. | Guérison. Le malade porte une canule. | 17e congrès de chir. de Berlin, 1888. |
| Sténose laryngée. | | Laryngofissure. Extirpation de la cicatrice. | Port permanent de la canule. | 17e congr. de Berlin, 1888. |
| Sténose laryngée. | | Laryngofissure. Extirpation de la cicatrice. | Port permanent de la canule. | Id. |
| Sténose totale. | | Excision de tout le larynx. | | Id. |
| | Œdème susglottique. Nécrose laryngée. | Dilatation avec tubes de Schrœtter. Thyrotomie. Dilatation avec des bougies. | Insuccès. Pas de décanulement. | Soc. of London, 8 nov. 1893. |

| AUTEURS | AGE et sexe | NATURE de la maladie | INTUBATION | TRACHÉOTOMIE | |
| --- | --- | --- | --- | --- | --- |
| | | | | Primitive Haute Basse | Secondaire Haute Basse |
| Herczel | 4 ans | Diphtérie | Intubation de 1.115 heures | | Trachéot. secondaire ; canulard |
| Jaboulay et Garel | 28 ans homme | Syphilis | | Trachéot. canulard | |
| Kœnig | 7 ans | | Intubation | | Trachéot. canulard |
| Koschier | 5 ans | Diphtérie douteuse | Intubation longue | | Trachéot. canulard |
| Krause | 36 ans homme | Syphilis | | Trachéot. | |
| Kuttner | | Laryngite sous-glottique | | | |
| Landgraf | Adulte | Syphilis | | Trachéot. | |
| Lefort | | | | Trachéoto-mie ; canulard | |
| V. Lenart | Homme 24 ans | Papillomes multiples | | Trachéoto-mie ; canulard | |
| Lenzmarm | Adulte | Enchondrome laryngé | | Trachéoto-mie ; canulard | |
| Malfilatre | | | | Trachéoto-mie ; canulard | |
| Lüning | Adulte | Laryngo-ty-phus | | Trachéoto-mie ; canulard | |

| NATURE ET SIÈGE de la sténose | | TRAITEMENT | DURÉE du traitement et résultats | BIBLIOGRAPHIE |
|---|---|---|---|---|
| Cicatricielle | Non cicatricielle | | | |
| Sténose cricoï-dienne totale. | | Laryngofissure, exci-sion, greffes de Thiersh. Deuxième laryngofissure, trois mois après, avec excision. Intuba-tion. | 1 an. Guérison. | Bokay, Arch. de médec. infantile, 1901. |
| | | Dilatat. par olives de Schrœtter. Laryn-gofissure avec exci-sion. | Insuccès. | Soc. des sc. médic., de Lyon, 14 juin 1899. |
| Sténose cica-tricielle. | | Résection du rétré-cissem. en totalité. Transplantation d'un lambeau de périoste. | Guérison totale. | Congr. allem. chirurgie, 1897. |
| Sténose tra-chéale. | | Laryngo-trachéoto-mie. Excision de granulations. Un corps étranger. | Guérison. | Soc. viennoise de laryng., 8 nov. 1900. |
| Périchon-drite, nécrose. | | Laryngectomie totale. | Mort. | Soc. de méd. de Berlin, 1888. |
| | Tuméfaction sous-glot-tique. | Laryngofissure; exci-sion. | Récidive. Mort par pneumonie. | Mémoire of-fert au prof. Frænckel. |
| | | Laryngofissure. Dila-tation par la mé-thode de Schrœtter. | Insuccès. | Berlin. klin. Woch., 1888, p. 35. |
| | | Laryngotomie, canule à ailettes. | 3 ans, décanule-ment, guérison. | Thèse de Mal-filatre. 1885. |
| Tumeur sous-glottique | Papillomes | Laryngofissure, exci-sion de la tumeur. Greffes de Tiersh. Pas de dilatation. | 3 mois, guérison. | Société hong. de laryng., 25 mai 1899. |
| Tumeur sous-glottique, infiltration des cordes | | Laryngofissure et ex-cision. | Guérison, | Soc. de laryng. de l'Allem. de l'Ouest, 3 déc. 1899. |
| | | Bougies anglaises, in-succès. Laryngofis-sure. Canule dila-tatrice. | Guérison totale. | Thèse de Mal-filâtre 1885. |
| Sténose cica-tricielle | | Canule fenêtrée, puis sonde métallique, puis sonde en gom-me. Laryngofissure excision ; pas dila-tation. Autoplastie. | 2 ans, guérison totale. | Arch. fur klin. chirurg., 1884, vol. 30, p. 542. |

| AUTEURS | AGE et sexe | NATURE de la maladie | INTUBATION | TRACHÉOTOMIE Primitive Haute Basse | Secondaire Haute Basse |
|---|---|---|---|---|---|
| Von Mangoldt | Femme | Laryngo-ty-phus | | Trachéoto-mie ; canu-larde | |
| Von Zur Mühlen | 18 ans | Diphtérie à 4 ans | | Trachéoto-mie ; canulard depuis 14 ans | |
| Navratil | 3 obser. | Sclérome laryngé | | Trachéoto-mie ; canulards | |
| Navratil | 24 ans | Chondrite hy-pertrophique peut-être sclé-rome | | Trachéoto-mie ; canulard | |
| Navratil | 27 ans | Syphilis | | Trachéotomie haute ; canu-lard. | |
| Navratil | Homme 29 ans | Sclérome | | Trachéoto-mie ; canulard | |
| Navratil | 21 ans | Laryngite aiguë ? | | Trachéotomie intercrico ; canulard | |
| Navratil | | Fibromatose diffuse | | Trachéoto-mie ; canulard | |
| Navratil | 24 ans | | | | |
| Navratil | Homme 32 ans | Syphilis | | Trachéotomie | |
| O'Dwyer | Femme 35 ans | Syphilis | | Trachéoto-mie ; canu-larde | |

| NATURE ET SIÈGE de la sténose | | TRAITEMENT | DURÉE du traitement et résultats | BIBLIOGRAPHIE |
|---|---|---|---|---|
| Cicatricielle | Non cicatricielle | | | |
| | | Laryngofissure et excision. Transplantation d'un cartilage costal. | Suites opératoires bonnes. | 29ᵉ congrès de chirurgie allemande, avril 1900. |
| Sténose cicatricielle (1ᵉʳ anneau trachéal) | | Trachéotomie basse. Laryngofissure. Excision de la cicatrice. | Guérison. | Deutsch. Méd. Wochenschrift, 1902, nᵒ 2. |
| | | Laryngofissures. | Récidive après guérison apparente. | Soc. hongroise d'otologie et laryngologie, 24 février et 3 mai 1898. |
| | | Laryngofissure. | Décanulement, guérison. | Société d'otolaryng. hongroise, oct. 1897. |
| Sténose syphilitique | | Trachéotomie basse. Laryngofissure. Tentatives de dilatation. | | Soc. oto-lary. hong., 1894. |
| Tumeur glottique | | Dilatation (tubes d'O' Dwyer). Laryngofissure et excision. | Amélioration, pas de décanulement. | Soc. oto-laryn. hongroise, 22 mars 1900. |
| | | Intubation impossible. Laryngofissure. Excision. Transplantation cutanée de Thiersh. Larynx bourré de gaze. | Amélioration, pas de décanulement. | Réunion des oto-laryng. hongrois, 1ᵉʳ oct. 1903. |
| | | Laryngofissure. | | Soc. de laryng. de Budapest, 24 mai 1905. |
| Sténose sus-glottique et glottique | | Laryngotomie. Intubation. Nouvelle laryngotomie avec excision. Implantation d'un lambeau périostique et cartilagineux. Intubation. | Guérison. | Réunion des oto-laryng. hongrois, 24 janvier 1903. |
| | | Laryngofissure. Transplantation cutanée. | Guérison. | Assemblée des oto-laryng. hongrois, 30 janvier 1902. |
| | Paralysie des cordes | Trachéolaryngotomie, excision des cordes. Intubation. | 8 mois, guérison. | 62ᵉ congrès de l'Ass. Med. Bristol, 1894. |

| AUTEURS | AGE et sexe | NATURE de la maladie | INTUBATION | TRACHÉOTOMIE Primitive Haute Basse | Secondaire Haute Basse |
|---|---|---|---|---|---|
| A. Peters | Enfant 6 ans | Fibrome du larynx | | Trachéoto-mie ; canulard | |
| Piéniazeck | Fille 2 ans 1/2 | Diphtérie | Intubation | | Trachéotomie secondaire haute |
| Piéniazeck | Fille 5 ans | Diphtérie à 3 ans 1/2 | | | Trachéotomie haute secondaire |
| Poli | Adulte | Sclérome | | Trachéoto-mie ; canulard | |
| Polya | Enfant de 6 ans. | Diphtérie. | Intubation longue. | | |
| Polya | Enfant de 8 ans. | Diphtérie. | Intubation longue. | | |
| Polyak | 15 ans. | Laryngite sous-glottique. | | Trachéot. inférieure. | |
| Polyak | Femme 21 ans. | | | | |
| L. de Ponthière | Homme 5 ans. | Diphtérie. | Intubation 8 jours. | | Trachéot., canulard depuis 2 ans |
| John Rogers | Enfant, 4 ans. | Diphtérie. | Intubation. | | |

| NATURE ET SIÈGE de la sténose | | TRAITEMENT | DURÉE du traitement et résultats | BIBLIOGRAPHIE |
|---|---|---|---|---|
| Cicatricielle | Non cicatricielle | | | |
| | | Cricotomie. Ablation d'un fibrome d'une corde. Récidive. Thyrotomie. Nouvelle excision. | Guérison | Soc. laryng. de Londres, 8 mars 1907, p. 597. |
| | Granulations sous-glott., adduction des cordes. | Intubation sans effet pendant un an. Deux laryngofissures suivies d'intubation pendant un mois. | Une année (traitement interrompu par coqueluche), guérison. | Monatsch. für Ohrenheilk., 1899, n° 12. |
| Soudure laryngée cicatricielle | | Deux laryngofissures à un an d'intervalle suivies d'intubation (tubes triangulaires). Dilatateurs de Thost et de Schrœter, plusieurs excisions. | Un an, guérison. | Verengerungen, p. 364. |
| | | Laryngofissure. Excision; après 2 ans *récidive*. Nouvelle laryngofissure. | Guérison, décanulement. L'auteur croit à une nouvelle récidive possible. | Société ital. de laryng., oct. 1899. |
| Sténose cicatricielle cricoïdienne. | | Laryngofissure. Excision. Transplantat. cutanée de Thiersh. Sutures. Intubation. | Guérison. Décanulement. | Owosi Hetilap., n° 28. |
| Sténose cricoïdienne. | | Laryngofissure. Incisions multiples. | | Owosi Hetilap., n° 28. |
| Sténose glottique. | | Laryngofissure. | | Soc. hongroise d'otol. et laryng., 11 mars 1898. |
| | Bourrelets sous-glottiques. | Laryngofissure. Excision. | | Soc. hongroise d'otol. et laryng., 28 janv. 1899. |
| Cicatrice oblitérante du vestibule laryngé. | | Thyrotomie. Excision, puis dilatation. Bougies en étain laissées à demeure. Canule laryngotrachéale. | Guérison. | Annales de laryng., 1900. |
| Cicatrice cricoïdienne. | | 20 mois d'intubation avec le tube ordinaire. 6 mois avec tube en caoutchouc, puis tube spécial. | Mort. Néphrite et pneumonie; pendant les derniers mois, larynx perméable. | American journ. of the Sc. Med., nov. 1905. |

| AUTEURS | AGE et sexe | NATURE de la maladie | INTUBATION | TRACHÉOTOMIE Primitive Haute Basse | Secondaire Haute Basse |
|---|---|---|---|---|---|
| John Rogers | Enfant. | Diphtérie. | Intubation. | | Trachéot. secondaire. |
| John Rogers | Enfant, 9 ans. | Diphtérie. | Intubation. | | Trachéot. secondaire. |
| John Rogers | Femme 25 ans. | Syphilis. | | Trachéot. ; canularde. | |
| Rundström | 83 observat. (voir dans le le texte, page 164) | Toutes causes. Syphilis, fièvre typhoïde, diphtérie, etc. | | Trachéot. ; canularde. | |
| Scanes Spicer | Adulte. | Laryngo-typhus. | | Trachéot. ; canulard. | |
| Schield | Adulte. | Plaie du larynx. | | Trachéot. ; canularde. | |
| F. Schiffers | Enfant. | | Intubation. | | Trachéot. secondaire ; canulard. |
| Schiller | Adulte | Sclérome. | | Trachéot. ; canulard. | |
| Seiler | Enfant 6 ans. | Végétation laryngée. | | Trachéot. ; canulard. | |
| Semon | Homme 37 ans. | Syphilis. | | Trachéot. | |

| NATURE ET SIÈGE de la sténose | | TRAITEMENT | DURÉE du traitement et résultats | BIBLIOGRAPHIE |
|---|---|---|---|---|
| Cicatricielle | Non cicatricielle | | | |
| Énorme cicatrice oblitérante. | Laryngite hypertrophique. | Intubation prolongée. 2ᵉ trachéotomie d'urgence, puis thyrotomie suivie de nécrose des cartilages, récidive de cicatrice. Intubation (tube spécial). | Guérison. | Am. journ. of the Sc. méd., 1903. |
| | Granulations. Spasme des adducteurs des cordes. | Intubat. avec le tube spécial. 4 trachéotomies à cause d'alertes respiratoires. 3 laryngofissures, avec excision. | Six ans. Guérison, voix bonne un peu enrouée. | Am. journ. of the Sc. med., 1905. |
| Sténose cicatricielle | | Laryngotomie. Dilatation avec sondes. Tubes métalliques, tubes de Schrœtter. Laryngofissure, puis dilatation. Tube spécial et tube cramponné. | Grosse amélioration, puis mort par tuberculose pulmonaire. | American J. of the Sc. med., 1905. |
| | | 10 thyrotomies, 73 laryngofissures. | 53 fois = respiration bonne. 19 fois = amélioration. 11 fois = insuccès (3 morts). | Arch. Sem., 1899. Centralb., 1900. |
| Sténose cicatricielle. | | Dilatation laryngée. Laryngofissure. Excision. Mise en place d'un tube. | Insuccès, récidive. | Soc. laryngol. de Londres, nov. 1894. |
| Cicatrice fibreuse. | | Laryngofissure. Non excision. Dilatation par tubage. | Insuccès. | Lancet, 14 novembre 1896. |
| Cicatrice sous-glottique. | | Deux thyrotomies (ouverture maintenue béante). Dilatation, cônes en plomb, laminaires, pince dilatatrice. | Guérison. Décanulement. | Revue heb. de laryng., 14 oct. 1905. |
| | | Laryngofissure et curettage. | Insuccès. Récidive au bout de 4 années. | Soc. hong. d'otol. et laryng., 9 juin 1904. |
| | Ulcération de décubitus can. et bourgeons | Laryngofissure. Ablat. de végétations. | Insuccès. Port permanent de la canule. | Thèse de Sargnon, p. 99. |
| Tissu cicatriciel. | | Thyrotomie, excision de cicatrices. | Insuccès. | Journ. of laryng., rhin. and otol., mars 1894. |

| AUTEURS | AGE et sexe | NATURE de la maladie | INTUBATION | TRACHÉOTOMIE Primitive Haute Basse | Secondaire Haute Basse |
|---|---|---|---|---|---|
| Schmiegelow | 7 ans. | | | Trachéot. très haute (Thyroïde et cricoïde intéressés). | |
| Sokolowski | | Laryngo-typhus. | | Trachéot. ; canulard. | |
| Della Vedova et Nicolaï | Enfant | | | Trachéot. ; canulard. | |
| Wendel | Homme 25 ans. | Fracture du larynx. | | Trachéot. basse ; canulard. | |
| John Winslow | | | Intubation. | | |
| Wieland et Hagenbach | 6 ans. | | Intubation 6 jours. | | Trachéot. secondaire ; canulard. |
| Zuppinger | Enfant. | Rougeole. Diphtérie. | Intubation. | | Trachéot. secondaire. |
| Zuppinger | Enfant. | Diphtérie. | Intubation. | | Trachéot. secondaire. |

### D. — Observations de sténoses

| AUTEURS | AGE et sexe | NATURE de la maladie | INTUBATION | TRACHÉOTOMIE Primitive Haute Basse | Secondaire Haute Basse |
|---|---|---|---|---|---|
| Combe | 3 ans | | | Trachéot. ; canulard | |
| Lavrand | 10 mois | Laryngite œdémateuse | | Trachéotomie primitive ; canulard (dep. 18 mois) | |
| Heindel | enfant | Contracture hystérique | | Trachéot. ; canulard | |
| Tanturri | | Abcès péritrachéo-laryngé | | Trachéot. ; canulard | |
| Tanturri | | Id. | | Id. | |

| Nature et siège de la sténose | | Traitement | Durée du traitement et résultats | Bibliographie |
| --- | --- | --- | --- | --- |
| Cicatricielle | Non cicatricielle | | | |
| Cicatrice due à la trachéotomie. | | Trachéotomie basse. Laryngofissure avec excision. Dilat. de Schrœtter puis tub. | Un an, grosse amélioration. Mort par obstruction laryngée. | Monatschrift für Ohrenheilk., 1892. |
| Sténose sous-glottique. | | Incision, puis dilatation. Laryngofissure avec excision. Dilatation par la méth. de Schrœtter. | 6 mois. Guérison. | Intern. klin. Rundschau, nᵒˢ 19 et 20 1890 |
| Sténose sous-glottique grave. | | Intubation. Laryngofissure avec excision. De nouvelles intubations. | Guérison. | Soc. italienne de laryng. oct., 1899. |
| | | Laryngofissure. | Guérison. | Munch. Mediz. Wochenschr., nᵒ 8, 1907. |
| Synéchie des cordes vocales | | Laryngofissure. | Guérison. | Université de Maryland. |
| Sténose sous-glottique. | | 2 laryngofissures à un an 1/2 d'intervalle, excision et cautérisation du tissu fibreux. Dilatation laryngée. | Guérison. | Bokay. Arch. de médecine inf., 1901. |
| Sténose sous-glottique. | | Thiosinamine. Plusieurs laryngofissures, toujours récidive. | Insuccès. | Traumatismes de l'intubation. 1905 |
| Atrésie cicatricielle du larynx. | | Deux laryngofissures. Plusieurs plastiques. | Insuccès. Mort six ans après de tuberculose pulmonaire. | Id. |

guéries par des procédés simples.

| Cicatricielle | Non cicatricielle | Traitement | Durée | Bibliographie |
| --- | --- | --- | --- | --- |
| Sténose laryngée | | Dix injections de fibrolysine | Diminution très rapide de la sténose | Soc. Vaudoise de Méd., 1906 |
| Œdème laryngé | | Ablation de végétations adénoïdes | Guérison | Soc. d'oto-laryng. de Paris, 16 mai 1906 |
| Contracture hystérique | | Anesthésie chloroformique | Décanulement | Rev. de laryn., 1902 |
| Abcès péri-trachéal | | Incision de l'abcès | Décanulement | Giorn. intern. di sc. med., 1902 |
| Id. | | Id. | Id. | Id. |

E. — Observations

| AUTEURS | AGE et sexe | NATURE de la maladie | INTUBATION | | TRACHÉOTOMIE Primitive Haute Basse |
| | | | Nombre des tubages | Durée totale | |
| --- | --- | --- | --- | --- | --- |
| Boulay | 3 ans 1/2 Fille | Diphtérie | Tubage impossible d'emblée | | Trachéot. primitive haute |
| Boulay | 5 ans Fille | Rougeole et diphtérie | 3 tubages | 10 jours | |
| Boulay | 6 ans Garçon | Diphtérie | 4 tubages | 12 jours | |
| Boulay | 3 ans 2 mois Garçon | Diphtérie | 2 tubages | 15 jours | |
| Boulay | 3 ans Garçon | Diphtérie | 2 tubages | 6 jours | |
| Boulay | 4 ans Fille | Diphtérie | 4 tubages | 15 jours | |
| Boulay | 13 ans Fille | Fièvre typhoïde | | | Trachéotomie primitive haute |
| Boulay | 6 ans Fille | Diphtérie | Tubage | 8 jours | |
| Bonain | 6 ans 1/2 Fille | Convalesc. de fièvre typh. douteuse (sérodiagnostic négatif) fausses membranes sur les amygdales. | 19 tubages | 115 jours (1er janvier au 25 avril 1904) | |

inédites.

| TRACHÉOTOMIE<br>Secondaire<br>Haute<br>Basse | NATURE ET SIÈGE<br>de la sténose | | TRAITEMENT | DURÉE<br>du traitement et<br>résultats |
| --- | --- | --- | --- | --- |
| | Non<br>cicatricielle | Cicatricielle | | |
| | Œdème ? | | Dilatateurs métalliques. | Guérison après un an |
| Trachéotomie haute secondaire. | | Cicatrice. | Dilatateurs métalliques | Décès par péritonite tubercul. 18 mois après le début du trait. alors que le rétréc. était presque disparu. |
| Trachéotomie haute secondaire. | | Cicatrice. | Dilatateurs métalliques. | Etat stationnaire après un an 1/2 de traitement, malade perdu de vue. |
| Trachéotomie secondaire haute. | Bourgeons charnus de la région sous-glott. | | Curettage par voie trachéale et dilatation. | Guérison après un an de traitement. |
| Trachéotomie haute secondaire. | Bourgeons charnus sous-glott. | | Curettage, cautérisation au nitrate d'argent et à l'acide chromique par voie trachéale. | Guérison au bout de six mois. |
| Trachéotomie haute secondaire. | | Cicatrice. | Dilatateurs métalliques, puis tubage. | Décanulement au bout de 2 ans 1/2 mais avec persistance d'un rétrécissement notable |
| | Œdème chronique. | | Dilatateurs métalliques, puis tubage. | Amélioration, mais malade perdue de vue avant le décanulement. |
| Trachéotomie haute secondaire. | | Cicatrice. | Dilatateurs métalliques, puis laminaires ; à la suite de l'application de cette dernière, vive réaction inflammatoire et rétrécissement plus serré qu'avant. | Etat stationnaire après plusieurs années de traitement. |
| | | Sténose cicat. sous-glottique très probable (rejets fréquents du tube au début, puis difficulté à introduire le tube) | Intubations répétées. Pendant la période d'ulcération introduction de tubes de gélatine alunée, puis tubage simple (2 à 3 fois par semaine), dans l'intervalle la respiration se fait de façon satisfaisante. | Décès le 25 avril par gangrène pulmonaire. |

| AUTEURS | AGE et sexe | NATURE de la maladie | INTUBATION | | TRACHÉOTOMIE Primitive Haute Basse |
| | | | Nombre des tubages | Durée totale | |
| --- | --- | --- | --- | --- | --- |
| Bonain | 4 ans 1/2 Garçon | Croup diphtérique | 14 tubages | 55 jours | |
| Bonain | 16 mois avril 1899 Garçon | Croup diphtérique | | | Trachéotomie haute primitive |
| Broeckaerdt | 3 ans Garçon | Diphtérie | 3 tubages | | |
| Castaneda | 21 mois | Diphtérie | | | Trachéotomie primitive haute |
| Castaneda | 3 ans | Laryngite | | | Trachéotomie primitive haute |
| Castaneda | 11 mois | Corps étranger du larynx | | | Trachéotomie primitive basse |
| Castaneda | 32 ans | Syphilis | | | Trachéotomie primitive basse |
| Castaneda | 42 ans | Syphilis | | | |
| C. Comba [1] | 2 ans 1/2 | Diphtérie | Plusieurs intubations | | |
| C. Comba [1] | 2 ans 1/2 | Laryngite aiguë | Intubations | | |
| Collinet | adulte homme | Syphilis | | | |
| Collinet | adulte femme | Syphilis | | | |
| Collinet | Adulte femme | Syphilis | | | |
| Collinet | nourris. 8 mois | Syphilis ? | | | |

1. Ces deux observations de Comba ont été publiées dans la *Rivista di Clinica Pediatrica*, 1906, n° 28. Elles figurent à cette place par erreur.

| TRACHÉOTOMIE Secondaire Haute Basse | NATURE ET SIÈGE de la sténose | | TRAITEMENT | DURÉE du traitement et résultats |
| --- | --- | --- | --- | --- |
| | Non cicatricielle | Cicatricielle | | |
| | Œdème chronique. | | Intubations répétées. Un certain nombre de fois avec le tube enduit de gélatine alunée. | 55 jours, guérison. |
| | Paralysie des dilat. ou plutôt immobilisation probable des aryténoïdes suite d'arthrite. | | Intubation avec maintien de l'ouverture trachéale par petite canule spéciale (genre canule de Stœrck), 2 intubations. | 12 jours, guérison. |
| Trachéotomie secondaire basse. | | Membrane sous-glottique | Dilatation par dilatateurs et canule en T. | 2 ans insuccès. Une laryngofissure proposée n'est pas acceptée. |
| | Œdème chronique. | | Intubation. | 1 mois 5 jours, résultat nul. |
| | Granulations | | Intubation | Résultat bon. |
| | Granulations | | Caoutchouc et dilatateurs métalliques. | 3 mois, résultat nul. |
| | Cicatrice | | Intubation (tubes de Schrœtter.) | Résultat bon. |
| | Cicatrice | | Intubation (tubes d'O'Dwyer.) | Résultat médiocre |
| Trach. secondaire; canulard | | | Intubat. d'O'Dwyer | Mort par obstruction canulaire |
| Trachéotomie secondaire ; canulard | | | Intubat. d'O'Dwyer, puis sondes métalliques | Guérison Décanulement Persistance d'une petite fistule trachéale. |
| | Infiltration syphilitique tertiaire | | Intubation avec les tubes de Schrœtter. | Guérison. |
| | Infiltration syphilitique tertiaire | | Intubation avec les tubes de Schrœtter | Guérison. |
| | Infiltration syphilitique tertiaire | | Intubation avec les tubes de Schrœtter. | Guérison. |
| | | | Intubation. | Guérison. |

| AUTEURS | AGE et sexe | NATURE de la maladie | INTUBATION | | TRACHÉOTOMIE Primitive Haute Basse |
|---|---|---|---|---|---|
| | | | Nombre des tubages | Durée totale | |
| Egidi | 6 ans | Croup diphtérique | Tubage impossible | | Trachéotomie primitive haute |
| Egidi | Enfant | Croup diphtérique | Tubage impossible | | Trachéotomie primitive haute |
| Gerber | 1 an 3/4 fille | Papillomes laryngés | Pas d'intubation | | Trachéotomie primitive basse |
| Gerber | 44 ans homme | Traumatisme | Pas d'intubation | | Trachéotomie primitive basse |
| Gerber | 3 ans fille | | Intubation | | |
| Gerber | 4 ans garçon | Papillomes laryngés | Pas d'intubation | | Trachéotomie primitive |
| Giordano | 47 ans femme | Syphilis, laryngée traitée par laryngofissure avec excision ; port permanent de la canule | | | Canularde |
| Giordano | 36 ans homme | Syphilis laryngée | | | Trachéotomie haute |
| Marfan [1] | enfant | Laryngite aiguë | Intubation | | Trachéot ; canulard depuis 2 mois |

1. Cette observation de M. le Prof. Marfan est signalée dans les bulletins de la Société Médicale des hôpitaux de Paris, séance du 15 février 1907. Statistique du service des diphtéries.

| TRACHÉOTOMIE Secondaire Haute Basse | NATURE ET SIÈGE de la sténose | | TRAITEMENT | DURÉE du traitement et résultats |
|---|---|---|---|---|
| | Non cicatricielle | Cicatricielle | | |
| | | Granulations et sténose cicatricielle de la partie inférieure du larynx | Divulsion avec la pince de Trousseau. Intubation. | Guérison depuis 16 mois |
| | | Granulations et sténose cicatricielle de la partie inférieure du larynx. | Divulsion avec la pince de Trousseau. Intubation. | Guérison depuis 7 mois |
| | | Sténose sous-glottique | Plusieurs intubations | 3 ans larynx perméable ; décanulement ; respiration libre ; voix forte. |
| | | Sténose sous-glottique | Dilatations répétées, puis laryngofissure | 4 semaines ; guérison |
| Trachéotomie basse secondaire | | Sténose sous-glottique | Intubation | 4 mois ; guérison |
| | | Sténose glottique | Laryngofissure | Amélioré |
| | | | Tubage. | Décanulement, mais plus tard. Nécessité de remettre la canule, la malade ne veut pas essayer de nouveau d'en être délivrée. |
| | | Diaphragme cicatriciel trachéal. | Effondrement d'un diaphragme trach. — canule improvisée avec un tube de caoutchouc. 6 ans après : sténose fibreuse au niv. de l'ancienne trachéotomie. Nouvelle trachéotomie — excision de deux masses qui envahissent la trachée comme deux cotylédons. | Guérison |
| | | | Traitement par de la dilatation à l'aide de laminaires. | Guérison |

| AUTEURS | AGE et sexe | NATURE de la maladie | INTUBATION | | TRACHÉOTOMIE Primitive Haute Basse |
| | | | Nombre des tubages | Durée totale | |
| --- | --- | --- | --- | --- | --- |
| Pieniazeck | Garçon 1 an 1/2 | Diphtérie | Intubation primitive | | |
| Pieniazeck | Garçon 5 ans 1/2 | Diphtérie | Intubation primitive | | |
| Pieniazeck | Garçon 3 ans | Diphtérie | Intubation pendant plus d'un mois | | |
| Pieniazeck | Garçon 7 ans | Diphtérie | Intubation d'une semaine | | |
| Schiffers | Enfant | | Intubation | | |
| Schiffers | Adulte Femme | Syphilis | | | Trachéot. ; canularde |
| Schiffers | Enfant 3 ans | Spasme glottique corps étrangers | | | Trachéotomie d'urgence ; canularde |
| Schiffers | Homme Adulte | Laryngo-ty-phus | | | Trachéot. ; canularde |

| TRACHÉOTOMIE Secondaire Haute Basse | NATURE ET SIÈGE de la sténose | | TRAITEMENT | DURÉE du traitement et résultats |
| --- | --- | --- | --- | --- |
| | Non cicatricielle | Cicatricielle | | |
| Trachéotomie secondaire haute | Granulations sous-glottiques | | Laryngofissure. Dilatation avec des tampons pendant 3 semaines, puis intubation 10 jours avec des tubes triangulaires. | Plus d'un mois, guérison. |
| Trachéotomie haute secondaire | Granulations sous-glottiques | | Id. | Guérison après deux semaines d'intubation. |
| Trachéotomie secondaire basse | Laryngite sous-glottique | Rétrécissement cicatriciel de la trachée au-dessus de la canule. | Laryngofissure. Dilatation, puis incision et excision de rétrécissement, intubation pendant 6 semaines (tubes triangulaires). | Trois mois, guérison. |
| Trachéotomie secondaire basse | | Cicatrice avec déformation du cartilage cricoïde. | Laryngofissure faite à 2 reprises, dilatation de Thost pendant 4 semaines, puis intubation. | Trois mois, guérison. |
| Trachéotomie secondaire ; canularde | | | Dilatation progressive. | L'enfant est en traitement. Le décanulement n'a pas encore été obtenu. |
| | Sténose laryngée totale | | Dilatation progressive. | Dilatation très efficace. La malade respire avec la canule fermée sauf pendant la nuit. Le décanulement sera vraisemblablement bientôt obtenu. |
| | Pas de lésions constatables | | | 2 mois 1/2, décanulement. |
| | | Paralysie crico-aryténoïdiens postérieurs. | Dilatation progressive faite trop tardivement. | Pronostic moins favorable pour le décanulement. |

# ERRATA ET ADDENDA

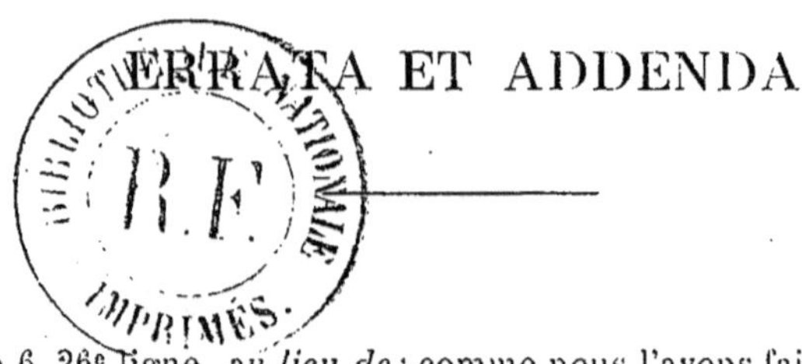


Page 6, 26e ligne, *au lieu de:* comme nous l'avons fait, *lire:* comme nous l'avons dit.

Page 30, note du bas de la page, *au lieu de:* (Société médicale, janvier 1907) Descos et Doyges, *lire:* (Société des sciences médicales de la Loire, janvier 1907) Descos et Deygas.

Page 31, 3e ligne, *au lieu de:* l'intubation et le tubage, *lire:* l'intubation et la trachéotomie.

Page 49, 6e ligne, *au lieu de:* obsacle, *lire:* obstacle.

Page 199, bibliographie de la laryngostomie, *ajouter:* Sargnon et Barlatier : De la laryngostomie, *Presse médicale*, 14 mars 1908.

Page 225, 39e ligne, *au lieu de:* Professeur, *lire:* Docteur.

Page 226, 1re ligne, *au lieu de:* Aussois et Martin, *lire:* Lahaussois et Martin.

RABOT, SARGNON et BARLATIER.

# TABLE DES MATIÈRES

LES

## ARCHIVES INTERNATIONALES

DE

# LARYNGOLOGIE, D'OTOLOGIE

ET DE

# RHINOLOGIE

## Paraissent tous les deux mois

par fascicules d'environ 350 pages, formant chaque année deux forts
volumes de plus de 1000 pages chacun

---

ABONNEMENTS :

**20** francs pour la France

**22** francs pour l'Etranger

---

PRIX D'UN NUMÉRO : **3** FR. **50**

---

**Adresser toutes communications au D<sup>r</sup> C. CHAUVEAU, directeur
225, boulevard Saint-Germain, Paris.**

---

MACON, PROTAT FRÈRES, IMPRIMEURS